ANNA RUNKLE

DEINE WUNDEN HABEN EINE GESCHICHTE

ABER NICHT DAS LETZTE WORT

ANNA RUNKLE

DEINE WUNDEN HABEN EINE GESCHICHTE ABER NICHT DAS LETZTE WORT

Wie du dich von deinem Kindheitstrauma befreist, Selbstsabotage stoppst und dein Leben neu ausrichtest

mvgverlag

Bibliografische Information der Deutschen Nationalbibliothek
Die Deutsche Nationalbibliothek verzeichnet diese Publikation in der Deutschen Nationalbibliografie. Detaillierte bibliografische Daten sind im Internet über https://dnb.de abrufbar.

Für Fragen und Anregungen
info@m-vg.de

Wichtiger Hinweis
Dieses Buch ist für Lernzwecke gedacht. Es stellt keinen Ersatz für eine individuelle medizinische Beratung und Ernährungsberatung dar und sollte auch nicht als solcher benutzt werden. Wenn Sie medizinischen Rat einholen wollen, konsultieren Sie bitte einen qualifizierten Arzt. Der Verlag und die Autorin haften für keine nachteiligen Auswirkungen, die in einem direkten oder indirekten Zusammenhang mit den Informationen stehen, die in diesem Buch enthalten sind.

1. Auflage 2025

Türkenstraße 89
80799 München
Tel.: 089 651285-0

Die englische Originalausgabe erschien 2024 bei Hay House LLC unter dem Titel *Re-Regulated: Set Your Life Free from Childhood PTSD and the Trauma-Driven Behaviors That Keep You Stuck.*

Übersetzung: Karin Weingart
Redaktion: Silke Panten
Umschlaggestaltung: Isabella Dorsch
Umschlagabbildung: Shutterstock/Huza Studio
Satz: inpunkt[w]o, Wilnsdorf (www.inpunktwo.de)
Druck: GGP Media GmbH, Pößneck
Printed in Germany

ISBN Print 978-3-7474-0743-1
ISBN E-Book (EPUB, Mobi) 978-3-98922-154-3

INHALT

Für alle, die einmal verletzt und nicht gesehen wurden, sowie für all die vielen netten Leute, die uns wahrgenommen und geholfen haben.

EINFÜHRUNG

Mit 30 Jahren nahm ich eines Abends im Spätwinter 1994 eine Frau im Auto mit, die ich kaum kannte. Sie hieß Rachel und hatte sich erst kurz zuvor einer Theatergruppe angeschlossen, der auch ich angehörte. Da sie keinen fahrbaren Untersatz besaß, bot ich ihr an, sie nach Hause zu fahren.

Sie wohnte, wie sich herausstellte, in einer heruntergekommenen Fabriketage in einem Problembezirk von Oakland. Als wir bei ihr ankamen, blieben wir noch ein paar Minuten im Wagen sitzen. Rachel erzählte mir von ihrer Zeit auf der Straße und was sie alles durchgemacht hatte, als sie versuchte, trocken zu werden. Ihre Arme waren voller Tattoos, und jedes zweite Wort von ihr lautete »Scheiße« oder »Verfi… Scheiße«. So sprach sie über alles, auch über die guten Dinge im Leben – ja, sogar über *Gott*. An den glaubte ich damals noch nicht so richtig. Aber ganz unabhängig davon war mir Rachel sehr sympathisch.

Ich hatte ein Geheimnis, und als sie gerade aussteigen wollte, sprach ich es aus: Am folgenden Tag wollte ich mir das Leben nehmen.

»Aha«, sagte sie, als wäre es das Normalste der Welt und sie hätte dergleichen schon hundertmal gehört. Schließlich fügte sie hinzu, sie wüsste da etwas Besseres, etwas, das mir guttun könnte, und lud mich ein, mit zu ihr zu kommen und darüber zu sprechen. So ging ich mit.

Gott sei Dank.

Zu der Zeit schlug ich mich mit etwas herum, von dem ich heute weiß, dass es sich um eine auf meine Kindheit zurückgehende posttraumatische Belastungsstörung (PTBS) handelte. Nur dass das damals noch kein bekanntes Krankheitsbild war. Meinen Hausarzt und eine Therapeutin hatte ich bereits aufgesucht, aber ihr Verständnis davon, was mit mir los war und wie sie mich behandeln sollten, führte bloß dazu, dass es mir statt besser eher noch schlechter ging als vorher. Mein ganzes Leben war dabei, aus dem Ruder zu laufen.

Doch der Abend bei Rachel veränderte alles. Die einfache Schreibtechnik, die sie mir beibrachte, wirkte sofort beruhigend auf mich und leitete bei mir eine umfassende Transformation ein. Dabei hatte ich nicht die geringste Ahnung, warum die Methode so gut funktionierte.

Die Antwort auf dieses Warum sollte ich erst 20 Jahre später erhalten: Ich war *dysreguliert*. Obwohl dieses Phänomen noch immer nicht vollständig erforscht ist, weiß man mittlerweile doch zumindest, dass es bei Menschen, die (wie ich) als Kind traumatisiert wurden, weit verbreitet und vollkommen normal ist. Ja, mehr noch: Die Dysregulation ist sogar das Kernsymptom der PTBS, das die meisten anderen Symptome eigentlich erst nach sich zieht.

Wer von diesem Buch profitieren kann

Falls du als Kind misshandelt, missbraucht oder vernachlässigt wurdest beziehungsweise dauerhaftem Stress ausgesetzt warst, leidest du wahrscheinlich an einigen der Symptome, die ich früher ebenfalls hatte. Vielleicht findest du auch jetzt erst, beim Lesen dieses Buches, heraus, dass viele der Probleme, die du hast, auf eine frühe Traumatisierung zurückgehen.

Wahrscheinlich hast du schon zig Methoden ausprobiert, um zu heilen und besser zu »funktionieren«. Sollte es dir so ergangen sein wie vielen von uns, konnte dir aber bislang keine davon wirklich helfen. Und weil du noch nicht gelernt hast, dich neu zu regulieren, haben all diese Ansätze (Psychotherapie, Psychopharmaka, Gruppenarbeit, Übungen und so weiter) womöglich nur dazu geführt, dass du dich jetzt noch schlechter fühlst.

Das Problem mit der Heilung von Traumata besteht darin, dass man sich aufgrund der Dysregulation so schwer konzentrieren und überhaupt etwas tun kann, damit eine Heilung möglich erscheint. Aber zum Glück gibt es ja auch noch andere, bessere Möglichkeiten.

In diesem Buch bringe ich dir bei, wie du dich wieder neu regulieren kannst. Ich zeige dir, wie sich das anfühlt und wie du es schnell hinbekommst. Außerdem erkläre ich dir, warum reguliert zu bleiben alle Aspekte deines Lebens verbessern kann: deine Gesundheit, deine Beziehungen, deine Emotionen sowie deine mentale Fokussierung. Anschließend begleite ich dich Schritt für Schritt durch meine Methode zur Behebung all jener Probleme, die im Leben von Menschen, die zur Dysregulation neigen, tendenziell gehäuft auftreten.

Vieles von dem, was ich dir beibringen werde, ist zwar zunächst kontraintuitiv, entspricht aber doch dem gesunden Menschenverstand. Und auch das solltest du vorab schon wissen: Auf unserer Reise wirst du zwar durchaus auf Elemente aus anderen Wissensgebieten und therapeutischen Schulen stoßen (Neurobiologie, Psychologie, die 12 Schritte, traditionell religiöse Vorstellungen); meine Methode unterscheidet sich trotzdem von allem, was du bisher ausprobiert hast.

Die Traumaforschung entwickelt sich rasend schnell. Nur halten leider die entsprechenden Therapien nicht mit diesem Tempo Schritt. Alte Annahmen und Modalitäten wie Gesprächstherapie und die Verabreichung von Psychopharmaka – von denen längst bekannt ist, dass sie nur marginal hilfreich sind – gelten nach wie vor als Mittel der Wahl. So müssen Traumata eben behandelt werden, heißt es nicht selten. Ich gehöre zu dem Personenkreis, dem diese Null-acht-fünfzehn-Ansätze nicht geholfen haben. Doch wie die meisten, die unter den klassischen Symptomen einer Traumatisierung leiden, dachte auch ich, das läge an mir.

Als ich dann anfing zu gesunden, waren meine Fortschritte so bombastisch, dass ich alles, was ich gelernt hatte, schnellstens an meine Leidensgenoss*innen weitergeben wollte. So unterrichtete ich in den folgenden 25 Jahren Hunderte von Freundinnen und Freunden in der Methode, dann die Freundinnen und Freunde von Freundinnen und Freunden und schließlich auch fremde Menschen mithilfe meiner Firma, der *Crappy Childhood Fairy*, die heute auf den verschiedenen Plattformen insgesamt mehr als eine Million Abonnent*innen hat. Dort biete ich Videos, Kurse, Webinare, Workshops, Coaching und eine zugewandte Online-Community von Menschen an, die meine Methode anwenden.

Zuerst musste das Leben mal so *richtig* hart werden

In gewisser Weise bin ich froh, dass die Dinge bei mir so schlimm wurden, wie sie es letztlich waren; wäre das nicht der Fall gewesen (und angenommen, ich hätte überlebt), wäre ich jetzt noch genauso dysreguliert, festgefahren, traurig, einsam und verängstigt wie an jenem Spätwinterabend im Jahr 1994, an dem ich Rachel meine Geschichte erzählt habe.

Wochen zuvor waren ein Freund und ich nach einem Cafébesuch zu Fuß auf dem Heimweg, als vier knapp 20-jährige Typen aus einem Auto gesprungen kamen. Einer von ihnen rannte auf meinen Freund zu, rammte ihm den Fuß ins Gesicht und brach ihm die Nase. Mir schlug einer der anderen so mit der Faust auf die Schläfe, dass ich das Bewusstsein verlor. Daraufhin malträtierten alle vier meinen Kopf mit Fußtritten, brachen mir dabei den Kiefer und schlugen mir ein paar Zähne aus. Als ich zwischendurch kurz zu mir kam, schrie ich so laut, dass sie wegrannten. Dann kamen Polizeibeamte und brachten meinen Freund und mich ins Krankenhaus. Die folgenden Wochen verbrachte ich wie in einem dichten Nebel.

Zu der Zeit hatte meine Mutter Lungenkrebs im Endstadium. Daher flog ich eine Woche nach dem Angriff nach Tucson, um sie ein letztes Mal zu besuchen. Einige Tage lang saß ich an ihrem Bett. Und als es für mich an der Zeit war, nach Hause zurückzufliegen, druckste ich ein paar Abschiedsworte heraus. Sie saß im Schneidersitz auf ihrem Bett, rauchte eine Zigarette und schaute mich nur an, wie ich schluchzend neben ihr hockte, ihr versicherte, alles wäre gut, mich bei ihr entschuldigte, weil ich immer so sauer auf sie gewesen war, und ihr sagte, dass ich sie liebhatte. Sie selbst war so daneben, dass sie kein einziges Wort rausbrachte. Vielleicht wollte sie auch nichts sagen. Mein Stiefvater sah sich das alles stumm mit an. Nach einiger Zeit wurde die Stille im Zimmer unerträglich. Also nahm ich meinen Koffer und machte mich auf zum Flughafen.

Wieder zu Hause, wurde ich von meinen Emotionen überwältigt. Ich war zuvor schon monatelang ziemlich niedergeschlagen gewesen, weil sich ein Mensch, den ich von Herzen liebte, von mir getrennt hatte. Nun aber, nach dem Überfall auf der Straße und dem kühlen Abschied meiner Mutter, ging bei mir gar nichts mehr. Ich wurde von einer derart mächtigen Welle aus Trauer, Zorn und Panik ergriffen, dass nicht einmal meine engsten Freund*innen mehr mit mir klarkamen. Bei der Arbeit (ich war zu der Zeit Marketingchefin eines Zusammenschlusses kommunaler Kliniken) fiel ich mit derart unangemessenen und für mich auch völlig uncharakteristisch feindseligen Kommentaren auf, dass ich um ein Haar die Kündigung bekommen hätte.

Vor dem Trauma war es mir schlecht gegangen, ja, sicher; aber ich habe trotzdem immer noch funktioniert. Doch jetzt, zwei Monate später, konnte ich mich nicht einmal mehr genügend konzentrieren, um auch nur einen ganzen Absatz zu lesen oder eine Telefonnummer zu wählen. Meine Emotionen liefen Amok, und ich wusste auch genau, wie »verrückt« ich rüberkommen musste.

Neulich habe ich Rachel – wir sind immer noch befreundet – gefragt, ob sie mich damals für irre gehalten hat.

»Na ja, du warst schon ziemlich durcheinander«, antwortete sie. Wir saßen mit Schüler*innen von mir zusammen, die begeistert waren, die Frau kennenlernen zu dürfen, von der ich die Techniken erlernt hatte, denen ich mein Leben verdankte.

»Du meinst also irgendwie … gestresst?«, hakte ich nach.

»Ich meine: völlig durchgeknallt«, korrigierte sie mich. Alle lachten. Niemand konnte sich mich in einem solchen Zustand vorstellen. Doch damals war ich absolut verzweifelt. Ich brauchte dringend Hilfe, fand aber keine.

Mein damaliger Hausarzt versicherte mir, dass mein Hirnscan keinerlei Auffälligkeiten aufwies, und verschrieb mir Xanax, ein Benzodiazepin. Meine Therapeutin meinte, ich müsse noch mehr über meine Probleme sprechen, und verordnete mir anstelle von *einem* wöchentlichen Termin bei ihr derer drei.

Beide hatten keine Ahnung (und es wusste damals überhaupt noch niemand), dass Gesprächstherapie und pharmazeutische Angstlöser meine Symptome aller Wahrscheinlichkeit nach nicht lindern, sondern eher noch verschlimmern würden.

Und sie *wurden* schlimmer. *Sehr viel* schlimmer. Meine Traumasymptome wirkten wie aus dem Lehrbuch der Psychologie abgeschrieben – eines legte sich auf das andere: der Überfall, die Trennung … bis zurück zu den Misshandlungen und der Vernachlässigung, die ich als Kind erlitten hatte.

Wie auch viele andere, die eine schwere Kindheit hatten, meinte ich, alles, was mir widerfahren war, »im Griff« zu haben, und hielt mich für abgebrüht und ausgesprochen »tough«. Aber die vielen so rasch aufeinanderfolgenden Traumata führten das wackelige Kartenhaus ad absurdum, in das ich die Wunden meiner Kindheit verbannt hatte. Nun war der Geist aus der Flasche. Und nachdem sich die Symptome meiner kindlichen Traumatisierung erst einmal breitgemacht hatten, konnte ich ihnen keinen Einhalt mehr gebieten.

Was versteht man eigentlich unter einer PTBS in der Kindheit?

Als in der Kindheit erlittene PTBS wird umgangssprachlich eine komplexe posttraumatische Belastungsstörung bezeichnet (auch K-PTBS genannt). Sie weist eine Reihe von Symptomen auf, die auf heftigen chronischen Stress zurückgehen, dem Betroffene gewöhnlich (aber nicht immer) in der Kindheit ausgesetzt waren. (Das erkläre ich gleich in Kapitel 1 noch etwas näher.)

In der Familie, in der ich aufgewachsen bin, hatten Alkoholismus und andere Abhängigkeiten sowie all die Probleme regiert, die in der Regel damit einhergehen – Gewalt, Chaos, Armut, Scheidung, mangelnde Sicherheit und Betreuung sowie Scham … wahnsinnig viel Scham.

Als ich neun Jahre alt war, ging meine Mutter eine zweite Ehe ein und zog mit meinen Geschwistern und mir nach Arizona. Mein Vater blieb in Kalifornien, wo wir ihn (vorausgesetzt, unser VW-Bus funktionierte) zweimal im Jahr besuchten. Als ich 13 Jahre alt war, wurde bei ihm Amyotrophe Lateralsklerose (ALS) diagnostiziert – eine unheilbare Erkrankung des Nervensystems –, und zwei Jahre später starb er. In den entscheidenden Jahren, in denen ich dringend eine Vaterfigur gebraucht hätte, war er also nicht mehr da. Und ich hatte auch sonst kaum Unterstützung von Erwachsenen. Also fing ich mit Jungs an und blieb oft die ganze Nacht weg – immer in der Hoffnung, eine dieser »Freundschaften plus« könnte sich vielleicht doch als wahre Liebe erweisen.

Dieses Muster – eine vorschnelle Bindung einzugehen und übers Mindesthaltbarkeitsdatum der Beziehung hinaus an ihr festzuhalten – behielt ich bis Mitte, Ende 20 bei. Begleitet wurde es von einem überreichlichen Zuviel – zu viel Arbeit und (unterstützt von Kaffee und Unmengen Zigaretten) zu viel Stress –, mit dem ich mir den Eindruck vermitteln wollte, genug zu tun und zu sein, um mich gut fühlen zu dürfen.

Als meine Heilung begann, war ich (im Laufe von 17 Jahren) bereits bei elf verschiedenen Therapeut*innen gewesen. Und natürlich wurde bei allen viel über meine entsetzliche Kindheit gesprochen. Sehr selten dagegen war von meinem Verhalten beziehungsweise meinem Zorn und meinen unüberlegten Entscheidungen in Liebesdingen die Rede, die nur dazu führten, dass ich wieder und wieder verlassen wurde.

Dabei gab ich mir alle Mühe und sprach ganz offen über mein Leben – immer in der Hoffnung, dass der Therapeut oder die Therapeutin schon wüsste, was bei mir falschlief, und mir helfen könnte, mein Leben wieder in die Spur zu bringen.

Wenn dich jemand wirklich versteht, spürst du es. Denn die dadurch entstehende Erleichterung setzt auf der Stelle den Heilungsprozess in Gang. Dieses Gefühl hätte ich so dringend gebraucht. Aber in der Therapie bekam ich es nie. Und mir ging es auch nie besser, nicht einmal ein kleines bisschen. Warum das so war, habe ich erst sehr viel später verstanden.

Wissenschaftliche Erkenntnisse deuten darauf hin, dass Gesprächstherapien die Symptome zahlreicher in frühen Jahren traumatisierter Menschen neu triggern können. Bei den vielen von uns, die die Erfahrung gemacht haben, dass allein das Gespräch über die frühen Vorkommnisse den bereits anlaufenden Heilungsprozess unterbrach (oder gar rückgängig machte), war das mit Sicherheit der Fall. Dr. Bessel van der Kolk erklärt in seinem bahnbrechenden Werk *Das Trauma in dir*, dass es in der Psychologie und Psychotherapie seit Langem als selbstverständlich gelte, dass das

Sprechen über schmerzhafte Gefühle ausreiche, um diese zu verarbeiten. Er stellt jedoch fest, dass genau das bei traumatischen Erfahrungen oft nicht funktioniere und Traumata diesen Prozess blockieren würden: Das Erlebte sei so tief im emotionalen und körperlichen Gedächtnis verankert, dass reines Verstehen nicht genüge. Selbst wenn man begreife, was passiert sei, und darüber spreche, bleibe das Trauma auf einer tieferen Ebene wirksam.[1]

Trotzdem akzeptieren Krankenversicherungen in den USA oft gerade einmal zehn Sitzungen Gesprächstherapie; sollte sich der Zustand der Patient*innen in der Zeit nicht verbessern (wie es bei traumatisierten Personen in der Regel der Fall ist), werden sie auf Psychopharmaka gesetzt. In Deutschland sieht es nicht viel besser aus: Abgesehen von den bürokratischen Hürden, die Betroffene bewältigen müssen, um eine Therapie zu beantragen, ist es schwierig, einen Therapieplatz zu bekommen, da viele Therapeutinnen und Therapeuten langfristig ausgebucht sind. Wartezeiten von mehreren Monaten bis Jahren sind keine Seltenheit.

Dabei muss man wissen: Auch Gespräche über das erlittene Trauma können das Nervensystem der Betroffenen in einen dysregulierten Zustand versetzen. Dann geraten ihre Gehirnwellen und Körperfunktionen aus dem Gleichgewicht, sie sind wie benebelt, emotional überfordert und kaum mehr zur Verarbeitung von Informationen fähig, um nur einige mögliche Folgen zu nennen. Deshalb kann ein erheblicher Prozentsatz der Menschen, die als Kind traumatisiert wurden, nicht wirklich von einer Therapie profitieren (wenn sie überhaupt eine bewilligt bekommen) – oder jedenfalls nicht hinreichend.

Und was das Ganze noch schlimmer macht: Die Medikamente, die Traumatisierten verschrieben werden, können die natürliche Fähigkeit zur Neuregulation so hemmen, dass sie in einer nichtfokussierten, hyperemotionalen »Schleife« verharren und immer und immer wieder in schmerzhafte Erinnerungen oder eine düstere (beziehungsweise medikamentös gedämpfte) Stimmung verfallen.

Mir erging es nicht viel anders. Je mehr ich über meine Gefühle sprach, desto elender fühlte ich mich. Und je mehr Pillen ich schluckte, um mich zu beruhigen, desto aufgeregter und nervöser wurde ich.

In den entsetzlichen Monaten nach dem Überfall rief ich oft einen Freund oder eine Freundin an und spulte tranceartig halbstündige Monologe ab, bis mir plötzlich aufging, dass ich nicht einmal mehr wusste, wen ich überhaupt am Telefon hatte. Ich konnte kaum mehr schlafen und hatte Angst, den Verstand zu verlieren, in der Klapse oder auf der Straße zu landen, und dass jede eventuelle Hilfe zu spät käme und *mir* ohnehin nicht helfen konnte. Das war der Moment, in dem mir aufging, dass ich so nicht weitermachen konnte. Dass ich anders war als andere – nämlich unheilbar.

Und da – endlich – bekam ich wirkliche Hilfe.

Die tägliche Übung

Was mir Rachel in den frühen Morgenstunden jenes Spätwinterabends im Jahr 1994 zeigte – eine bestimmte Form des Schreibens (eine Art Gebet)* –, verschaffte mir sofort emotionale Erleichterung. Durch dieses spezielle Schreiben werden die angstvollen und missgünstigen Gedanken, die in unseren traumatisierten Köpfen umherrasen wie Hamster in ihren Laufrädern, zum Ausdruck gebracht (beziehungsweise produktiv »rausgelassen«), um sie dann freizusetzen oder (je nach Glaubensrichtung) Gott zu überantworten.

Bei meinem allerersten Kontakt mit dem Format hörte es sich dermaßen simpel an, dass ich mir nicht den geringsten Erfolg davon versprach. Dann aber fuhr ich nach Hause und schrieb mehr als eine Stunde lang,

* Die tägliche Übung ist nicht Teil des 12-Punkte-Programms, geht aber darauf zurück. Die Schreibtechnik sowie den Vorschlag, sich im Anschluss daran der Transzendentalen Meditation zuzuwenden, verdankte Rachel einer gewissen Sylvia D., einem langjährigen Mitglied der Anonymen Alkoholiker, die ihr diese Praxis Anfang der 1990er-Jahre unter der Bezeichnung »tägliche Schritte« nahebrachte. Bei den Anonymen Alkoholikern praktizieren nur die wenigsten das Programm auf diese Weise, insgesamt sind es aber doch einige Hundert, vor allem in den Vereinigten Staaten und Großbritannien. Über das 12-Punkte-Programm findest du nähere Informationen sowohl im dritten Kapitel dieses Buches als auch im Anhang.

bis ich schließlich einschlief. Beim Aufwachen konnte ich es kaum erwarten, endlich weiterschreiben zu dürfen. Es fühlte sich einfach *großartig* an und zähmte mein chaotisches Denken praktisch auf der Stelle. Auf Rachels Rat hin lernte ich zu meditieren (um meinen Geist zu beruhigen, wie sie sagte). Und so schrieb ich zweimal am Tag – morgens und abends – und meditierte jeweils gleich im Anschluss daran.

Depressiv war ich anfänglich zwar trotzdem noch, doch wann immer ich schrieb und meditierte, trat an die Stelle dieser Niedergeschlagenheit ein angenehm ruhiges Gefühl. Bald legte sich mein Trübsinn so, dass selbst die Menschen in meinem Umfeld die Veränderung bemerkten. Nach zwei Wochen hatten sich Kurzzeitgedächtnis und Konzentrationsfähigkeit, die ich unmittelbar nach dem Überfall verloren hatte, wieder vollständig regeneriert, und ich empfand eine Klarheit, Erdung und einen Optimismus, die ich zuvor noch nie so gekannt hatte. Mein ganzes Leben machte einen Riesensatz vorwärts.

Irgendwann fasste ich die Techniken (das Schreiben und Meditieren) unter der Bezeichnung »tägliche Übung« zusammen; diese bildet inzwischen die Grundlage meiner Heilmethode, die der Neuregulierung des Nervensystems dient und zu jener Klarheit und Einsicht führt, die zur Gesundung erforderlich sind. (Wie es genau geht, erfährst du in Kapitel 3.)

Vielleicht begegnest du meinen Behauptungen mit Skepsis, und das finde ich auch völlig in Ordnung. Als Rachel anbot, mir ihre Methode beizubringen, habe ich auch erst einmal so etwas gedacht wie *Schon wieder so ein Sch…-Selbsthilfezinnober*.

Ich hatte zu dem Zeitpunkt schon oft meine ganze Hoffnung auf irgendwelche Bücher, spirituellen Gurus und Selbsthilfeprogramme gesetzt. Doch nach einer Weile hat sich dann immer ein vage peinliches Gefühl eingestellt, das sich nicht ignorieren ließ und dem sich über kurz oder lang eine bittere Enttäuschung anschloss.

Bei der täglichen Übung war das nie der Fall. Und auch jetzt, 30 Jahre später, erweisen sich die Techniken und Grundsätze, die ich mir damals zu eigen gemacht habe, immer wieder als ausgesprochen stabil und absolut verlässlich.

Die Heilung setzt ein

Auf Rachels Rat hin hielt ich an meiner täglichen Übung fest und besuchte zusätzlich 12-Schritte-Programme für Angehörige von Alkoholikern. Schon bald betreute ich Frauen, die die Techniken ebenfalls erlernen wollten. Das förderte sowohl meine Heilung als auch meine rhetorischen und didaktischen Fähigkeiten.

Alles in allem begann ich zwar zu gesunden, doch einige meiner dysfunktionalen Verhaltensweisen ließen sich nicht so schnell abstellen. Ständig fühlte ich mich von anderen Menschen isoliert; ich war meistens Single, hatte aber auch eine Reihe oberflächlicher Beziehungen mit untauglichen, unerreichbaren oder desinteressierten Männern, die zu nichts als Ärger führten. In diese Kategorie fiel auch meine kurze erste Ehe, aus der allerdings – glücklicherweise – meine zwei geliebten Söhne hervorgingen.

Dass ich eine geschiedene Mutter war und als Selbstständige kein nennenswertes finanzielles Polster besaß, verschaffte mir eine klarere Sicht auf mein Problem: Beim besten Willen durfte ich mir mein Leben nicht länger von problematischen Beziehungen diktieren lassen. Ich hatte zwar keine Ahnung, was ich tun sollte, und wusste auch nicht, wie ein gesundes Leben eigentlich genau aussehen konnte, aber es blieb mir keine Wahl: Ich *musste* einfach einen Weg finden.

In meiner 12-Schritte-Gruppe definierten wir unser Problem als »Alkoholismus bei einem Freund, einer Freundin oder einer verwandten Person«. Zweifellos gab es in meinem Leben eine ganze Reihe solcher Leute, und davon blieb ich auch nicht unberührt, ganz klar. Doch die meisten von ihnen waren schon tot oder wir standen nicht mehr in Kontakt, aber mein Problem war geblieben.

In meinem beruflichen und spirituellen Umfeld traf ich auf Menschen, die mir zur Seite standen. Von ihnen wusste ich, dass sie schon seit Jahren ernsthaft an ihrem moralischen Wandel arbeiteten. Doch weil mich diese Vorstellung einschüchterte, hatte ich die Betreffenden als viel zu streng und kritisch abgetan, als dass ich ihnen dabei vertrauen könnte, *mir* zu helfen.

Inzwischen war meine Situation allerdings so schwierig geworden, dass ich bereit war, mich leiten zu lassen. Ich las weiterhin viel und stellte mich in den Dienst meiner Mitmenschen, vor allem aber übernahm ich die Verantwortung für meine selbstschädigenden Verhaltensmuster. Mit *mir* stimmte irgendetwas nicht. Instinktiv wurde mir klar: Sobald ich herausfinden würde, was es war, und mich den Tatsachen stellte, würde ich vollkommen heilen können. So kam es zu einem weiteren Fortschritt in meinem Leben.

Den Terminus komplexe PTBS las ich zum ersten Mal in Pete Walkers Grundlagenwerk *Complex PTSD: From Surviving to Thriving*, in dem er die komplexe posttraumatische Belastungsstörung (K-PTBS) praktisch und allgemeinverständlich erklärt. Weitere Informationen über die Rolle der neurologischen Dysregulation als treibende Kraft hinter den Symptomen der PTBS fand ich auch im bereits erwähnten Buch von Dr. Bessel van der Kolk.

In den folgenden Kapiteln gehe ich näher auf die Auswirkungen der K-PTBS ein, hier jedoch schon einmal ein erster Hinweis: Bei Kindern kann eine frühe Traumatisierung Veränderungen im Hirn auslösen, die sich selbst im Erwachsenenalter noch störend auf Hirnwellen, Emotionen, Körpersysteme und Denkprozesse auswirken können. Denn alles, was einen traumatisierten Menschen stresst, kann bei ihm eine Dysregulation triggern. (Mit dem Wort »Trigger« werden in diesem Buch alle Stimuli bezeichnet, die eine Dysregulation aktivieren.) Und diese Dysregulation fördert die soziale Isolation sowie viele andere Symptome und gesundheitliche Probleme, deren möglicher Zusammenhang mit einer Traumatisierung erst seit Kurzem bekannt ist.

Ich neige zur Dysregulation, wurde mir klar, als ich überlegte, wie ich war, bevor ich die tägliche Übung kennenlernte – oder auch noch in Zeiten, in denen ich sie mal ausgelassen hatte. Schließlich begriff ich, warum ich unter Stress manchmal ausrastete, nicht mehr bei der Sache bleiben oder mich auf meine feinmotorischen Fähigkeiten verlassen konnte, sobald sich ein neues Trauma anbahnte – und sei es auch noch so klein. Dafür hatte ich jetzt eine Bezeichnung und wusste: Das alles hatte *nie* »nur an mir« gelegen.

Die meisten Menschen mit einer chronisch stressigen Kindheit neigen zur Dysregulation. Bei mir hat das im Nachgang zu einer ganzen Kaskade traumabedingter Symptome geführt, die ich mein halbes Leben lang für persönliches Versagen gehalten habe. Weil ich der Meinung war, ich wäre einfach viel zu erbärmlich, faul, leichtsinnig oder kaputt, um mein Leben auf die Reihe zu kriegen. Doch da hatte ich mich (jedenfalls zu einem großen Teil) getäuscht. Denn in Wahrheit litt ich an einer komplexen posttraumatischen Belastungsstörung.

Ich realisierte, dass mir nichts, was in der Therapie geschehen war – also dass sie die sogenannten Fachleute einzig auf meine Vergangenheit konzentriert hatten –, einen größeren Nutzen gebracht hatte. Denn mein Problem und damit auch meine Heilungschancen lagen *in mir selbst*, und zwar *in der Gegenwart*.

Endlich hatte ich das richtige Heilmittel entdeckt – die tägliche Übung zur Regulation des Nervensystems als Grundlage meines Genesungsprozesses sowie die Bereitschaft, alle traumabedingten Verhaltensweisen abzulegen, die mich bis dato immer wieder in die Dysregulation *zurück*getrieben hatten.

Ich konnte es kaum erwarten, diese Erkenntnis an alle traumatisierten Menschen weiterzugeben, die ich kannte: »Man nennt es Dysregulation. Es ist ein neurologisches Problem. Und *ganz und gar nicht* unser *Fehler*!«

Ich erzähle dir das deshalb so detailliert, weil ich mir wünsche, dass dir das genauso klar wird, wie es mir heute ist: Bei vielen unserer Probleme handelt es sich einfach um ganz normale Symptome, die die meisten Leute haben, die mit Missbrauch, Misshandlung und Vernachlässigung aufgewachsen sind. Es ist also kein Wunder, wenn es dir schwerfällt, dich zu konzentrieren, dich in Gruppen wohlzufühlen oder pünktlich zu sein. Und es ist auch nicht überraschend, dass du dich mit vielem so schwertust – bei deiner Familiengeschichte und all dem, was dir deine Eltern nicht beigebracht haben.

In dem Moment, in dem ich begriff, dass ich eine K-PTBS habe, stand ich gerade mit Pete Walkers Buch in der Hand in unserem Schlafzimmer. Laut kreischend – halb lachend, halb weinend – verließ ich den Raum und begab mich auf die Suche nach meinem Mann (meinem *jetzigen*, einfach nur wunderbaren Mann). Die Scham, die ich mein ganzes Leben lang empfunden hatte, begann wie ein schwerer Mantel von mir abzufallen.

Allein mithilfe meiner beiden Techniken – des Schreibens und Meditierens – hatte ich die Neuregulation in den Griff bekommen. Und nachdem mir das Wesen der komplexen posttraumatischen Belastungsstörung klar geworden war, konnte ich mir auch schnell weitere Grundsätze sowie Handlungsschritte aneignen, die mir die Transformation jener Verhaltensmuster ermöglichten, die mich noch zurückhielten.

Die Geburt der *Crappy Childhood Fairy*

Meine Methode der Heilung von Traumasymptomen hat sich im Laufe von mehr als 30 Jahren entwickelt (und bis auf den heutigen Tag verfeinere ich sie immer weiter). Mit ihrer Hilfe habe ich erst mich geheilt, dann habe ich begonnen, die Techniken weiterzuvermitteln, unter vier Augen oder in Gruppen bei mir im Wohnzimmer. 2016 hatte ich so viele Anfragen, dass ich der Effektivität wegen mein Blog *Crappy Childhood Fairy* ins Leben rief, die »gute Fee jeder miesen Kindheit«. An der Stelle konnte ich eine Anleitung schreiben und alle Hilfesuchenden auf die entsprechende Internetseite verweisen. Da ich jedoch immer noch zahllose Fragen und Anfragen erhielt, erstellte ich ein Video für mein Blog, in dem ich die Techniken im Einzelnen erläuterte, und lud es auch auf Youtube hoch. In dem Maße, in dem sich meine Methode weiterentwickelte, kamen immer mehr Posts und Videos hinzu. Zu meiner Überraschung wurden die Abonnentenzahlen des Blogs bald von denen der Videos in den Schatten gestellt. Die Filme zogen Interessenten von überall auf der Welt an. Bald baute ich die tägliche Übung zu einem Onlinekurs aus. Hinzu kamen weitere Kurse und später auch ein Membership-Programm. Irgendwann stellte ich dann ein Team von Mitarbeiter*innen zusammen, die mich bei der Bewältigung der ganzen Arbeit unterstützten.

Bis zur Pandemie 2020 widmete ich der *Fairy* meine gesamte *Frei*zeit. Doch im Lockdown gab ich meine eigentliche Berufstätigkeit auf (zu der Zeit betrieb ich eine Firma für Videoproduktionen) und engagierte mich Vollzeit für mein Internet-Baby. Das heißt, wir produzierten Youtube-Videos, entwickelten Kurs- sowie Coachingprogramme und Webinare. Später boten wir auch Live-Workshops, Retreats und einen Podcast an.

Heute erreichen meine Botschaften und praxisorientierten, handhabbaren Heilmethoden Millionen von Menschen, wo immer sie auch leben mögen und unabhängig davon, ob sie Zugang zu professioneller Hilfe haben oder nicht.

Meine Mission ist die Veränderung der Traumaheilung, weg von der Vorstellung, Antworten hätten nur sogenannte Expert*innen und wir Betroffene wären von ihnen abhängig, hin zu der Erkenntnis, dass *wir* die Herrscher*innen über unsere Heilung sind. Was ich damit meine, ist: Du bist die Souveränin, der Souverän deines Schicksals und triffst alle damit zusammenhängenden Entscheidungen. Du identifizierst deine Symptome, suchst dir Expertenrat (wenn du magst) und arbeitest 24/7 an der Transformation deines Lebens. Diesen Ansatz halte ich für den deutlich besseren und wirksameren Zugang, wenn es um Heilung geht.

Bisherige Therapien, die du ausprobiert hast, haben nicht funktioniert? Bitte gib dennoch nicht auf, denn ich zeige dir eine *neue Methode*, die auch dir helfen kann. Wenn es dir gelingt, auch nur ein oder zwei Traumasymptome zu lindern, könnte allein das schon genügen, um die Probleme zu beheben, die dein bisheriges Leben belastet haben, und alles zum Besseren zu wenden.

Meine Aufgabe sehe ich darin, eine größere Vision dessen zu teilen, was für Menschen wie dich und mich möglich ist. Außerdem möchte ich möglichst viele Menschen bei ihrer Heilung unterstützen und ihnen helfen, ein ebenso freud- wie sinnvolles Leben zu führen. Die Heilung von einem Trauma ist das Bedeutendste, was wir nicht nur für uns selbst tun, sondern auch zur Verbesserung der Welt beitragen können.

Ich möchte dich einladen, dir etwas vorzustellen. Nämlich die Möglichkeit, du könntest besser, schneller und umfassender genesen, als du es dir je hättest erhoffen können. Und stell dir bitte weiterhin vor, du wärst nicht nur prinzipiell zu Veränderungen in der Lage, sondern könntest dich sogar *selbst heilen*. Dass und wie das alles geht, zeige ich dir in diesem Buch.

Die Kapitel sind in der Reihenfolge angeordnet, die notwendig ist, um jeden Schritt meiner Methode zu erlernen und zu verinnerlichen. Da jede

Lektion auch eine Vorbereitung auf die nächste ist, empfehle ich dir, dass du dich an die vorgegebene Reihenfolge der Kapitel hältst. Zudem wirst du auf allerlei Checklisten, Fragen, Arbeitsblätter und Aufgaben stoßen, die dir bei der Integration der jeweiligen Lektion helfen können.

Als Erstes erfährst du Grundlegendes über die K-PTBS und lernst zu erkennen, wie sich dein Trauma auf dich ausgewirkt hat und es immer noch tut. Auch erkläre ich dir, warum das Schreiben über negative Gedanken in der täglichen Übung (mit der wir uns in Kapitel 3 befassen) hilfreicher sein kann als jedes Gespräch darüber.

Zudem werde ich dich über einige weit verbreitete Behandlungsmethoden informieren, die du vielleicht schon ausprobiert hast (oder denen du unter Umständen irgendwann später mal eine Chance geben willst), so zum Beispiel die traditionellen kognitiven oder aber auch körperbasierten Methoden. In diesem Zusammenhang werde ich dir erklären, was sie mit meinem Ansatz gemein haben und inwiefern sie sich von ihm unterscheiden.

Ausführlich werden wir auch die neurologische Dysregulation behandeln – wie sie sich anfühlt, wodurch sie getriggert wird und wie du dich schnellstmöglich neu regulieren kannst. Auch gehe ich einige der üblichen Erscheinungsformen von *emotionalen* Dysregulationen mit dir durch, die Beziehungen ruinieren können, wenn sie nicht behandelt werden; und ich zeige dir, wie du besonders intensive Reaktionen unter Kontrolle bekommst und Konflikte beilegen kannst.

Ich werde dir auch helfen zu erkennen, welche Rolle die Dysregulation dabei gespielt hat, dass du dich einen Großteil deines Lebens von anderen abgeschnitten gefühlt hast. Und auch, wie du wieder lernen kannst, die engen und erfüllenden Beziehungen zu Menschen aufzubauen, die du dir wünschst und die du zweifellos verdienst. Eine Dysregulation verbirgt sich auch hinter den selbstschädigenden Verhaltensweisen, die so viele traumatisierte Menschen an den Tag legen, und ich helfe dir, auch sie abzulegen.

Zu guter Letzt zeige ich dir, wie du die einzigartigen Gaben erkennst, die es dir ermöglichen, ganz du selbst zu werden. Denn das ist das eigentliche Ziel des gesamten Heilungsprozesses.

Was du für die Arbeit alles brauchst

- EIN TAGEBUCH BEZIEHUNGSWEISE JOURNAL, das du immer zur Hand hast, wenn du dich an die Arbeit mit diesem Buch begibst, und in dem du alles festhältst, was du gelernt hast und in deinen Alltag integrieren möchtest. Sieh aber bitte zu, dass niemand außer dir Zugang zu deinen Aufzeichnungen hat! In allen Kapiteln des Buches werde ich dir Fragen stellen oder kleine Aufgaben geben, die dich dazu einladen, über die jeweiligen Inhalte nachzudenken und sie in deinem Alltag praktisch anzuwenden.

- EINEN SCHREIBBLOCK für deine beiden täglichen Schreibübungen. Nach jedem Durchgang zerreißt oder schredderst du die beschriebenen Seiten und entsorgst sie. Auf die Qualität des Papiers kommt es also nicht an.

- EINEN STIFT

Auf **re-regulated.com** findest du englischsprachige Zusatzmaterialien, die du bei Bedarf herunterladen und ausdrucken kannst.

Wie alle Menschen hast auch du es verdient, glücklich(er) zu werden und deinen alten Mantel aus Scham und Pessimismus abzulegen. Dafür brauchst du nur den ersten Schritt zu machen und all das zu werden, was deiner Bestimmung entspricht. Denn du hast der Welt so viel zu geben, und dafür braucht sie dich auch dringend.

Wahrscheinlich weißt du noch gar nicht, wie deine Heilung genau ablaufen wird, aber das ist auch gar nicht nötig. Fang einfach nur an. Denn eines kann ich dir versichern: **Heilung ist möglich.**

Und jetzt lass uns loslegen.

KAPITEL 1

DIE WAHRHEIT ÜBER KINDHEITSTRAUMATA

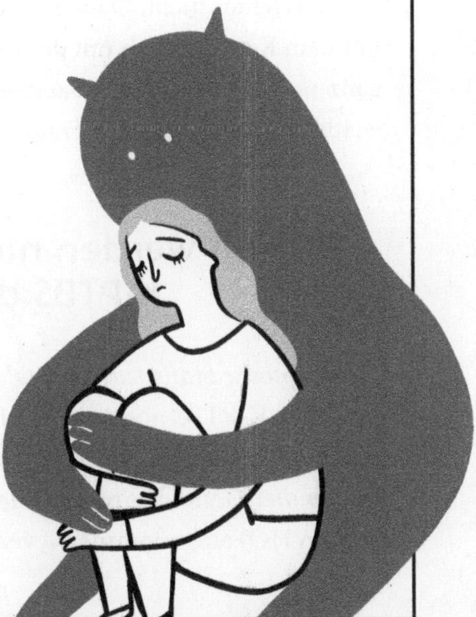

Inzwischen dürftest du Hoffnung geschöpft haben und dich freuen, dass du dich endlich auf den Weg machen kannst. Heilung ist tatsächlich möglich, ganz egal, was du schon alles ausprobiert hast oder wie oft du bereits enttäuscht wurdest. Der Fortschritt beginnt in dem Moment, in dem du begreifst, was eine komplexe PTBS eigentlich ist, und die Rolle der Dysregulation verstehst, die hinter so vielen ihrer Symptome steht.

Wahrscheinlich vermutest oder *weißt* du sogar schon, dass die traumatischen Erfahrungen, die du als Kind gemacht hast, dich auch heute noch negativ beeinflussen. Vielleicht fragst du dich aber, was davon einfach Teil deiner Persönlichkeit und was tatsächlich der K-PTBS zuzurechnen ist.

Dafür, dass eine frühe Traumatisierung, insbesondere durch Misshandlung, Missbrauch und/oder Vernachlässigung, langfristige Schäden anrichtet, gibt es mittlerweile einen ganzen Berg von Beweisen. In der klinischen Literatur aber finden sich weder ein klar umrissenes Set von Symptomen noch allseits anerkannte Untersuchungs- oder Behandlungspläne. Folglich leiden zwar Hunderte von Millionen Menschen weltweit unter einer K-PTBS, die aber bei den allermeisten nie formell diagnostiziert wurde. In diesem Kapitel mache ich dich mit den häufigsten Symptomen der K-PTBS und allem bekannt, was wir über sie wissen. Ganz ohne Theorie geht das leider nicht. Damit du aber wirklich verstehst – und zwar sowohl mit dem Kopf als auch mit dem Herzen –, dass die Symptome, die du hast, ganz normal sind und keineswegs dein Fehler, muss ich mich schon ein wenig auf das Gebiet der Traumaforschung vorwagen.

Warum werden nicht mehr Menschen mit K-PTBS diagnostiziert?

Im *Diagnostic Statistical Manual* (DSM) der Vereinigten Staaten taucht die Diagnose K-PTBS noch nicht auf; allerdings wurde sie kürzlich in die Neuauflage der *Internationalen statistischen Klassifikation der Krankheiten und verwandter Gesundheitsprobleme* (ICD-11) der Weltgesundheitsorganisation (WHO) aufgenommen – verbunden mit eindringlichen Forderungen, das klinische Studium der Ursachen, Symptome und Behandlungsmöglichkeiten zu intensivieren.

Nach Angaben der *National Institutes of Health* (NIH) sind zwischen einem und acht Prozent der Weltbevölkerung von K-PTBS betroffen.[2] In dieser nicht unerheblichen Spanne spiegeln sich Unstimmigkeiten in der Diagnostik und mangelnde Qualität der Patientenbeurteilung wider. Nur wenige Kliniker*innen verfügen über genügend Kenntnis der Symptome einer K-PTBS, von vielversprechenden Behandlungsmöglichkeiten ganz zu schweigen.

Hinzu kommt, dass unter Pflegedienstleister*innen und anderen Expert*innen Uneinigkeit (oder auch Unverständnis) darüber besteht, inwiefern sich die komplexe von der »normalen« PTBS unterscheidet – weshalb es oft zu Fehldiagnosen kommt (wozu auch falsche Einschätzungen der Symptome gehören wie zum Beispiel »alles bloß Stress« oder »spielt sich nur im Kopf ab«).

Und selbst bei Fachkräften, die wissen, was eine K-PTBS ist, besteht oft eine diagnostische Unkenntnis darüber, wie sie sich von Krankheitsbildern wie Borderline-Persönlichkeitsstörung, ADHS, Angststörungen oder Depressionen unterscheidet, deren Symptome zwar an die der K-PTBS erinnern, aber eben doch nicht mit ihr identisch sind.

Aus einer 2019 durchgeführten Studie geht hervor, dass das Verständnis der jeweiligen Diagnosen – nicht zuletzt auch im Hinblick auf mögliche Therapien – in der Ärzt*innenschaft derart auseinandergeht, dass sie praktisch sinnlos sind,[3] und dass ferner die meisten Diagnosen die Rolle der Traumatisierung als Ursache der Symptome schmählich verdecken.

Das alles sollte uns aber nicht von unserer Gesundung abhalten. Wir sind nämlich weder zur Benennung unserer Probleme noch für den Einstieg in ein besseres Leben auf die Zustimmung von Expert*innen angewiesen. Denn die Heilmethode, die ich dir in diesem Buch nahebringen möchte, funktioniert nicht nur mit oder ohne Diagnose, sondern auch mit oder ohne professionelle Unterstützung. Statt auf die *Ursachen* eines Traumas (die Dinge, die dir einst angetan wurden) konzentriert sich mein Ansatz eher auf die *Symptome*, die dir momentan zu schaffen machen. Sobald du lernst, diese Symptome wahrzunehmen und mit ihnen klarzukommen, werden echte Veränderungen möglich – und damit gerät auch ein glücklicheres, krisenfesteres Leben in größerer Verbundenheit in Sichtweite.

Wodurch unterscheiden sich PTBS, komplexe PTBS (K-PTBS) und kindliche Traumatisierung?

Die klinische Diagnose PTBS beziehungsweise posttraumatische Belastungsstörung findet gewöhnlich auf Patient*innen Anwendung, die als *Erwachsene* traumatische Erfahrungen machen – zum Beispiel im Krieg oder als Folge eines schweren Verkehrsunfalls. Zu den Symptomen, die sich daraufhin einstellen können, gehören Flashbacks, Angststörungen, Depressionen, Hypervigilanz (erhöhte Wachheit beziehungsweise Wachsamkeit), Schlafstörungen, persönlicher Rückzug oder gelegentliche emotionale Ausbrüche.

Eine andere Form der PTBS stellt die komplexe PTBS (K-PTBS) dar, die auf die chronische, fortgesetzte Belastung durch ein emotionales oder auch körperliches Trauma zurückgeht – etwa den lang andauernden Aufenthalt in einem umkämpften Kriegsgebiet, häusliche Gewalt beziehungsweise Vernachlässigung, Missbrauch, Misshandlung oder andere intensive Stressoren in der Jugend.

Eine K-PTBS kann sich auch als Reaktion auf eine spätere Traumatisierung entwickeln; in den meisten Fällen entsteht sie jedoch in der Kindheit. Ihre Symptome ähneln in vielerlei Hinsicht denen der PTBS, zeichnen sich oft aber durch eine zusätzliche Störung der emotionalen und neurologischen Regulation, des Ich-Bewusstseins sowie der Fähigkeit aus, Bindungen einzugehen und Beziehungen aufrechtzuerhalten.

Die Anwendbarkeit meiner Methode ist unabhängig vom Zeitpunkt der Traumatisierung; weil sie sich allerdings im (frühen) Kindesalter noch erheblich auf die Entwicklung von Hirn und Nervensystem auswirken kann, gibt es doch auch gewisse Unterschiede. Und genau deshalb stelle ich sie in den Mittelpunkt meiner Arbeit.

Ich verwende sowohl den Begriff K-PTBS (wobei das K für »komplex« steht) als auch »kindliche Traumatisierung« oder »Traumatisierung im Kindesalter«. Letztere sind umgangssprachliche Bezeichnungen der Form von PTBS, die sich in jungen Jahren herausbildet. Hundertprozentig präzise und voneinander abzugrenzen sind diese Begriffe alle nicht, doch ich vertraue darauf, dass du instinktiv schon weißt, was auf dich zutrifft und was nicht.

Leidest du womöglich an einer kindlichen Traumatisierung? Hier einige Anhaltspunkte

Menschen, die in der Kindheit missbraucht, misshandelt und/oder vernachlässigt wurden, weisen oft identische Symptome auf; diese deuten allerdings nicht in jedem Fall auf ein Trauma hin und unterscheiden sich darüber hinaus von Mensch zu Mensch auch etwas.

Die folgenden Fragen können zu einer Diagnose führen, sie erfassen jedoch nur die üblichen, »greifbaren« Symptome (also Spür- und Sichtbares). Trotzdem: Sollten dir auch nur einige aus eigenem Erleben bekannt vorkommen, könnte eine frühe Traumatisierung die Ursache sein.

Unabhängig davon, ob du den Grund für diese Symptome kennst oder nicht, kannst du sofort anfangen, mit ihnen zu arbeiten. Wie das geht, zeige ich dir in den nächsten Kapiteln.

Zähle beim Lesen der Fragen mit, wie viele du mit Ja beantwortest. Richtige oder falsche Antworten gibt es dabei nicht.

- Hast du Depressionen, Ängste oder andere psychische Probleme?
- Fällt es dir schwer, Grenzen zu setzen oder Nein zu sagen?
- Hast du unerklärlicherweise das Gefühl, von Menschen oder Gruppen isoliert zu sein?
- Hast du durch heftige unangebrachte Emotionen oder Ausbrüche großer Traurigkeit, Eifersucht, Panik beziehungsweise Wut schon einmal eine Beziehung kaputtgemacht oder deine berufliche Zukunft gefährdet?

- Veranlasst dich die Angst vor dem Alleinsein dazu, dass du in Beziehungen bleibst, die dir eigentlich gar nicht gefallen?
- Hast du außergewöhnlich viele Konflikte mit Partner*in, Familie, Freund*innen oder Kolleg*innen?
- Triggern dich Menschen mitunter so, dass du am liebsten nur noch für dich wärst und Zusammentreffen mit anderen Menschen meidest?
- Hast du das Gefühl, insbesondere unerreichbare, destruktive oder missbräuchliche Menschen »anzuziehen«?
- Rauchst du oder bist du von anderen Substanzen abhängig wie Essen, Alkohol oder Drogen?
- Fällt es dir schwer, Ordnung zu halten?
- Schaltest du mitunter in unpassenden Momenten ab, bist wie weggetreten oder tust dich schwer damit, produktiv und fokussiert zu bleiben?
- Bist du mitunter scheinbar grundlos tollpatschig, stolperst also oder lässt Dinge fallen?
- Angenommen, du willst etwas dir Vertrautes tun: Bist du dann manchmal (speziell wenn du dich beeilen möchtest oder unter Druck stehst) zu nervös, um es richtig hinzubekommen?
- Fühlst du dich ständig überfordert, weil du zu viel zu tun hast?
- Fällt es dir oft so schwer, Dinge geregelt zu bekommen, dass du deiner Verantwortung nicht hinreichend gerecht wirst, Rechnungen nicht begleichst oder wichtige Post beziehungsweise Anrufe nicht erledigst?
- Hast du gesundheitliche Probleme, für die es anscheinend keine Ursache gibt?

Für dein Journal

Im Folgenden stelle ich dir Fragen, die du in deinem Journal beziehungsweise Tagebuch beantworten kannst (ähnliche Anregungen werde ich dir im weiteren Verlauf noch mehrmals unterbreiten). In ihrer Gänze werden dir die Fragen, die ich stelle, dabei helfen, herauszufinden, inwiefern du von einem frühen Trauma beeinträchtigt wurdest, und dich bei der Planung der nächsten Schritte auf dem Weg zu deiner Heilung unterstützen. Gib niemandem Einblick in dein Journal und sorge dafür, dass wirklich nur du Zugang zu diesen Aufzeichnungen hast.

- Wie viele der in der obigen Liste aufgezählten Symptome kannst du an dir beobachten?
- Welche beeinträchtigen dein Leben am meisten?

Sind darunter auch Dinge, die du nie mit einer Traumatisierung assoziiert hättest?

Welche Bedeutung haben deine *Jas*?

Alle Fragen der Liste beziehen sich auf Symptome, die für Menschen typisch sind, die in ihrer Kindheit missbraucht, misshandelt und/oder vernachlässigt wurden. Dabei handelt es sich sowohl um emotionale, Verhaltens- und Beziehungsprobleme als auch um Fragen zur kognitiven und physiologischen Funktionsfähigkeit. Du wurdest als Kind traumatisiert und hast auf viele der Fragen mit Ja geantwortet? Dann glaub mir bitte: An dir ist absolut nichts verkehrt. *Denn diese Symptome stellen vollkommen normale Reaktionen auf die unnormalen Erfahrungen und Umstände in deiner Kindheit dar.*

Darüber hinaus solltest du wissen: Du hast diese Symptome nicht verursacht. Vielleicht machst du dir Vorwürfe oder beschimpfst dich als faul, doof, bedürftig, egoistisch oder verrückt (vielleicht wurdest beziehungsweise wirst du auch von anderen so genannt). Eine Traumatisierung aber kann bei fast jedem Menschen zu derartigen Symptomen führen – übrigens sogar bei Tieren. (Hast du schon einmal einen misshandelten oder vernachlässigten Hund aus der Rettung beobachtet? Der zittert und verkriecht sich selbst dann noch, wenn ihm ein Mensch freundlich und liebevoll begegnet. Unter diesen Umständen kämst du doch nie auf die Idee, dem Tier einen Vorwurf zu machen, oder?) Genauso wenig solltest du dir die Schuld an irgendwas geben. Schließlich hast du ja nicht darum gebeten, vernachlässigt, missbraucht oder misshandelt zu werden. Und verdient hast du es schon gar nicht.

Das Gefühl (das viele von uns kennen), *jemand* müsste Wiedergutmachung leisten – alles wieder in Ordnung bringen –, ist ganz natürlich. Allerdings geben Eltern oder andere, die uns traumatisiert haben, ihre Taten nur äußerst selten zu. Und noch seltener versuchen sie, den von ihnen angerichteten Schaden zu beheben. Aber mal angenommen, sie täten es doch: Dann würde sich euer Verhältnis wahrscheinlich ein wenig verbessern, und das wäre natürlich gut. Doch die durch das ursprüngliche Trauma verursachte Verletzung ist ja bereits entstanden und könnte dadurch auch nicht ungeschehen gemacht werden. Das heißt: Egal, was andere tun, deine Symptome dürften fortbestehen.

Veränderungen bewirkst nur du allein. Du kannst Fachbücher lesen und Traumaexpert*innen zurate ziehen, *heilen* aber wirst nur du selbst dich. Deshalb möchte ich dich dringend bitten, nicht zu warten, bis du hundertprozentig weißt, was dir angetan wurde, oder du den perfekten Therapeuten, die perfekte Therapeutin gefunden und eine Diagnose erhalten hast. Stattdessen kannst du dein Wissen über das kindliche Trauma mithilfe dieses Buches erweitern, überlegen, wie sich die neu gewonnenen Erkenntnisse auf dich auswirken, und anfangen zu genesen.

Lass dich bitte keinesfalls von bisherigen Misserfolgen entmutigen. Alles, was du in der Vergangenheit versucht hast, kannst du als Messwert, als Ergebnis deiner Recherchen verbuchen. Das aber, was du nun vor dir hast, ist etwas ganz anderes.

Denn das, was ich dir zeigen werde, stellt einen vollkommen *neuen* Ansatz dar. Wenn du meine Anweisungen befolgst, kann es gut sein, dass sich einige deiner Symptome blitzschnell und wie im Handumdrehen in nichts auflösen. Andere dagegen verschwinden womöglich erst nach einiger Zeit und mit mehr Übung. Trotzdem, frage dich: Selbst wenn nur die Hälfte deiner Symptome behoben – oder auch nur halb behoben – werden könnte: Würde sich dein Leben dadurch verändern?

Ich könnte wetten, dass schon eine bloß 50-prozentige Verbesserung eines deiner Symptome genügen würde, um den Weg zu einer Transformation der übrigen sowie aller anderen Aspekte deines Lebens frei zu machen.

Warum du vorher nie von diesen Symptomen gehört hast

Viele Mediziner*innen und Psycholog*innen verfügen über eine Zusatzqualifikation, die sie berechtigt, sich als »Trauma-Expert*in« zu bezeichnen. Dahinter kann sich aber alles Mögliche verbergen: angefangen von einem zweistündigen Workshop bis hin zum erfolgreichen Abschluss einer mehrjährigen Intensivausbildung. Davon ganz abgesehen, besteht jedoch auch nur wenig Einigkeit in der Frage, was Betroffenen helfen kann und was nicht.

Die meisten Behandlungskonzepte in Sachen kindlicher Traumatisierung beruhen auch heute noch auf den überkommenen Strategien der letzten Jahrzehnte. Doch wie sich herausgestellt hat (und das ist eine gute Nachricht), sind diese nicht zu hundert Prozent tauglich.

Das ist deshalb gut zu wissen, weil es erklärt, warum so viele von uns, die wir in der Kindheit traumatisiert wurden und heute noch unter den Symptomen leiden (mich selbst eingeschlossen), Jahre damit verbringen, uns Hilfe zu suchen, allerdings ohne nennenswertes Ergebnis zurückbleiben. Oder mit gar keinem. Das liegt aber nicht etwa daran, dass wir Versager*innen wären, sondern daran, dass die Ärzt*innen und Psycholog*innen, bei denen wir waren, praktisch nichts über die Folgen kindlicher Traumatisierungen wissen.

Vielleicht hast du es schon mit Methoden wie Gesprächstherapie, Psychopharmaka oder Selbsthilfegruppen versucht, die schon vielen geholfen haben und von denen es hieß, sie könnten auch dir helfen. *Dich* aber haben sie nicht weitergebracht, jedenfalls nicht so richtig.

Wie sich herausgestellt hat, gibt es bei der K-PTBS ein Element, das von konventionellen Traumatherapien nicht berücksichtigt wird: das Nervensystem. Und genau daran könnte es liegen, dass du unter solchen Behandlungen stets das Gefühl hattest, in einem Hamsterrad gefangen zu sein und nicht die geringsten Fortschritte zu machen. Jetzt aber wirst du bald Bescheid wissen – und das kann dir das Leben retten.

Es ist nicht in deinem Kopf: Da haben die Expert*innen was falsch verstanden

Bis vor Kurzem herrschte in der medizinischen und psychologischen Welt noch die Überzeugung vor, die Auswirkungen einer Traumatisierung in der Kindheit wären hauptsächlich *psychologischer* Natur, sie würden sich also im Wesentlichen auf dem Gebiet der Gedanken, Gefühle und Verhaltensweisen abspielen. Heute wissen wir jedoch, dass sie sich auch *neurologisch* auswirken. Denn eine Traumatisierung in jungen Jahren kann die Entwicklung von Hirn und Nervensystem beeinträchtigen, und das kann zu erheblichen kognitiven und physiologischen Störungen führen, die ihrerseits jeden Aspekt deines Geistes, deiner Emotionen, deines Körpers sowie die Entscheidungen beeinflussen können, die du im Leben triffst.

Diese Auffassung unterscheidet sich stark von den früher allgemein vertretenen Überzeugungen – und ändert im Hinblick auf Symptome und Behandlungsmöglichkeiten einiges. Sie erklärt auch, warum so viele von uns nicht auf die psychologisch ausgerichteten Therapien ansprechen und wir, obwohl wir uns doch so sehr nach einem glücklichen Leben sehnen, weiterhin in dysfunktionalen und selbstschädigenden Verhaltensmustern gefangen sind. Psychologisch betrachtet sieht das wie eine – wenn auch unbewusste – *Entscheidung* aus.

Ein Beispiel: Angenommen, du blickst auf eine Reihe unglücklicher Beziehungen mit emotional unerreichbaren Partner*innen zurück. Dann hast du von den Expert*innen der alten Schule bestimmt auch mal so etwas gehört wie: »Damit versuchen Sie unbewusst nur, die Verhältnisse in Ihrer Kindheit zu reproduzieren.« Bei mir hat das eine wahnsinnige Scham ausgelöst. Weil mir einfach nicht in den Kopf wollte, wie das sein konnte, wo ich mir doch (wie alle anderen auch) nichts anderes wünschte, als einfach nur glücklich zu sein und geliebt zu werden. Aber ich habe mir nichts anmerken lassen, einfach weitergemacht und gehofft, dass mir die Akzeptanz eines dermaßen hässlichen Wunsches einen Weg zur Heilung eröffnen würde.

Das tat sie aber nicht. Weil es ja auch gar nicht stimmte. Denn das Trauma hat zwar viele Möglichkeiten, uns zur Wiederholung negativer Verhaltensmuster zu veranlassen, der *Wunsch* aber, die Erfahrungen einer schrecklichen Kindheit zu wiederholen, gehört definitiv nicht dazu.

Noch einmal: Verantwortlich dafür ist das Nervensystem. Und wie es das anstellt, zeige ich dir in den nächsten Kapiteln. Jedenfalls »versuchst« du genauso wenig, dir eine miese Beziehung zuzulegen, wie du »versuchst«, einen Migräneanfall zu bekommen. Genau wie schlimme Beziehungen gehören auch Migräneanfälle (nicht traumatisierte Menschen sind vor beidem genauso wenig gefeit) zu den möglichen Symptomen einer kindlichen Traumatisierung. Und im einen wie im anderen Fall sind einschlägige Störungen des Nervensystems im Spiel, wenn nicht gar ursächlich.

Natürlich wirkt sich ein frühes Trauma auch psychisch aus. Doch die eigentliche Ursache der Symptome läge im Nervensystem. Wie Bessel van der Kolk betont, sei es nicht in unserem Kopf: »Es ist im Hirn.«

Aber woher wissen wir das eigentlich?

Ein Durchbruch

Die langfristigen Folgen einer kindlichen Traumatisierung gerieten Mitte der 1990er-Jahre wieder in den Blick, und zwar aufgrund einer groß angelegten Forschungsstudie mit dem Titel *Adverse Childhood Experiences Study* (ACE, deutsch: »Studie über belastende Kindheitserfahrungen«). Seither stellt sie eine weithin akzeptierte (wenn auch nicht perfekte) Methode zur Bemessung einer frühkindlichen Traumatisierung und deren Folgen dar.

Zu Beginn der ACE-Studie befragten Dr. Vincent Felitti von der privaten Krankenversicherung Kaiser Permanente und Dr. Robert Anda von den *U.S. Centers for Disease Control and Prevention* Hunderte von Proband*innen nach der Geschichte dessen, was sie ihre »belastenden Kindheitserfahrungen« nannten. Anhand von zehn Fragen erhoben Felitti und Anda Daten zu schlimmen Erlebnissen, die die Interviewten als Kind hatten. Da es für jedes »Ja« einen Punkt gab, lag der erreichbare Zahlenwert am Ende zwischen 0 und 10.

Die Fragen drehten sich um körperliche Misshandlung, sexuellen sowie emotionalen Missbrauch, physische und emotionale Vernachlässigung, Gewalt gegen die Mutter der Proband*innen, um familiären Substanzmissbrauch, psychische beziehungsweise geistige Erkrankungen, Trennung oder Scheidung der Eltern sowie Haftstrafen eines Familienmitglieds. Natürlich gibt es zig Fragen nach anderen Erfahrungen, die auch noch hätten gestellt werden können, zum Beispiel: Gewalt gegen den Vater, Tod eines Elternteils, Armutserfahrungen, ein Leben als geflüchtetes Kind, Rassismus, Mobbing oder Ausgrenzung. Das möchtest du vielleicht berücksichtigen, wenn du den Test machst – was du unter **re-regulated.com** tun kannst, allerdings auf Englisch.

Das Ergebnis, zu dem die Wissenschaftler kamen, lautete: Je höher dein ACE-Wert, desto größer ist die Wahrscheinlichkeit, dass du es irgendwann im Leben mit bestimmten Problemen zu tun bekommst. Dazu gehören erwartbare Dinge wie etwa Depression, Angststörungen, Sucht und heikle Beziehungen. Darüber hinaus aber wartet die Studie auch mit einigen Überraschungen auf, so etwa, dass eine frühe Traumatisierung deutlich mit einer höheren Wahrscheinlichkeit korreliert, dass ernste chronische oder auch stressbedingte Erkrankungen auftreten.

Mach dir aber bitte klar: Hier geht es lediglich um eine *erhöhte Wahrscheinlichkeit*. Über deine persönliche Gesundheit und deren Zukunft wird damit keine Aussage getroffen. Außerdem stellt alles, was du im Zusammenhang mit diesem Buch Gutes für dich tust, einen Beitrag zu deiner Heilung dar und trägt zur Reduktion der auf deine Dysregulation zurückgehenden gesundheitlichen Risiken bei.

Physiologische Probleme im Zusammenhang mit einem hohen ACE-Wert

- Migräne
- Magen- und Darmprobleme wie etwa ein Reizdarmsyndrom
- Störungen der Reproduktionsorgane, zum Beispiel Endometriose oder Unterleibsentzündungen
- Adipositas
- Stoffwechselstörungen und Diabetes
- Herzbeschwerden
- Krebs
- chronische Lungenerkrankungen wie COPD
- Bluthochdruck und Schlaganfall
- Autoimmunerkrankungen, beispielsweise Schilddrüsenfehlfunktionen, Multiple Sklerose, rheumatoide Arthritis, chronisches Müdigkeitssyndrom, Lupus, Vitiligo
- vermehrtes Infektionsgeschehen
- Fibromyalgie und chronisches Schmerzsyndrom

Die Implikationen dieser Erkenntnisse sind von enormer Bedeutung, geht aus ihnen doch hervor, dass ein Trauma noch etwas viel weiter Verbreitetes hervorbringt als bloß psychische Wunden. Denn seit der Erstveröffentlichung der ACE-Studie ist noch eine ganze Reihe anderer (physischer, kognitiver, psychischer und Verhaltens-)Probleme identifiziert worden, die auf eine Traumatisierung zurückgehen können. Und derart viele physiologische Funktionen können nur von einer einzigen Instanz beeinträchtigt werden: dem Nervensystem.

Viele Mediziner*innen und Psycholog*innen wissen genau, welchen Einfluss Traumata auf das Nervensystem haben können. Und ihnen ist auch bewusst, dass sie zahlreiche (wenn nicht die meisten) gesundheitlichen und seelischen Probleme zumindest befördern. Allerdings brauchen sie oft Jahrzehnte, bis sie auch in der Lage sind, dieses Wissen auf die Behandlung ihrer Patient*innen und Klient*innen anzuwenden. Was diejenigen von uns, die unter einer K-PTBS leiden, in der Zwischenzeit tun können? Wir sollten uns unserer traumabedingten Wunden bewusst werden und uns – allein oder mit Unterstützung – ans Werk machen und anfangen zu genesen.

Unsere Arbeit beginnt damit, dass wir uns mit dem gesamten Formenkreis der Probleme vertraut machen, die aufs Konto kindlicher Traumatisierungen gehen können.

Die bleibenden Wunden einer kindlichen Traumatisierung

Die Anzeichen für ein Trauma erinnern ein wenig an die Physiologie eines Kraken: Sie können sich an den verschiedensten Ecken und Enden deines Lebens bemerkbar machen, sind aber stets eng mit einer zentralen Verwundung verbunden. In den folgenden Abschnitten befassen wir uns mit einigen der Symptome, die mit Missbrauch, Misshandlung und/oder Vernachlässigung in der Kindheit assoziiert werden. Das eine oder andere von ihnen dürfte dir wohlbekannt sein.

Die meisten der Symptome lassen sich allerdings nicht ausschließlich mit Traumatisierungen in Verbindung bringen. Deshalb können sie eigentlich bei jedem Menschen auftreten. Es gibt jedoch vier spezielle Anhaltspunkte, die ich auch gern »Wahrzeichen« nenne, weil sie auffällig häufig bei Traumatisierten auftreten, potenziell gefährlich sind und die meisten anderen Symptome auslösen. Gemeint sind: neurologische Dysregulation, negative Selbstgespräche, emotionale Dysregulation und emotionale Flashbacks.

Die vier Wahrzeichen der K-PTBS

Die neurologische Dysregulation

Da es sich bei ihr um das Kernsymptom hinter den meisten K-PTBS-Symptomen handelt, ist die neurologische Dysregulation das erste und wichtigste, das geheilt werden muss. Der Begriff *neurologische Dysregulation* bezieht sich auf eine Veränderung des Nervensystems, bei der der normale Rhythmus bestimmter Körperfunktionen (wie etwa Gehirnwellen, Herzschlag, Hormonausschüttung und sogar Denkprozesse) modifiziert und damit gestört werden kann – mit überraschend tiefgreifenden Folgen.

Dysreguliert ist jeder Mensch gelegentlich mal, und bei den meisten legt sich das auch schnell wieder. Doch beim Vorliegen einer kindlichen Traumatisierung geschieht dies nicht nur leichter beziehungsweise schneller, sondern hält auch länger an. Und genau in diesen langen Phasen der Dysregulation etablieren sich viele unserer anderen – körperlichen, emotionalen und verhaltensbezogenen – Symptome.

Jede Dysregulation beginnt mit einem *Trigger* – einem Gedanken, einer Erinnerung oder einer Erfahrung (wenn man zum Beispiel kritisiert wird) –, der ins Nervensystem des oder der Betreffenden trifft und dort eine »verquere« Reaktion hervorruft. Manche Aspekte einer Dysregulation sind spürbar, etwa in Form übermäßig starker Emotionen, einer Art Taubheit in Gesicht beziehungsweise Händen oder dadurch, dass man mit einem Mal »ganz durcheinander« oder »völlig weggetreten« ist.

Die Dysregulation ist aber oft auch für weniger spürbare Symptome verantwortlich: wenn man etwa Schwierigkeiten mit der Wortfindung bekommt, Erinnerungslücken oder Mühe hat, sich zu konzentrieren. Aktiviert von Stressoren und Krisen, kann sie dich blind machen für rote Linien oder auch dazu führen, dass dir Fehler unterlaufen (gern auch immer wieder dieselben). Und gerade wenn du unbedingt handeln müsstest, verursacht sie ein totales Chaos im Hirn oder versetzt dich in eine sogenannte Schockstarre.

Wahrscheinlich sorgt ebendiese Dysregulation auch dafür, dass erlittene Traumata in wichtige physiologische Prozesse eingreifen, also zum Beispiel die Immunfunktion stören und chronische Erkrankungen beziehungsweise Schmerzzustände hervorrufen, für die es oft keine erklärbare organische Ursache gibt.

Ob sich die Dysregulation negativ auf deine Stimmung auswirkt, Übelkeit oder einen Brain Fog, einen »Hirnnebel«, verursacht oder dafür sorgt, dass dich die Gesellschaft anderer Menschen übermäßig triggert: Sie ist praktisch auch für so gut wie alle anderen Traumafolgestörungen verantwortlich.

Um besagte Dysregulation und speziell deren neurologische Ausdrucksformen wissen nur die wenigsten, und das gilt auch für viele Profis auf medizinisch-psychologischem Gebiet. Vielleicht hast du in den letzten Jahren die verschiedensten Therapieformen ausprobiert, warst derweil aber dysreguliert. Das würde erklären, warum keine der Behandlungen richtig angeschlagen hat. In Kapitel 4 komme ich ausführlich auf die neurologische Dysregulation zurück; wodurch sie getriggert werden kann, behandle ich in Kapitel 5.

Negative Selbstgespräche

Alle sprechen manchmal abfällig über und mit sich selbst. Weil aber die Verarbeitung von Gedanken, Gefühlen und Erinnerungen durch die neurologische Verletzung der K-PTBS erschwert wird, kann das mentale Geplapper überhandnehmen und die inneren Monologe entschieden negativ einfärben. Diese Gedanken, die oft von Zorn und Ängsten dominiert werden, können deine Konzentrationsfähigkeit zunichtemachen, die Wahrnehmung verzerren und dafür sorgen, dass du nicht mehr präsent genug bist, um gesunde zwischenmenschliche Beziehungen unterhalten zu können. Statt morgens erfrischt und optimistisch aufzuwachen, wird dein innerer Monolog unter diesen Umständen eher negativ ausfallen und dich mit ängstlichen, zornigen Gedanken anfüttern, die jegliche anderen Überlegungen überlagern.

Das ist auch der Grund, weshalb in meinem therapeutischen Ansatz die tägliche Übung eine derart wichtige Rolle spielt: weil nämlich das negative Geplapper im Kopf deine Selbstwahrnehmung radikal einschränkt und klares Denken schier unmöglich macht. Vor meinem morgendlichen Schreiben sehen meine Gedanken in etwa so aus: *O verdammt! Ist es schon wieder so weit? Bäh. Alles tut mir weh. Und außerdem schwitze ich! Wahrscheinlich sehe ich entsetzlich aus. Ich will noch nicht aufstehen! Und wo ist eigentlich die Katze? Ach ja, da ist sie ja. Ich frage mich, was wohl aus den beiden Frauen geworden ist, mit denen ich mich früher mittwochs immer zum Mittagessen getroffen habe. Bestimmt hassen die mich jetzt. Aua, ich saß auf meinem Bleistift. Na ja, so richtig hab ich die ja eh nie gemocht. Zwei so selbstgerechte … Ey, was iss'n das für'n Krach? Das war bestimmt die Katze, die vom Bett gesprungen ist. Die Tussen interessieren sich ja eh nur für Klatsch und Tratsch. Warum hat mir früher eigentlich immer so viel daran gelegen, dass die mich mögen? Aber so bin ich halt … auch heute noch. Und wo ist jetzt mein Schuh hin?* (Und so weiter und so fort.)

Dieser Teil der täglichen Übung dient zur »Ableitung« der negativen, unverarbeiteten Gedanken und verschafft dir sowohl mental als auch emotional einen Freiraum, in dem du gelassen auf die Anforderungen des Moments eingehen kannst. In Kapitel 3 bringe ich dir die tägliche Übung im Einzelnen bei.

Die emotionale Dysregulation

Unter der Ägide eines komplexen Zusammenspiels von Amygdala, Hippocampus, Hypothalamus und präfrontalem Kortex können die emotionalen Reaktionen deines Hirns zwischen viel zu stark und praktisch kaum vorhanden variieren. Wobei du keine davon als irgendwie merkwürdig oder sonderbar empfindest.

Bei manchen Leuten herrscht die emotionale Dysregulation permanent vor. Bei anderen stellt sie eher eine Reaktion auf bestimmte Trigger wie etwa Verlassen-, Kritisiert- oder Ausgeschlossenwerden dar. Und diese Reaktion kann sich ganz unterschiedlich präsentieren; vielleicht bist du wütend, schlägst wild um dich, hast panische Angst oder vergießt unkontrolliert Tränen über Kleinigkeiten. Vielleicht ist deine Reaktion auch eine Mischung aus alldem. Mitunter schließt sich diesen nach außen gerichteten Erscheinungsformen der Dysregulation ein Moment der emotionalen »Flaute« an, eine emotionale Dissoziation infolge eines funktionellen Kurzschlusses.

Bei einer K-PTBS kann die Reaktion so massiv und betont physisch ausfallen, dass Betroffene unmittelbar vor dem emotionalen Ausbruch direkt spüren, wie sich die Stresshormone im ganzen Körper ausbreiten. Auf ihre Beziehungen zu Partner*innen, Freund*innen, Angehörigen und Arbeitskolleg*innen kann sich das derart zerstörerisch auswirken, dass viele Menschen mit K-PTBS buchstäblich alles verlieren.

In Kapitel 6 erkläre ich dir, woran du eine eventuelle emotionale Dysregulation erkennst und wie du potenziell schädliches Verhalten vermeidest, während du dich neu regulierst, um (zum Beispiel) eine begonnene Unterhaltung wieder aufzunehmen.

Emotionale Flashbacks

Ein besonderes Kennzeichen der K-PTBS sind *emotionale Flashbacks*. Geprägt hat diesen Begriff der Therapeut und Buchautor Pete Walker. Und es ist auch sehr gut, dass die Welle brutaler Emotionen einen Namen hat, die einen aus heiterem Himmel plötzlich erfassen und die schlimmsten traumabedingten Verhaltensweisen zutage fördern kann. Es fühlt sich zwar oft so an, als würden diese miesen Gefühle von bestimmten Ereignissen oder Personen getriggert; doch in Wirklichkeit durchlebt man bei einem emotionalen Flashback eine traumatische Erfahrung aus Kindheitstagen nonvisuell noch einmal, die mit den gegenwärtigen Erlebnissen nicht das Geringste zu tun hat.

Menschen mit einer K-PTBS werden von überwältigender Trauer, Panik und Wut überflutet – oder auch von all diesen Gefühlen auf einmal. Dazu kann es beim Aufwachen kommen (wie bei mir manchmal) oder auch, wenn du von etwas getriggert wirst. Und sogar als Reaktion auf einen positiven Trigger, wenn du also beispielsweise ein Geschenk erhältst. Dabei durchlebst du die Begebenheit aus deiner Kindheit nicht bewusst noch einmal, denn du weißt genau, dass du dich in der Gegenwart befindest. Nur wissen es eben deine Emotionen nicht, und deshalb reagierst du wie in der damaligen traumatischen Situation – besonders, wenn du zu der Zeit noch nicht in der Lage warst zu sprechen oder bewusste Erinnerungen herauszubilden.

Derartige Flashbacks äußern sich häufig als unverhofft auftretende schlechte Laune oder auch einfach als »normale« emotionale Dysregulation. Doch hat es mit ihnen etwas Besonderes auf sich: Solche Flashbacks veranlassen dich nämlich zu einer alten Reaktion auf eine Erfahrung, die weit in der Vergangenheit liegt und demnach längst vorbei ist. Deshalb können Flashbacks zum Beispiel deine Wahrnehmung im Hinblick darauf verändern, wen du für vertrauenswürdig hältst und wem du die Schuld an deinem Leiden gibst. Was dazu führen kann, dass du jemanden verbal verletzt oder so impulsiv handelst, dass Beziehungen kaputtgehen und du dir Chancen vermasselst. Indem du lernst, diesen Reaktionen Einhalt zu gebieten, kannst du Schäden vermeiden, die du sonst womöglich angerichtet hättest.

Die meisten Flashbacks haben ein oder mehrere bestimmte Themen. Und damit du einen Flashback als solchen ausmachen kannst, während er stattfindet, ist es gut, wenn du deine(s) kennst.

Mein Thema lautet »Immer muss hier ich alles tun«. Es geht wahrscheinlich darauf zurück, dass ich als Kind vernachlässigt wurde und tatsächlich alles allein machen musste. Daran denke ich aber während eines Flashbacks nicht. Stattdessen mache ich die Leute, die *heute* in meinem Leben sind, für meine schlechte Laune verantwortlich. Weil schließlich *sie* mich in diese Situation bringen. Und auch wenn mein Vorwurf eine gewisse Berechtigung hat: An meiner wirren Verzweiflung und emotionalen Überforderung (sowie an den verwunderten Blicken, die mir in solchen Situationen zugeworfen werden) merke ich, dass ich mich in einem Flashback befinde. Und das ist immerhin schon mal die halbe Miete.

Eine besonders krasse Form von Flashback wird – auch dieser Begriff stammt von Pete Walker – Verlassenheitsdepression genannt. Sie tritt vor allem bei Menschen auf, die in der Kindheit emotional oder körperlich vernachlässigt beziehungsweise buchstäblich verlassen wurden. Getriggert werden kann dieser spezielle Flashback von Zurückweisungen, Trennungen oder sogar von der reinen Vermutung, der Partner oder die Partnerin könne sich zurückziehen wollen. Die Reaktion darauf besteht in der Regel aus einem Mix aus überdimensionierter Wut, Trauer oder Verzweiflung und Angst. Die Verlassenheitsdepression kann sich anfühlen, als würde man aus der menschlichen Gesellschaft oder gar ganz von diesem Planeten vertrieben werden. Und sie hat schon viele von uns dazu veranlasst, in eine unglückliche, ja womöglich sogar gefährliche Beziehung zurückzugehen, aus der wir eigentlich unbedingt rauswollten. Denn nach dem guten Gefühl der Befreiung, das der Abschied mit sich gebracht hat, erweist sich die Verlassenheitsdepression als so brutal schmerzhaft, dass der Abschied doch unerträglich wird.

Wie es auch bei anderen Formen des emotionalen Flashbacks der Fall ist, kann die Erkenntnis, dass es sich um eine Verlassenheitsdepression handelt, deren Intensität sofort so verringern, dass du weitermachen und dich wieder ganz deiner Heilung und Veränderung zuwenden kannst.

Weitere im Zusammenhang mit Kindheitstraumata auftretende Symptomgruppen

Schwierigkeiten in und mit Beziehungen

Die Wunden einer Traumatisierung können zur Folge haben, dass wir uns Hals über Kopf Menschen anschließen, die wir kaum kennen – was oft dazu führt, dass wir Beziehungen mit gestörten, emotional nicht verfügbaren oder gar brutalen Personen eingehen. Aufgrund einer Verlassenheitsdepression können wir oft kaum anders, als uns viel zu eng an Freund*innen zu binden und in Liebesverhältnissen zu verharren, in denen wir nicht geliebt oder schlecht behandelt werden. Bei manchen äußert sich die Traumatisierung aber auch in einer Vermeidung jeglicher Bindung und darin, dass sie zwischenmenschliche Interaktionen als Überforderung oder allzu qualvoll empfinden.

Darüber hinaus kann die emotionale Dysregulation Beziehungen zu Freund*innen, Arbeitskolleg*innen, Partner*innen und Angehörigen auch durch Instabilität und unnötige Konflikte belasten, sodass du unter Stress womöglich emotional im Nullkommanichts bis zum Anschlag aufdrehst, reagierst wie eine Furie, wenn andere nur sauer wären, oder Panik schiebst, statt dir nur leise Sorgen zu machen. Sollte es sich bei dir wie bei anderen von einer K-PTBS Betroffenen verhalten, dürftest du auf diese Weise schon

Beziehungen zu Leuten kaputtgemacht haben, die du eigentlich liebst und wertschätzt, und womöglich sind dir bereits gute Jobs, der eine oder andere Vorschuss oder auch gute Gelegenheiten entgangen, Spaß zu haben und dich persönlich weiterzuentwickeln.

Signifikant mehr psychische Probleme und Stimmungsschwankungen

In Relation zur Gesamtbevölkerung neigen diejenigen unter uns, die als Kind misshandelt, missbraucht und/oder vernachlässigt wurden, bedeutend häufiger zu Depression und Ängsten. Das kann eine verständliche Reaktion auf schmerzliche Erinnerungen und die Folgen traumabedingten Verhaltens sein, hat möglicherweise aber auch neurologische Gründe, deren Ursache in der frühkindlichen Hirnentwicklung zu suchen ist. Zudem laufen Personen, die als Kind traumatisiert wurden, häufiger Gefahr, eine psychische Krankheit zu erleiden wie zum Beispiel eine bipolare beziehungsweise Borderline- oder narzisstische Persönlichkeitsstörung.

Höhere Inzidenz kognitiver Störungen

Menschen, die in der Kindheit traumatisiert wurden, neigen mehr als andere zu Lernschwierigkeiten und erhalten mit höherer Wahrscheinlichkeit eine ADHS-Diagnose. (Allerdings handelt es sich nach Auffassung von Expert*innen in vielen Fällen von ADHS in Wirklichkeit um eine komplexe PTBS, die unter Umständen sogar leichter zu behandeln und zu heilen ist.) Außerdem leiden wir öfter als andere unter Gedächtnisstörungen und erkranken eher an Demenz als der Bevölkerungsdurchschnitt.

Viele von uns plagen sich auch chronisch mit mentalen Überforderungen herum. Da jede Traumatisierung unsere Fähigkeit zur Verarbeitung von Gedanken und Emotionen beeinträchtigt, können neue Erfahrungen oder die notwendige Akzeptanz neuer Informationen für uns schnell zu viel werden, was sich im Alltag oft in Form von Aufschieberitis, notorischer Unordnung und Entscheidungsschwäche äußert.

Erhöhtes Vorkommen von Hochrisikoverhalten

Traumatisierungen im Kindesalter werden mit einer gestörten Fähigkeit in Verbindung gebracht, verschiedene Risiken gegeneinander abzuwägen. Das hat zur Folge, dass die Aktivitäten des Vernunftzentrums im Hirn unter Druck nachlassen, während gleichzeitig das emotionale Zentrum enorm hochfährt.

Diejenigen von uns, die in der Kindheit misshandelt, missbraucht und/oder vernachlässigt wurden, greifen häufiger als der Durchschnitt der Bevölkerung zu Tabak, Drogen und Alkohol und geraten entschieden öfter in die Abhängigkeit von diesen Substanzen (was zum Teil allerdings auch genetisch bedingt sein dürfte). Außerdem entwickeln wir auch mit größerer Wahrscheinlichkeit Essstörungen.

Im Schnitt haben wir mehr Geschlechtspartner*innen als andere und werden als Erwachsene mit höherer Wahrscheinlichkeit Opfer sexueller Übergriffe (insbesondere wenn wir in der Kindheit sexuell missbraucht wurden). Da wir zur emotionalen Dysregulation neigen und in stressigen Situationen »geistig aussteigen« (ganz abgesehen davon, dass auch unsere Beziehungen tendenziell eher stressig sind), werden wir unverhältnismäßig oft ungewollt schwanger und treiben auch häufiger ab als der Durchschnitt der Frauen.

Wir wenden nicht nur mit größerer Wahrscheinlichkeit körperliche Gewalt an, sondern werden auch öfter deren Opfer. Zudem sind wir eher lebensmüde und begehen häufiger Suizid.

Armut und beschränktes berufliches Fortkommen

Was Geld und Karriere angeht, stellen Traumatisierungen zweifellos Hürden dar. Zunächst einmal kann das familiäre und häusliche Umfeld nicht nur den Bildungsweg beschneiden, sondern auch die Fähigkeit, sich eine erfolgreiche Zukunft aufzubauen oder wenigstens vorzustellen. Dysregulation, soziale Probleme, selbstschädigende Verhaltensweisen und fortwährende Krisen können Chancen zunichtemachen und dich sogar davon abhalten, sie auch nur in Erwägung zu ziehen.

Das waren nur einige der am meisten verbreiteten Erscheinungsformen des Traumas in unserem Leben. Hinzu kommt: Inzwischen ist allgemein anerkannt, dass sich eine Traumatisierung im Kindesalter nicht nur entscheidend auf die Entstehung psychischer und verhaltensbezogener Probleme auswirkt, sondern auch auf die *physiologische* und *neurologische* Entwicklung. Demzufolge ist die Heilung von kindlichen Traumata das Beste, was wir individuell, aber auch gesamtgesellschaftlich für die positive Veränderung unseres Lebens tun können.

In diesem Zusammenhang erhebt sich jedoch die Frage: Mithilfe welcher Mechanismen richtet das Trauma all diese Schäden eigentlich an?

Wie kindliche Traumatisierungen das Nervensystem beeinträchtigen

Auf das sich noch entwickelnde Baby- und Kleinkindhirn wirkt sich eine Traumatisierung besonders verhängnisvoll aus (man spricht wohl auch nicht zufällig oft von »Entwicklungstraumata«). Misshandlungen, Missbrauch und Vernachlässigung können in diesem Alter leicht zu Veränderungen des Nervensystems führen – mit speziellen Konsequenzen für emotionale Verarbeitung und körperliche Stressreaktion. Was physischen und sexuellen Missbrauch angeht, versteht praktisch jeder, wie verhängnisvoll sie sind. Doch die emotionale Vernachlässigung scheint (jedenfalls in vielen Fällen) nicht minder gefährlich zu sein.

Damit sich sein Hirn gesund entwickeln kann, braucht das Kind die Zuwendung der Eltern; es ist darauf angewiesen, dass sie es spiegeln, Blickkontakt mit ihm herstellen, mit ihm sprechen und auf seine Gefühle, Bedürfnisse sowie Entwicklungsfortschritte eingehen. Vernachlässigte Kinder aber müssen auf all das verzichten.

Sowohl Missbrauch, Misshandlung als auch Vernachlässigung bewirken eine Verlangsamung und Veränderung der kindlichen Hirnentwicklung. Mit der möglichen Konsequenz, dass der junge Mensch von Stress überwältigt wird und die damit zusammenhängenden physiologischen

Reaktionen (etwa die Ausschüttung von Adrenalin) an den Tag legt, die auch unter dem Begriff *Übererregung* zusammengefasst werden.

So gerät das Kind leicht in einen mehr oder weniger dauerhaften Zustand der Angst vor neuerlichem Verlassenwerden (Hypervigilanz) oder neuen Misshandlungen. Womöglich lernt es auch, sich aus unerträglichen Situationen zu absentieren, indem es einfach dichtmacht und den Eindruck vermittelt, es sei alles in Ordnung. (Man spricht in diesem Zusammenhang auch von Dissoziation.)

Viele vernachlässigte Kinder entwickeln ferner die Tendenz, Liebe an Orten zu suchen, an denen es keine gibt, und ziehen sich in unangemessene Tagträume beziehungsweise Fantasien zurück, die sich auf ihr späteres Leben verhängnisvoll auswirken können.

Alles in allem leidet das Kind dann unter einer neurologischen »Verletzung«, die zu lebenslangen emotionalen, psychischen, kognitiven und körperlichen Problemen führen kann – und erst seit Kurzem als Traumasymptome wahrgenommen wird.

Beispiele für dieserart kognitive und Verhaltensprobleme sind etwa die Unfähigkeit, menschliche Bindungen einzugehen, still zu sitzen oder konzentriert aufzupassen sowie mangelnde Impulskontrolle und natürlich Lernschwierigkeiten.

Auch körperliche Symptome können sich schon früh einstellen. So kommt es unter Umständen bereits bei Kindern zu traumabedingten Kopfschmerzen, Verdauungsproblemen, Schlafstörungen, Bettnässen, Asthma, Erschöpfung, Essstörungen, nervösen Ticks; in späteren Jahren setzt eventuell die Pubertät zu früh ein. Nach und nach können dann auch die für Erwachsene typischen Traumasymptome auftreten.

Aber es ist ja nicht allein die Traumatisierung, die uns prägt. Auch Resilienzfaktoren und positive Erfahrungen spielen in unserer Entwicklung eine große Rolle. Mitunter können sie sogar die schlimmsten Schäden abmildern, die das Trauma sonst bewirken würde. (Hier liegt auch einer der Gründe dafür, warum sich ein familiäres Trauma nicht unbedingt auf alle Geschwisterkinder gleich auswirkt.) Zu den Resilienzfaktoren zählen persönliche Eigenschaften wie Optimismus, ein gesundes Vertrauen in die eigene Kompetenz und Selbstwirksamkeit sowie das Interesse an (beispielsweise sportlichen und künstlerischen) Aktivitäten, bei denen man sich weiterentwickeln und zwischenmenschliche Beziehungen knüpfen kann. Aber auch unterstützende Erwachsene außerhalb der Familie (wie Lehrkräfte, Trainer*innen, Verwandte oder Nachbar*innen) können die Resilienz des Kindes stärken.

Was ist dir zugestoßen?

Falls du bereits Versuche zur Verarbeitung deines Traumas unternommen hast, ging es dabei vermutlich hauptsächlich darum, dass du deine *Geschichte* erzählen solltest: Bericht darüber erstatten, was dir zugestoßen ist, benennen, wer dir das angetan hat, erklären, wie du dich dabei gefühlt hast und wie du das Geschehene heute empfindest.

Und ja, dass du deine Geschichte erzählst und dir darüber klar wirst, was dir angetan wurde, *ist* wichtig. In meinem Ansatz steht dies aber nicht im Mittelpunkt. Die Dinge von früher schreiben wir uns nach meiner Methode gleich zu Beginn des Heilungsprozesses von der Seele, damit wir uns der Vergangenheit stellen können. Für das Identifizieren und Heilen der Symptome kann das durchaus nützlich sein. Und es verhilft uns auch zu der sicheren Erkenntnis, dass die Misshandlungen, der Missbrauch und die Vernachlässigung, die wir als Kind erleiden mussten, nicht unsere Schuld waren. Denn wir haben ja weder darum gebeten, noch konnten wir etwas dagegen tun.

Alte Traumata aber neigen dazu, uns nicht loszulassen; mit ihnen verhält es sich ganz ähnlich wie mit einem angeschlagenen Zahn: Man kann einfach nicht anders, als ständig mit der Zungenspitze darüberzufahren, auch wenn er spitz ist und die Berührung wehtut. In der Welt der Psychologie herrschte lange der Glaube vor, nur eine volle Konzentration auf die Verletzung ermögliche irgendwann einmal eine Heilung; weshalb vielleicht auch du konditioniert wurdest, dich ganz auf deine alten Wunden zu fokussieren. Ich halte es nicht so. Für meine Methode gilt: Je weniger du dich mit der Vergangenheit beschäftigst, desto schneller näherst du dich deiner Heilung. Denn die besten Chancen zur Genesung liegen *in dir selbst*, und zwar *im Hier und Jetzt*, in der Gegenwart.

Auf dem Weg zur Heilung wirst du dich zwangsläufig an deine alten Traumata erinnern, das lässt sich gar nicht verhindern. Mir geht es jedoch darum, dass du diese Gedanken und Erinnerungen nicht allzu schwer-nimmst. Du musst sie zwar nicht unterdrücken oder leugnen. Doch statt sie auszusprechen, solltest du sie als Teil und im Rahmen der täglichen Übung *aufschreiben*. Anschließend können sie verarbeitet und sozusagen »hintangestellt« werden. Auf diese Weise lenken sie dich nicht mehr groß ab und werden auch ihrer Macht beraubt, dein heutiges Leben zu bestimmen.

Solltest du dich entscheiden, die »Was geschehen ist«-Übung zu machen, empfehle ich dir, nicht allzu viel Kraft und Energie darauf zu verwenden. Denn mit dem eigentlichen Heilprozess befassen wir uns ausführlich erst später im Buch. Die Benennung der Dinge, die dein Trauma verursacht haben, ist nur ein erster Schritt, quasi die Vorbereitung.

WAS GESCHEHEN IST

Auch wenn du bereits in Therapie warst: Am Stück aufgeschrieben hast du die Erfahrungen, die die Ursache deiner Traumatisierung waren, bestimmt noch nie. Jetzt wirst du die Geschehnisse einzeln auflisten. Gefolgt von deiner Einschätzung, wie sie sich damals auf dich ausgewirkt haben beziehungsweise heute noch immer auswirken.

Doch nicht alle traumatischen Erlebnisse der Vergangenheit sind auch heute noch aktiv. Und die, die es nicht sind, brauchst du auch nicht aufzuschreiben. Deshalb solltest du an dieser Stelle überlegen, welche Probleme geblieben sind, oder auch, ob sich neue Symptome eingestellt haben, von denen du glaubst, sie könnten mit deinem früheren Trauma zusammenhängen.

Zeichne in deinem Journal für jedes Trauma drei Spalten ein (oder beantworte die drei Fragen senkrecht untereinander). Und beantworte sie dann schnell. Notier einfach kurz, was dir in den Sinn kommt.

Du musst nicht alles Vergangene aufzählen – nur die Dinge, die du für wichtig hältst. Und geh auch nicht allzu sehr ins Detail. Weil man es dir immer wieder versichert hat, glaubst du vielleicht, du müsstest »in die Tiefe gehen«, was dein Trauma angeht. Doch ich empfehle dir das genaue Gegenteil. Halt dich nicht allzu lang bei deinen schlimmen Erinnerungen auf, sie könnten dich nämlich von der Gegenwart ablenken und so die Fortschritte deiner Schreibarbeit behindern.

Sinn und Zweck der Übung bestehen lediglich darin, dass du dir ganz sachlich (aber auch ohne die Ereignisse kleinzureden) vor Augen führst, warum du die K-PTBS wohl hast. Womöglich verhelfen dir die Infos, die du dabei zutage förderst, zu neuen Erkenntnissen. Auf jeden Fall aber geben sie dir das Gefühl, dass dein Trauma nicht ignoriert wird. Sobald du fertig bist, legst du dein Journal wieder an seinen vor fremden Augen geschützten Platz. (Gegebenenfalls kannst du die Seite mit der Aufzählung deiner Traumata auch rausreißen und an einem noch sichereren Ort aufbewahren.) Dann lässt du die Vergangenheit Vergangenheit sein und konzentrierst dich ganz auf deine heutigen Symptome und die nächsten Kapitel des Buches. Auf deine Liste kannst du gern jederzeit wieder zurückkommen und sie nach Bedarf auch aktualisieren.

Die ersten Zeilen dienen als Beispiel, an dem du dich orientieren kannst.

TRAUMATISCHE ERFAHRUNGEN

WAS GESCHAH	WIE ES SICH DAMALS AUF MICH AUSGEWIRKT HABEN KÖNNTE	WIE ES SICH HEUTE AUF MICH AUSWIRKT
Seit ich mich erinnern kann, haben sich meine Eltern immer wieder gestritten und wurden dabei handgreiflich.	Hatte deswegen große Angst. Auch Magenschmerzen. Hab schon mit fünf Jahren angefangen, Großeltern und Lehrer zu belügen.	In Beziehungen bin ich eine »Kämpfernatur«. Wenn jemand anfängt zu schreien, bin ich im Nu auf 180. Kann mich nur schwer wieder beruhigen. Glaube immer noch, über die Vorkommnisse zu Hause schweigen zu müssen.
Zweijährige On-off-Beziehung mit James. Eigentlich hat er nie richtig auf mich gestanden und wollte mich nur fürs Bett. Ich hab mich gefügt, war aber drei Jahre völlig fertig deswegen.	Depression. Scham. Schule geschwänzt und täglich gekifft. Viele Freunde verloren, weil ich mich so komisch aufgeführt habe. Wusste, dass ich mich hätte trennen sollen, hab es aber nicht getan.	Tu mich schwer mit Beziehungen. Tu immer so, als würde ich die Leute nicht mögen, dabei stimmt das gar nicht. Ich glaub auch nicht, dass die was an mir finden. Roger hat gesagt, ich wäre »fake«, und ist gegangen.
In der Fünften haben mich die anderen Kids ständig alle »Fettsack« genannt. Haben mich nie zu ihren Geburtstagsfeiern und so eingeladen.	Ich habe meinen Körper gehasst. Immer so getan, als würde es mir nichts ausmachen, dass sie mich von allem ausgeschlossen haben. Nicht die Spur Selbstvertrauen. Lag zum Teil wohl alles auch daran, dass meine Klamotten so schäbig und immer dreckig waren. Musste fast jeden Tag dasselbe anziehen.	Meinen Körper hasse ich auch heute noch! Die Ernährung ist ein echtes Problem. Fühle mich so allein. Hab das Gefühl, alle anderen passen zueinander, nur ich nicht. Keine Ahnung, warum.

Für dein Journal

- Wie hat es sich angefühlt, dir deine Traumata so geballt einzugestehen?
- Hattest du je Gelegenheit, die Geschichte deiner traumatischen Erfahrungen einer verständnisvollen Person anzuvertrauen? Wenn ja, wie war das für dich? Würdest du dergleichen gern öfter tun?
- Denk bitte mal an die Faktoren, die dir geholfen haben, die Geschehnisse zu überleben und dir trotz allem ein Leben aufzubauen. Wurdest du dabei von Einzelnen oder auch bestimmten Gruppen von Menschen unterstützt? Und hast du auch Erfahrungen gemacht, die dir Selbstbewusstsein und/oder ein Gefühl der Sicherheit gegeben haben?
- Bist du bereit, deine Vergangenheit eine Weile »ruhen« zu lassen und den Fokus auf praktische Schritte zu lenken, die zur Heilung deiner momentanen Symptome führen können?

Solltest du eine der Übungen in diesem Buch (vielleicht auch die vorherige) als verstörend oder allzu belastend empfinden, leg eine Pause ein und ergreife Maßnahmen zur Beruhigung deines Nervensystems. Eine Liste möglicher Dinge, die du in solchen Situationen tun kannst, findest du auf den Seiten 112–114.

Eines verspreche ich dir: Du kannst genesen und dein Leben zum Besseren verändern. Damit können sich dann auch deine Beziehungen, deine psychische und physische Gesundheit sowie dein generelles Zufriedenheitsniveau sehr viel schneller verbessern, insbesondere, sobald du gelernt hast, dich neu zu regulieren.

Wie das gehen soll, fragst du?

Im folgenden Kapitel mache ich dich kurz mit einigen weit verbreiteten Behandlungsmethoden bei K-PTBS bekannt; einige können dir bei der Neuregulation helfen, andere »überspringen« diesen wichtigen Schritt. Vielleicht hast du die eine oder andere schon einmal ausprobiert. Mach dir klar, welche funktioniert und welche nichts gebracht hat. Für die Zukunft kann sich das als sehr hilfreich erweisen.

KAPITEL 2

ALTE TRAUMATHERAPIEN, NEUE TRAUMATHERAPIEN – UND WIE SICH MEIN ANSATZ VON IHNEN UNTERSCHEIDET

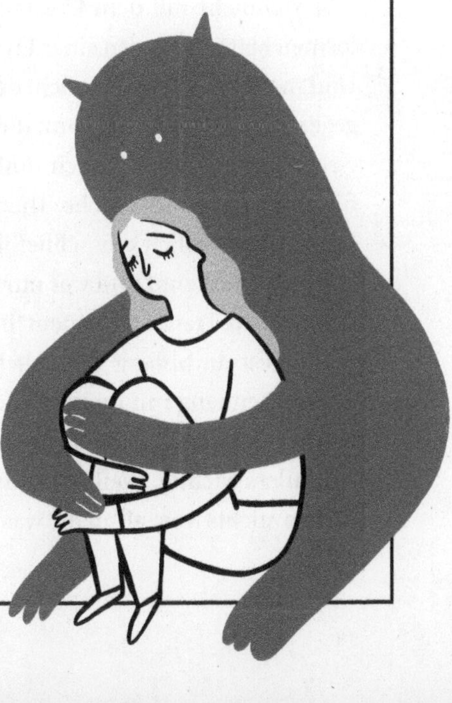

Hast du je deiner traumabedingten Symptome wegen professionelle Hilfe gesucht? Wenn ja, hattest du vollkommen recht, davon auszugehen, dass dir die Fachperson helfen würde. Dass es dir nachher besser ginge und du auch in der Lage wärest, dein Leben langfristig entscheidend zu verändern.

Und wie ist es wirklich ausgegangen?

Auf medizinischem und psychologischem Gebiet gibt es da draußen eine Menge guter, fürsorglicher Fachkräfte, und auch die eine oder andere Therapie, die sie empfehlen, wird von vielen als hilfreich empfunden. Sollte dir dieses doppelte Glück widerfahren sein, bleib dabei – lies aber trotzdem weiter.

Das Problem ist jedoch: Die branchenüblichen Ansätze der Traumatherapie – also vor allem Gesprächskuren und Verabreichung von Psychopharmaka – bringen vielen von uns K-PTBS-Betroffenen nur sehr wenig. Und es ist auch keineswegs erwiesen, dass diese Maßnahmen bei im Kindesalter entstandenen PTBS tatsächlich am effektivsten sind – oder überhaupt eine Wirkung erzielen.

Deine Erfahrungen mit diesen Therapien waren enttäuschend? Dann denkst du jetzt vielleicht, es hätte »nur an dir« gelegen. Dabei könnte es sehr viel mehr mit dem Umstand zu tun haben, dass diese Behandlungsformen beim Vorliegen einer Dysregulation nicht das Mittel der Wahl sind. Und mehr noch: Der Versuch, dem Trauma trotz dieser Dysregulation entgegenwirken zu wollen, kann diese sogar noch verschlimmern.

Außerdem ist ziemlich unklar, welche Heilmodalitäten überhaupt funktionieren und welche Therapeut*innen die besten Erfolge erzielen. Denn woher sollen wir schließlich wissen können, wer sich wirklich mit Traumata auskennt und wer nur ein oder zwei Workshops besucht hat und sich jetzt als Traumatherapeut*in ausgibt.

Solltest du bislang vergeblich versucht haben, Hilfe für Probleme im Zusammenhang mit deinem Kindheitstrauma zu finden, liegt das definitiv nicht an dir! Gerade dann aber ist die Lektüre dieses Kapitels für dich besonders wichtig. Weil ich darin nämlich erkläre, warum dir beim besten Willen nichts von all dem, was du bisher womöglich schon ausprobiert hast, *helfen* konnte. Und deshalb bist du jetzt vielleicht offen für neue Methoden, die besser auf deine Bedürfnisse abgestimmt sind.

Den für dich besten Weg zu finden kann ganz schön tricky sein. Denn wenn du dich (zum Beispiel online oder bei deinem Hausarzt, deiner Hausärztin) nach den besten Behandlungsmöglichkeiten einer Traumatisierung im Kindesalter erkundigst, hörst du immer wieder dieselbe alte Leier: Du solltest dir unbedingt einen Vertreter oder eine Vertreterin der psychologischen Zunft suchen, weil nur die a) alle Antworten haben und b) dich heilen können. Das ist ein bisschen so wie bei der amerikanischen Ernährungspyramide: Alle, die sich mit dem Thema befassen, wissen genau, dass sie auf falschen Standards beruht, längst überholt und den wissenschaftlichen Erkenntnissen des 21. Jahrhunderts gegenüber erstaunlich resistent ist.

In meinem Ansatz entscheidest *du* darüber, was bei dir funktioniert und was nicht. Such dir gern Rat und Hilfe bei Fachleuten, aber sei dabei kritisch. Lern hinzu, indem du alles ausprobierst, von dem du glaubst, dass es dir helfen könnte, und alles, was dabei versagt, schnell wieder an den Nagel hängst.

In diesem Kapitel gebe ich dir einen Überblick über die einschlägigen Standardmethoden sowie einige neuere, alternative (hirn- sowie körperorientierte) Heilansätze, die sich bereits bei vielen Menschen bewährt haben. Anschließend verrate ich dir mehr über meine Methode und wodurch sie sich von allem Bisherigen unterscheidet.

Warum die Standardbehandlung vielleicht doch nicht das Gelbe vom Ei ist

Dass eine Therapie häufig empfohlen wird, heißt noch lange nicht, dass sie auch wirksam wäre.

Die bei Weitem am meisten verbreiteten Behandlungen sind Gesprächstherapie und Verabreichung von Psychopharmaka oder eine Kombination von beidem. Mit mindestens einer dieser Methoden haben es die meisten Menschen mit einer K-PTBS schon einmal versucht.

Fangen wir mit den Psychopharmaka an. Weltweit nimmt ein überraschend hoher Prozentteil der Bevölkerung – eine(r) von sieben Amerikaner*innen und in Großbritannien jede(r) Sechste – Tabletten gegen Depressionen und Ängste, also die Beschwerden, die bei Traumatisierten besonders häufig auftreten.

Beim Vorliegen einer K-PTBS können diese Medikamente zwar bestimmte akute Symptome bis zu einem gewissen Grad lindern, in vielen Fällen aber verzögern sie die Genesung auch, indem sie träge und müde machen, also das bewirken, was gern als »Brain Fog« (Hirnnebel) bezeichnet wird. Und solltest du eine neurologische Dysregulation haben, können diese Pharmazeutika auch die Prozesse hemmen, mit denen du sonst wieder in einen regulierten Zustand zurückkehren könntest. Da sie nicht direkt der Neu-Regulation dienen, verträgt sich ihre Wirkweise nicht besonders gut mit unseren Symptomen.

Außerdem können Psychopharmaka ernst zu nehmende unerwünschte Wirkungen haben; so rufen sie mitunter auf uns selbst oder andere gerichtete zerstörerische Gedanken hervor, führen zu sexuellen Problemen, Entscheidungsschwierigkeiten oder gehemmtem Kontaktverhalten – alles Dinge, die der Heilung einer K-PTBS nicht gerade zuträglich sind. Man muss also sagen: Psychopharmaka können vielleicht eine Stimmungsveränderung bewirken, nicht aber eine Genesung. Denn nicht nur mit den unerwünschten Wirkungen, sondern auch mit den eigentlichen ist Schluss, sobald die Medikamente abgesetzt werden.

Die traditionelle Gesprächstherapie (sowie die kognitive Verhaltenstherapie, KVT, die auf Wahrnehmung und Veränderung schädlicher Denk- und Verhaltensweisen abzielt) gilt heutzutage als Goldstandard zur Behandlung einer ganzen Reihe von Problemen, unter anderem Depressionen, Angststörungen, Suchterkrankungen und anderen schweren psychischen Erkrankungen. An der Frage, ob sie auch traumatisierten Menschen helfen kann, scheiden sich die Geister allerdings. Beweise dafür liegen jedenfalls nicht vor.

Weitere Formen der Gesprächstherapie, die bei Traumatisierung eingesetzt werden, sind *Cognitive Processing Therapy*, Expositionstherapie und

Dialektisch-Behavioristische Therapie (auch: dialektische Verhaltenstherapie). Diese Behandlungsformen konzentrieren sich auf bestimmte Aspekte eines Traumas, wie etwa Erinnerungen, Empfindlichkeit gegenüber Triggern und Emotionsregulation. Ob sie aber auch funktionieren? Dr. van der Kolk beschreibt, dass es für traumatisierte Menschen oft äußerst schwierig sei, das Erlebte mitzuteilen. Wenn sie darüber sprechen wollten, erlebten sie körperlich erneut »Terror, Erschrecken, Wut, Hilflosigkeit« und den Drang, der Situation zu entkommen. Doch diese Gefühle in Worte zu fassen, gelänge ihnen kaum.[4]

Einzeln oder in Kombination eingesetzt bilden Gesprächstherapie und Medikamentierung den Standard in der Behandlung emotionaler Leiden, und viele empfinden sie auch als hilfreich. Doch in einer 2022 von der *British Medical Association* veröffentlichten Studie fanden Forschende des *Centers for Drug Evaluation and Research* der amerikanischen FDA sowie der Johns-Hopkins-Universität und der *Cleveland Clinic* heraus, dass Antidepressiva bei 85 Prozent der Patient*innen nicht wirken.[5] Insgesamt sind sie demnach gerade einmal zwei Prozent effektiver als Placebos[6] – und das auch nur bei Depressionen. Was die Heilung kindlicher Traumafolgen betrifft, gibt es kaum Hinweise auf positive Resultate.

Trotzdem fließen fast alle öffentlichen Gelder in die Behandlung erwachsener Trauma-Betroffener mit Gesprächstherapie und Psychopharmaka. Für andere als die konventionellen Methoden kommen weder private Krankenversicherungen noch nationale Gesundheitsprogramme auf – obwohl es effektivere Möglichkeiten gibt und zudem die Gefahr besteht, dass die konventionellen Behandlungsformen K-PTBS-Symptome sogar noch verstärken. Angesichts der zahllosen Menschen, die unter den Folgen einer Traumatisierung im Kindesalter leiden (und auch der hohen Kosten, die aufs Konto dieser Symptome gehen), stellt sich doch die Frage: Warum besteht so wenig Interesse an besseren Therapieansätzen? Warum wird nicht mehr geforscht, und warum werden nicht mehr wirklich wirksame Methoden in die von den Krankenkassen bezahlten Standardbehandlungen einbezogen – und sei es auch nur, weil effektive Verfahren der Versichertengemeinschaft die Kosten chronischer Erkrankungen ersparen könnten?

Hier bahnt sich zwar gerade ein Wandel an, trotzdem befinden sich die meisten Erwachsenen nach wie vor im ewig gleichen Karussell aus Therapie, Psychopharmaka, neuer Therapeutin oder neuem Therapeuten, anderem Medikament und so weiter, wenn sie ihre traumabedingten Symptome behandeln lassen möchten – ohne dass sich ihr Zustand je nennenswert verbessert. Und wenn die Hoffnung dann allmählich verblasst, neigen diese Menschen mit der Zeit dazu, sich selbst die Schuld zu geben und zu glauben, sie wären noch kaputter als gedacht.

Um wirksam sein zu können, muss eine Traumabehandlung die (zumindest teilweise neurologische) Kernverletzung in den Mittelpunkt stellen und nicht bloß die daraus abgeleiteten Symptome wie etwa Depression und Angst adressieren. Damit du nachhaltig heilen und dir schrittweise ein glückliches, zufriedenes Leben aufbauen kannst, muss zunächst dein Nervensystem genesen, das dich für Dysregulationen anfällig macht. Und ebendiese Dysregulation ist es schließlich, die dir alles im Leben so erschwert – auch deine Selbstheilung.

Denn du darfst ja nicht vergessen, dass die aus der Kindheit stammende PTBS ursächlich neurologischer Natur ist und sich Hand in Hand mit Veränderungen des Hirns entwickelt, die auf Misshandlung, Missbrauch, Vernachlässigung oder andere stark belastende Verhältnisse in der Kindheit zurückgehen. Daraus ergeben sich periodisch auftretende Zustände emotionaler, kognitiver und physiologischer Dysregulation, die dafür sorgen, dass die Betroffenen von Therapien nicht profitieren, obwohl die gleichen Therapien nichttraumatisierten, neurologisch leichter reguliert Bleibenden sehr wohl helfen können.

Sobald du dysreguliert bist, kannst du dich nur noch schwer konzentrieren, dich kaum mehr an etwas erinnern, nur schlecht kommunizieren oder lernen. Und du erlebst dich als unbeholfen, panisch, verloren oder (buchstäblich) wie betäubt. Ferner neigt man im Zustand der Dysregulation dazu, Warnsignale zu übersehen, emotional überzureagieren oder folgenreiche Fehlurteile zu treffen. Auch Auto sollte man unter diesen Umständen besser nicht fahren. Das alles sage ich übrigens nur, um dir zu zeigen, warum du deine therapeutischen Erfahrungen als so nutz- und sinnlos empfindest.

Wenn die Therapie nichts an deiner Dysregulation geändert hat und du auch keinerlei andere Fortschritte bemerkt hast, wurden dir wahrscheinlich Medikamente verabreicht, die dir die Neuregulation (wie wir heute wissen) zusätzlich erschwert haben, sodass du auch nichts tun konntest, um deinen Zustand zu verbessern. Solltest du also zur Dysregulation neigen, könnte das erklären, warum weder Gesprächstherapie noch Psychopharmaka die Symptome deiner kindlichen Traumatisierung beheben konnten.

Unter der Voraussetzung, dass die behandelnden Ärzt*innen oder Psycholog*innen nicht selbst dazu tendieren, unter Stress dysreguliert zu sein, müsste man die konventionellen Therapiemethoden eigentlich für wirksam halten. Beweise gibt es dafür jedoch keine.

Klar ist allerdings: Für Menschen, die zur Dysregulation neigen, können Gespräche über belastende Erinnerungen (die in der Therapie naturgemäß häufig vorkommen) alles nur noch schlimmer machen. Dann werden wir nur noch ungehaltener, und das Denken, Analysieren oder auch Erinnern fällt uns noch schwerer. Als ich am meisten Hilfe brauchte und dreimal die Woche in Therapie war, kam ich jedes Mal fokussiert und voller Hoffnung zu den Sitzungen, nur um die Praxis 50 Minuten später so verstört und dysreguliert zu verlassen, dass ich nicht einmal mehr ein Gefühl in den Händen hatte. Ich blieb dann immer noch eine gute Dreiviertelstunde weinend im Auto sitzen und habe versucht, mich zu beruhigen, bevor ich endlich losfahren konnte. Als ich mit meiner Therapeutin darüber sprach, sagte sie, ich hätte eben »viel zu verarbeiten«, müsse »erst noch trauern«, bevor ich heilen könne, und das Ganze würde »sehr lange dauern«.

Damals wusste ich es nicht besser und habe ihre Worte für bare Münze genommen. Schließlich war sie die Expertin und ich nur ziemlich verzweifelt. Wie dir aber bestimmt schon aufgefallen ist, bin ich nicht länger bereit, die Meinung von Profis bedingungslos zu akzeptieren. Denn die Unterstützung, die ich von ihnen erhalten habe, war keineswegs immer hilfreich – und manchmal sogar schädlich. Von zahllosen Leidensgenoss*innen weiß ich, dass sie in ihrer Therapie ganz ähnlich komplizierte Erfahrungen machen mussten.

Neuere und alternative Traumatherapien

Ich bin der festen Überzeugung, dass es für Traumatisierte in erster Linie darauf ankommt, das Thema »Dysregulation« anzugehen. Und das bedeutet zwangsläufig, dass auch neue Therapiemethoden ins Spiel kommen müssen. Ein Zeichen dafür, dass eine Behandlung anschlägt, besteht darin, dass man in der Lage ist, Gedanken und Emotionen (auch Trauer) effizienter zu verarbeiten als zuvor. Dass man die therapeutischen Strategien und Ziele Tag für Tag erinnern und befolgen kann, sich schnell besser fühlt und schon früh neue Hoffnung schöpft. Das sind die Nutzen jeder erfolgreichen Neuregulation.

Jeder Mensch mit einer K-PTBS ist anders, und wir alle sprechen auf bestimmte Dinge unterschiedlich an. Sobald du zum Meister oder zur Meisterin deiner Heilung wirst, bist du frei, Behandlungen abzulehnen, die du nicht als hilfreich empfindest, und diejenigen auszuprobieren, von denen du meinst, sie könnten dir zuträglicher sein. Bleib also einfach für alles offen und aufgeschlossen. Denn glücklicherweise engagieren sich viele, viele medizinische und psychologische Fachkräfte in der Forschung oder arbeiten intensiv an Verbesserungen der Standardbehandlungen.

In den folgenden Abschnitten stelle ich dir Therapieansätze vor, die immerhin eine gewisse Wirksamkeit aufweisen.

Hirn- und nervensystembasierte Therapien

Das von Francine Shapiro entwickelte und vom *U.S.Department of Veterans Affairs* empfohlene EMDR (*Eye Movement Desensitivation and Reprocessing*, deutsch: Desensibilisierung und Verarbeitung durch Augenbewegung) ist eine wirksame psychotherapeutische Technik zur Integration der für Traumatisierungen typischen traumatischen Erinnerungen. Beim Vorliegen einer PTBS führt die Aktivierung bestimmter Erinnerungen zu erheblichen psychischen und physiologischen Qualen (Albträume, Herzrasen, Wutanfälle) – ganz so, als würde das entsprechende Ereignis aus der Vergangenheit gerade in diesem Moment erst stattfinden. Derartige Reaktionen treten wieder und wieder auf und verlieren im Laufe der Zeit auch nicht an Intensität.

EMDR arbeitet mit gezielten Rechts-links-Augenbewegungen, vibrierenden Paddles, die in den Händen gehalten werden, oder anderen Tools, die abwechselnd die linke und die rechte Hirnhälfte stimulieren. In Begleitung des Therapeuten oder der Therapeutin kehrt man zu den traumatischen Erfahrungen zurück und »bearbeitet« sie so, dass sie zu eher normalen Erinnerungen werden, die zwar existieren, aber emotional längst nicht mehr so aufgeladen sind. Sprechen musst du während der Behandlung übrigens nicht, was insbesondere für diejenigen von uns hilfreich sein kann, die zur Dysregulation neigen, sobald wir uns über das von uns Erlittene äußern müssen. Die Wirkung der Behandlungen hält an; einige Patient*innen wiederholen sie trotzdem Monate oder Jahre später noch einmal.

EMDR hat mir geholfen, die lästigen Gedanken loszuwerden, die auf ein kurz zuvor erlittenes Trauma zurückgingen. Dies klappte aber nur, weil ich bei einer Therapeutin war, die nicht von mir verlangte, viel über die Erfahrung zu sprechen.

Die von Stephen Porges entwickelte *Polyvagaltherapie* konzentriert sich auf die drei miteinander verbundenen Äste des autonomen Nervensystems und ihre Rolle bei der Reaktion auf Stress und Traumata. Dieser Behandlungsansatz zielt darauf ab, den ventralen Vagal-Zustand (der mit Gefühlen der Ruhe, Sicherheit, Verbundenheit und des emotionalen Wohlbefindens assoziiert wird), den sympathischen Zustand (auch als Kampf-oder-Flucht-Reaktion bekannt) und den dorsalen Vaguszustand, der in einer als bedrohlich empfundenen Lage zum »Abschalten oder Einfrieren« führen kann, ins Gleichgewicht zu bringen. Zur elektrischen Stimulierung des polyvagalen Nervensystems gibt es verschiedene Geräte, die uns aus einem Zustand der Dysregulation heraushelfen sollen.

Eine weitere in Sachen K-PTBS durchaus erfolgversprechende Behandlungsform ist das in den 1950er-Jahren von Joe Kamiya und Barry Sterman entwickelte *Biofeedback*. Dabei appliziert der Therapeut oder die Therapeutin Elektroden an Kopf und Gesicht, um die Hirnaktivitäten zu messen, und zwar sowohl im entspannten Zustand als auch unter Stress. Dann erfährst du – zum Beispiel durch Geräusche oder auch ein Video – eine Stimulierung, die sich dem jeweiligen Zustand deines Gehirns entsprechend ändert. Als ich die Methode ausprobiert habe, sah ich zu Beginn ein Video auf einem Bildschirm, der schwarz wurde, sobald sich mein Hirn unkonzentriert oder gestresst zeigte. Beruhigte es sich jedoch, hellte sich der Monitor wieder auf. Wie sich das genau abspielt, weiß wahrscheinlich niemand so genau, allem Anschein nach kann das Hirn aber auf diese Weise lernen, sich in einen entspannten Wachzustand zu versetzen und auch länger in ihm zu verbleiben. Bis nachhaltige Ergebnisse erreicht werden, können zig Sitzungen erforderlich sein, und das kann unter Umständen ganz schön ins Geld gehen. Viele aber erleben diese Behandlungsform als durchaus hilfreich.

Bei dem von David Grand entwickelten und zum Teil auf EMDR beruhenden *Brainspotting* wird mithilfe der Augenbewegungen der »Brainspot« ermittelt, also die Position der Augen, die mit der Erinnerung an oder der Reaktion auf ein Trauma assoziiert wird. Die Idee dahinter: Sobald du (zumeist mithilfe eines Therapeuten oder einer Therapeutin) den Spot gefunden hast, kann dein Hirn die Verarbeitung des »festsitzenden« Traumas wiederaufnehmen. Leute, die das Brainspotting als hilfreich erlebt haben, sagen, es wirke relativ schnell und man brauche während der Behandlung nicht über die Erinnerung zu sprechen, was für viele von uns, die wir bei derartigen Gesprächen zur Dysregulation neigen, natürlich von Vorteil ist.

Auch die Verabreichung von *Psychedelika* gilt als aussichtsreiche Behandlungsmöglichkeit bei Traumata. Während ich dies schreibe, finden gerade klinische Untersuchungen statt, sodass eine behördliche Zulassung womöglich zeitnah bevorsteht. Psilocybin und Ketamine zum Beispiel werden auf ihre Tauglichkeit nicht nur bei K-PTBS getestet, sondern auch als Mittel gegen Depressionen, Ängste und Suchterkrankungen. Erste Untersuchungsergebnisse deuten darauf hin, dass eine Behandlung mit Psychedelika in den Händen gut ausgebildeter Therapeutinnen oder Therapeuten geeignet sein könnte, festsitzenden Traumata wirksam zu begegnen.

Viele Leute schwören auf die *Emotional Freedom Techniques* (EFT), auch einfach »Klopfen« oder »Tapping« genannt. Dabei beklopft man sich entlang den (aus der traditionellen chinesischen Medizin bekannten) Körpermeridianen Gesicht, Kopf, Oberkörper und Hände, um zur Ruhe zu kommen und heftige Emotionen zu beschwichtigen. Auf Youtube gibt es Videos, die genau zeigen, wie die Akupressur- beziehungsweise Meridianpunkte zu beklopfen sind. Während manche das Ganze für ein reines Placebo halten, beklopfen sich andere täglich, um mit ihren Triggern und Reaktionen klarzukommen.

Körperzentrierte Therapien

Nach Auffassung von Expert*innen werden Traumata im Körper »gespeichert«. Bewegung und eine verbesserte Körperwahrnehmung könnten demnach entscheidend zu ihrer Freisetzung beitragen. Eine dieser körperzentrierten Therapien ist die von Peter Levine entwickelte Methode, bei der du unter der Anleitung eines Anwenders oder einer Anwenderin lernst wahrzunehmen, wie Emotionen und Erinnerungen mit Körperempfindungen zusammenhängen, um anschließend Unerwünschtes loslassen zu können.

Andere körperbetonte Mittel gegen Traumafolgen wendest du vielleicht sogar schon an. Dazu gehören die Kampfkünste (zum Beispiel Tai-Chi oder Qigong), aber auch Tanz und Yoga. Bei diesen Aktivitäten bewegen wir uns und werden uns dabei besonders der rechten und der linken Körperhälfte bewusst. Diese Methoden sind schon Tausende von Jahren alt, werden oft in der Gruppe praktiziert und von einer Person angeleitet, die Anweisungen erteilt. Alle diese Aspekte wirken regulierend. Deshalb vermute ich, dass die früheren Generationen diese Dinge – zu denen auch das Marschieren, Ruf und Antwort in der Musik sowie Sprechgesänge gehören – nicht zuletzt der Beruhigung und Fokussierung des Nervensystems wegen taten.

In den letzten Jahren werden gezielt neue Yogastile zur Behandlung von Traumata entwickelt. Dabei geht es unter anderem darum, alle Positionen zu vermeiden, die traumatische Gefühle und Erinnerungen triggern könnten – und überhaupt dem Thema »Trigger« größere Beachtung zu schenken.

Die *Wim-Hof-Methode* beinhaltet bestimmte Atemübungen sowie den Aufenthalt in der Kälte (kalte Duschen oder Eisbäder), die dazu dienen, das Nervensystem »zurückzusetzen«, Serotonin und Dopamin freizusetzen und die Stimmung zu heben; all das ist kostenlos, lässt sich bequem zu Hause praktizieren und erfreut sich nicht zuletzt wohl auch deshalb großer Beliebtheit.

Dass *hochintensives Training* die vielleicht effektivste Therapie gegen Depressionen, Ängste, Brain Fog und Stress darstellt, ist inzwischen klinisch bewiesen. Weshalb es auch ein entscheidender Bestandteil jeder wirksamen Traumatherapie ist. Unter »hochintensiv« verstehen wir, dass dabei die Herzfrequenz erhöht wird. Idealerweise trainierst du so, dass du ins Schwitzen kommst. Und am besten jeweils 45 Minuten lang – vorausgesetzt, du bist körperlich dazu in der Lage.

Gesunde Ernährung spielt im Rahmen der Traumaheilung ebenfalls eine große Rolle. Der weitgehende Verzicht auf Zucker, Mehl, stark verarbeitete Lebensmittel beziehungsweise »schnelle« (kurzkettige) Kohlenhydrate sorgt für geistige Fokussierung und Regulation des Nervensystems. Außerdem kann gesunde Ernährung die Stimmung stabil hoch halten. Hilfreich ist auch der Verzehr von Proteinen zu jeder Mahlzeit. Und was den Kaffee angeht … manche Leute haben den Eindruck, das koffeinhaltige Getränk sei ihrer neurologischen Regulation zuträglich, während andere finden, es bringe sie eher durcheinander.

Das Modell der inneren Familiensysteme

Das in den 1980er-Jahren von Richard Schwartz entwickelte Modell der inneren Familiensysteme, auch IFS genannt, stellt eine Form der Psychotherapie dar. Sie beruht auf der Idee, dass sich die Psyche jedes Menschen aus verschiedenen »Anteilen« beziehungsweise Subpersönlichkeiten zusammensetzt, die interagieren und das Denken sowie das Verhalten der jeweiligen Person prägen – dabei mitunter auch konfligieren – und sie vor Traumata und Schmerzen beschützen sollen. Das therapeutische Ziel der IFS besteht darin, diese verschiedenen Subpersönlichkeiten zu verstehen und zu integrieren.

Es gibt noch viele andere Traumatherapien, deren Wirksamkeit jedoch nicht klar erwiesen ist. Dazu gehören Hypnose, Vagusnervstimulation, Stellatumblockade, Akzeptanz-und-Commitment-Therapie sowie die Havening Techniques. Ständig kommen neue Therapien hinzu, werden ausprobiert und getestet. Solltest du auf eine stoßen, die ich hier nicht erwähnt habe, möchte ich dich ausdrücklich ermuntern, sie für dich auf den Prüfstand zu stellen.

Für dein Journal

- Welche Therapiemethoden hast du bereits ausprobiert?
- Was hat dir bis jetzt geholfen? Was hat sich dadurch verändert? Und war es von Dauer?
- Was hat dir bisher *nicht* geholfen? Und warum?
- Bist du bereit, deine Heilung selbst in die Hand zu nehmen? Was würdest du anders machen, nachdem du tatsächlich die Verantwortung übernommen hast?

Mein Heilansatz – und inwiefern er sich von anderen unterscheidet

Obwohl es (wie in der Übung am Ende von Kapitel 1) wichtig ist, die Wunden zu benennen, die du davongetragen hast, wirst du dich bei meiner Methode nicht speziell auf dein Trauma fokussieren.

Auch wirst du dich weder besonders auf deinen Körper noch auf das Gefühl fokussieren, dein Trauma wäre in ihm gespeichert. Für die Heilung ist reichlich Bewegung dennoch wichtig, und vermutlich wirst du auch feststellen, dass sich im Zuge deiner gesamten Genesung von den erlittenen Traumafolgen auch deine physische Gesundheit verbessert.

Bei meiner Methode konzentriert sich die Heilarbeit auf drei Bereiche (weshalb ich auch gern von meinem »dreibeinigen Schemel« spreche). Und die sind:

1. DYSREGULATION (emotional und die des Nervensystems)
2. ABKOPPELUNG von anderen (etwa das Gefühl, anders, ausgeschlossen oder isoliert zu sein; Schwierigkeiten, Freundschaften aufzubauen)
3. SELBSTSCHÄDIGENDES VERHALTEN (zum Beispiel Sucht, sich von unerreichbaren Menschen angezogen fühlen, Gefühlsausbrüche, finanzielle Probleme)

Diese drei Bereiche – Dysregulation, Abkoppelung und selbstschädigendes Verhalten – fließen ineinander über und beeinflussen sich gegenseitig – zum Guten wie zum Schlechten. Und wenn du auf einem Gebiet einen Rückschlag erlebst, gerätst du auch auf den anderen in Gefahr, einen Misserfolg zu erleiden.

Meine Methode soll dir helfen, dein Leben schnell entscheidend zu verbessern. Dabei konzentrierst du dich darauf, …

- mithilfe der täglichen Übung in einen ZUSTAND DER RUHIGEN ACHTSAMKEIT zu gelangen, der es dir ermöglicht, deine Gedanken und Emotionen zu verarbeiten sowie Ruhe und Trost zu finden und Einsichten zu gewinnen, die dich während des Heilprozesses tragen und unterstützen,
- WENIGER ÜBER DEIN TRAUMA ZU SPRECHEN und stattdessen zu schreiben,
- DEINE HEILUNG SELBST IN DIE HAND ZU NEHMEN, dich nur auf dich selbst zu verlassen und auf niemanden sonst,
- DEIN EIGENES TRAUMABEDINGTES DENKEN, GLAUBEN UND HANDELN ZU FOKUSSIEREN, statt dich darum zu kümmern, was andere tun oder getan haben,

- statt der früheren Ereignisse DEINE MOMENTANEN PROBLEME INS BLICKFELD ZU RÜCKEN – denn die kannst du beheben,
- IM LEBEN VORANZUKOMMEN, nicht nur mit dem Ziel, dich besser zu fühlen oder Probleme zu lösen, sondern um ganz du selbst zu werden, dein volles Potenzial auszuschöpfen und deine einzigartigen Talente einzubringen.

Warum für diese Heilmethode das tägliche Schreiben so entscheidend ist

Die Verarbeitung traumatischer Erfahrungen ist unabdingbar; der Versuch, dies durch *Gespräche* über sie zu bewerkstelligen, birgt allerdings die Gefahr, Dysregulationen zu triggern. Denn das Sprechen aktiviert die Amygdala, also den Teil des Hirns, der in hohem Maße an der Verarbeitung von Emotionen beteiligt ist, insbesondere des Gefühls der Bedrohung. Dadurch wird der Körper zur Freisetzung von Stresshormonen veranlasst. Und wenn du nun *sehr häufig und intensiv* von deinen früheren schlimmen Erlebnissen sprichst, besteht die Gefahr, dass du in einen Zustand der »emotionalen Übererregung« gerätst, ganz so, als würden die traumatischen Ereignisse gerade jetzt, in diesem Moment, geschehen.

Gespräche über das Trauma können darüber hinaus die Hypothalamus-Hypophysen-Nebennierenrinden-Achse (HPA-Achse) aktivieren. Gemeint ist damit die Interaktion von Hypothalamus, Hirnanhangdrüse und Nebennieren, die im Moment einer realen Traumatisierung zusammenwirken, um dich zu schützen und außer Gefahr zu bringen. Wird nun die HPA-Achse wiederholt »nur« durch Gespräche aktiviert, kann sich das negativ auf deine psychische und physische Gesundheit auswirken. Genau das geschah, als ich – wie ich schon erzählt habe – nach meinen Therapiesitzungen immer noch eine Dreiviertelstunde im Auto saß.

Gespräche über erlittene Traumata können außerdem zu wilden Schwankungen der Leistungsfähigkeit deines präfrontalen Kortex führen, sodass womöglich das vernünftige Denken die Grätsche macht und die

Emotionen durch die Decke gehen. Auch kommt es unter Umständen zu Veränderungen des Neurotransmitter-Spiegels im Hirn, wenn sich etwa die Produktion von Dopamin und Serotonin im einen Moment drastisch erhöht, um gleich anschließend dramatisch abzustürzen. Darunter leiden dann Wohlbefinden, Selbstvertrauen und das Gefühl, sich den Herausforderungen des Lebens erfolgreich stellen zu können.

Gespräche über das Trauma können also alles noch schlimmer machen; andererseits aber brauchen wir unbedingt eine Möglichkeit zur Verarbeitung dieser Emotionen und all der schrecklichen Erinnerungen. Dabei bedeutet »Verarbeitung«, dass Hirn und Nervensystem diese Erinnerung betrachten, interpretieren und sachgerecht als Erinnerung ablegen können und nicht als »etwas ganz Entsetzliches, was jetzt gerade in diesem Moment geschieht«.

Denn was sich in einem traumatisierten Geist ansammelt, sind eben die *unverarbeiteten* Gedanken und Emotionen. Und zu deren positiver Bewältigung sind wir unter Stress beim besten Willen nicht mehr in der Lage. Deshalb fällt es uns so schwer zu fokussieren. Deshalb werden unsere Emotionen oft genau zum falschen Zeitpunkt übermächtig und/oder verschwinden ganz in der Versenkung. Und deshalb wachsen dir im Alltag häufig sogar die einfachsten Dinge über den Kopf: dich im Unterricht zu melden; einer Person kein Geld zu leihen, obwohl sie dich darum bittet; oder auch, dich nach einem größeren Radau wieder zu beruhigen. Das liegt alles nur an dem Trubel, der in deinem Kopf herrscht. Dein Denken *schreit* vor lauter unverarbeiteten Gedanken und Emotionen.

Und an diesem Punkt kommt nun das Schreiben ins Spiel und rettet dir den Tag.

Der therapeutische Wert des Schreibens

Das Schreiben verschafft dir die Möglichkeit, deine Emotionen ohne die Trigger zu verarbeiten, die mit dem Darüber-Sprechen einhergehen. Ich persönlich habe die Erfahrung gemacht, dass ich meine Aufzeichnungen jemandem vorlesen kann und dabei trotzdem reguliert bleibe. Ganz anders ist es dagegen, wenn ich über meine traumatischen Erfahrungen *spreche*. Das dysreguliert mich sofort. Da kann ich noch so viel über Traumata und Dysregulation wissen: So funktioniert mein Gehirn nun einmal.

Wissenschaftliche Untersuchungen belegen die enorme therapeutische Wirkung des Schreibens über erlittene Traumata. Zu den wichtigsten gehören die Arbeiten von Dr. James W. Pennebaker von der University of Texas, Austin, der eine Technik entwickelt hat, die er »expressives Schreiben« nennt. Dabei handelt es sich um eine Methode zur Linderung von Depressionen und Ängsten, die aber, wie sich herausgestellt hat, auch in der Traumatherapie gute Ergebnisse zeitigt.

Nach der Pennebaker-Methode äußerst du dich 15 bis 30 Minuten lang schriftlich über die schlimmste traumatische Erfahrung, die du je gemacht hast. Diese Übung wiederholst du dann an vier aufeinander folgenden Tagen.

Die positive Wirkung des expressiven Schreibens wurde in mehr als 200 von externen Fachleuten begutachteten Studien bestätigt. Es hilft gegen Depressionen und Ängste, stärkt das Wohlbefinden und verbessert die körperliche Verfassung. Und all diese Nutzen treten nicht etwa nur während des eigentlichen Schreibprozesses auf, sondern sind von Dauer. Ein erstaunliches Ergebnis für eine so unscheinbare Maßnahme!

Mit dem expressiven Schreiben sind aber auch Nachteile verbunden. Der bedeutendste: Menschen, die diese Technik anwenden, haben dabei oft den Eindruck, von ihren Gefühlen übermannt zu werden. Das liegt meiner Meinung nach daran, dass für Menschen mit einer K-PTBS die Fokussierung auf die *traumatischste* Erfahrung ihres Lebens leicht eine Überforderung darstellen und sie in emotional und neurologisch sogar noch schlimmere Zustände versetzen kann.

Bei der täglichen Übung tragen wir dieser Möglichkeit Rechnung, indem wir nicht sofort die schlimmsten Erinnerungen angehen. Stattdessen notierst du dir, wie ich im nächsten Kapitel noch näher erläutern werde, immer nur diejenigen quälenden beziehungsweise leidvollen Gedanken, die dir beim Schreiben gerade durch den Kopf gehen. Doch da du die Übung im Idealfall ja zweimal täglich durchführst, dauert es bestimmt nicht allzu lang, bis auch deine fürchterlichsten Erinnerungen an die Oberfläche kommen und du die Chance hast, sie zu be- und verarbeiten. Trotzdem dürfte das natürliche Tempo, also dass du deine Erinnerungen in der Reihenfolge aufschreibst, wie sie dir in den Sinn kommen, in Kombination mit dem täglichen Schreiben die nachhaltigste und schonendste Variante darstellen.

Zweitens folgt in der täglichen Übung auf das Schreiben eine beruhigende Meditation. In den 30 Jahren, die ich meine Methode nun bereits unterrichte, stelle ich eines immer wieder fest: Diejenigen meiner Schüler*innen, die nur schreiben, aber nicht meditieren, sind im Allgemeinen vielleicht zwei, drei Wochen mit Freude bei der Sache, fühlen sich danach aber bald überfordert oder sind erschöpft. Und geben auf. Wer dagegen anschließend auch meditiert, empfindet die Übung mit weit größerer Wahrscheinlichkeit als angenehm und aufbauend – Tag für Tag. Denn das Meditieren nach jedem Schreiben wirkt beruhigend, regulierend und ist von Grund auf heilsam. Ohnehin sind die Vorteile einer täglichen Meditation ja längst wohlbekannt und gut dokumentiert.

Was ich am Schreiben besonders mag, ist, dass wir alle es jederzeit tun können, wo auch immer, allein oder in Gruppen, und vor allem: kostenfrei! Wir müssen also nicht länger auf jemanden warten, der kommt und uns wieder gesund macht. Von nun an heilen und regulieren wir uns selbst.

Die tägliche Übung hat aber noch viel mehr zu bieten. Was genau sie jedoch *für dich* tun kann, findest du nur heraus, wenn du ihr eine Chance gibst.

Bereit?

Dann lass uns anfangen.

KAPITEL 3

DIE TÄGLICHE ÜBUNG

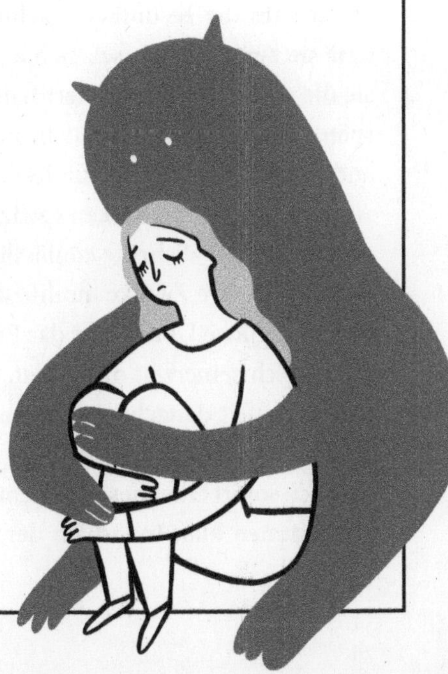

Die Behandlung einer Traumatisierung wird von deren Symptomen erschwert, die unsere Fähigkeit, zu fokussieren und Dinge anzupacken, so einschränkt, dass sich eine Heilung praktisch unmöglich anfühlt.

Doch Gott sei Dank gibt es ja die tägliche Übung, jene Zwillingstechnik, die mich 1994 aus der Depression herausgeholt hat und der ich mich nun schon seit drei Jahrzehnten mit ebenso großer Leidenschaft wie Beharrlichkeit widme. Ihre beiden Komponenten sind so einfach, beruhigend und trostreich, dass jeder Mensch die Methode ohne Weiteres anwenden kann, selbst in den härtesten Zeiten.

Der erste Teil der Übung besteht aus einer speziellen Form des schriftlichen Ausdrucks, bei der man sich zunächst mit den angstvollen oder auch negativen, missgünstig-nachtragenden Gedanken, die man gerade im Kopf hat, konfrontiert, um sich anschließend von ihnen zu lösen. Unmittelbar daran schließt sich der zweite Teil an, eine einfache Meditation mit beruhigender Wirkung. Die gesamte Übung – Schreiben und stille Kontemplation – wird zweimal täglich durchgeführt.

Meine inzwischen langjährige Freundin Rachel, von der ich die Übung habe, lernte sie (unter dem Namen »Tägliche Schritte«) von einer Frau kennen, die sie bei den Anonymen Alkoholikern getroffen hatte. Diese Frau erklärte ihr die Techniken, nachdem Rachel ihr gegenüber erwähnt hatte, dass sie zwar trocken sei, sich aber oft sehr elend fühle. Gleich nachdem sie die »Schritte« ausprobiert hatte, ging es ihr besser. Und jetzt, 36 Jahre später, praktiziert sie sie nicht nur immer noch, sondern bringt sie auch anderen bei. (Im Anhang findest du die am häufigsten gestellten Fragen zur Anwendung der Techniken sowie die Geschichte der täglichen Übung und warum ich die »Schritte« anlässlich der Gründung der *Crappy Childhood Fairy* für unsere Zwecke modifiziert habe.)

Die tägliche Übung war das Erste, was mir je *wirklich* geholfen hat. Dabei war ich seinerzeit nur bereit, ihr eine Chance zu geben, weil ich mich so verzweifelt danach gesehnt habe, mich endlich besser zu fühlen. Und als ich dann zum allerersten Mal schrieb und meditierte, empfand ich tatsächlich sofort eine Riesenerleichterung, und auch mein Kopf war plötzlich vollkommen klar. Innerhalb der folgenden zwei Wochen wurden meine

Wahrnehmungs- und Konzentrationsfähigkeiten besser, als sie zuvor je waren. Und mit der Zeit gelang es mir auch, meine Probleme zu lösen, einen guten Weg einzuschlagen, furchtloser und mehr ich selbst zu werden.

Und genau das bedeutet Heilung ja: das Erkennen der eigenen Symptome in dem Moment, in dem sie sich zeigen, und auch gleich zu wissen, was sich dagegen tun lässt, wo immer man sich gerade aufhält. Das sind die Grundlagen jeder Neuregulation.

Und die ist allen zugänglich, nicht nur Menschen mit K-PTBS. Zu meinen Schüler*innen gehören Männer und Frauen, kleine Kinder, Teenager, aber auch 80- und 90-Jährige. Es handelt sich bei ihnen um Künstler*innen, Ingenieur*innen, Geistliche, Unternehmer*innen, medizinische und psychologische Fachkräfte, um gebärende Frauen, Menschen im Hospiz, in Haftanstalten oder auch einfach Personen, die sich in einer akuten Krise befinden.

Die Techniken sind leicht zu erlernen und können dir auf der Stelle helfen, deinen Zustand zu verbessern. Mit ihrer Anwendung kannst du jederzeit beginnen, mit oder ohne professionelle Unterstützung. Auch kannst du die Übung allein oder mit Freund*innen machen, im Bus oder in einem Raum, in dem andere sich unterhalten, zusammen oder nach Belieben auch per Videokonferenz. Und dafür benötigst du bloß Stift und Papier.

Wie die tägliche Übung genau geht, findest du am besten heraus, indem du einfach anfängst. Beginnen wir also mit der ersten Technik.

Schreib als Erstes deine Ängste und Verstimmungen auf

Für diese Übung brauchst du den in der Einleitung erwähnten Block, den du, zusammen mit einem Stift, am besten immer bei dir hast. Im Folgenden wirst du dir nach einem bestimmten Schema die angstbesetzten und nachtragend-aufgebrachten Gedanken notieren, die dich in dem Moment belasten, in dem du dich hinsetzt und mit dem Schreiben anfängst. Diese traumabedingten negativen Gedanken sind quasi die Substanz, der »Inhalt« der kindlichen Traumatisierung, die unbehandelt negative Gemütszustände und bestimmte Verhaltensweisen hervorbringen kann. Doch jetzt fängst du ja gleich an, dich von ihnen zu befreien.

Die Gedanken, die du aufschreibst, können sich um Vergangenheit, Gegenwart oder die Zukunft drehen. Keinesfalls aber solltest du nach Problemen suchen, die dir momentan (noch) gar nicht auf der Seele liegen. Stattdessen kannst du jetzt die Gelegenheit wahrnehmen, dich von deinen aktuellen Sorgen zu befreien.

Deine negativen Gedanken ordnest du zwei verschiedenen Kategorien zu, entweder den »Ängsten« oder der Abteilung »Groll, Zorn und andere Verstimmungen«. Natürlich gibt es ganz unterschiedliche negative Emotionen; in diesem Teil der Übung aber halten wir die Dinge möglichst einfach und fassen deshalb alle negativen Empfindungen und Gedanken unter den Begriffen »Ängste« (alles Furchtbelastete) beziehungsweise »Verstimmungen« (die mürrisch-aggressiven Gemütsbewegungen) zusammen.

Wenn du dich an die Anleitungen hältst, kann dir der folgende Prozess helfen, aufgestaute Emotionen und Sorgen (zumindest eine Weile) loszulassen und Raum für neue Ideen und Inspirationen zu schaffen. Die konsequente Durchführung der täglichen Übung kann dir helfen, gelassener und zugleich wacher zu werden, und dich beruhigen, wenn du Trauer empfindest, in Panik gerätst oder dich überfordert fühlst.

Und so geht's:

- Nimm deinen Block (oder beliebig anderes Schreibpapier) und einen Stift zur Hand. Setz dich hin und fang an zu schreiben: fünf bis zehn Minuten lang, aber gern auch länger, wenn du magst.
- Beginne mit den Worten »Ich habe Angst« und vervollständige den Satz dann mit der Benennung einer Angst, die du tatsächlich empfindest (welcher Art sie auch sein mag). Beispiel: »Ich habe Angst, dass ich das hier nicht hinbekomme.«
- Schreib dann weiter. Zum Beispiel: »Ich habe Angst, dass mir vielleicht gar nicht zu helfen ist.« Oder: »Ich habe Angst, dass Jim schon draußen auf mich wartet und ich mich verspäte.«

- Deine Ängste müssen sich nicht unbedingt wie Ängste anhören. Aufschreiben kannst du jede Sorge in puncto Vergangenheit, Gegenwart oder Zukunft, die dich umtreibt. Sie mag begründet sein oder auch nicht. Trivial oder von großer Bedeutung. Beispiel: »Ich habe Angst, dass ich mein Hemd bügeln muss.« Oder: »Ich habe Angst, dass sich der Knoten in meiner Brust als bösartig herausstellt.« Dein Geist wird von allen Ängsten – den großen wie den kleinen – gleichermaßen belastet. Schreib also einfach jeden Gedanken auf, der dich plagt.
- Versuche, die Worte einfach fließen zu lassen, ohne über sie nachzudenken. Und sobald dir nichts mehr einfällt beziehungsweise zufliegt, machst du einen Punkt und hörst auf.
- Suche nicht nach irgendwelchen Mustern (allerdings dürfte dir sehr wohl das eine oder andere auffallen).
- Mach dir keine Sorgen, dass deine Gedanken erst durch das Aufschreiben manifestiert werden könnten. Da sie dich belasten, darfst du getrost davon ausgehen, dass sie bereits manifestiert sind. Und die tägliche Übung machst du ja gerade, um dich von ihnen zu befreien.
- Versuche nicht, dich auf ein bestimmtes Thema zu fokussieren oder ein spezielles Gefühl zu empfinden respektive spezielle Antworten zu erhalten (die sich allerdings durchaus einstellen könnten). Halte einfach deine ängstlichen Gedanken – Sorgen und Erinnerungen –, die dir im Moment durch den Kopf gehen, schriftlich fest und sieh zu, was passiert.
- Um Rechtschreibung und Grammatik brauchst du dich nicht zu kümmern. Hier hast du die einzigartige Gelegenheit, dir jede Angst und jede Verstimmung, die dich plagt, von der Seele zu schreiben. Alles andere spielt in diesem Zusammenhang keine Rolle.
- Halte dich genau an diese Anweisungen.

Mit dem Wort *Angst* jedoch solltest du es beim Schreiben nicht allzu genau nehmen. Denn mit der Art Angst, um die es uns hier geht, sind nicht etwa Phobien (wie zum Beispiel die panische Angst vor Schlangen) gemeint, sondern eher Dinge wie Befürchtungen oder Sorgen: »Ich fürchte, beim

Essen heute habe ich viel zu viel gequasselt. Mich treibt die Sorge um, mich blamiert zu haben. Oder nicht genug Trinkgeld gegeben zu haben.« Du musst auch nicht allzu tief graben oder versuchen, alles Schlimme, was dir je zugestoßen ist, auf einmal aufzuschreiben. (Wenn du dabeibleibst und die Übung zweimal täglich durchführst, kommt mit der Zeit sowieso alles auf den Tisch.)

Eine bestimmte Reihenfolge brauchst du bei der Erwähnung deiner Ängste und Verstimmungen also nicht einzuhalten. Schreib einfach alles genau so auf, wie es dir in den Kopf kommt. Vielleicht zunächst eine alte Erinnerung, gefolgt von etwas, das gerade erst geschehen ist. Es kann auch um Zukünftiges gehen. All das sind Gedanken, die dich bereits umtreiben, Dinge, die dir Sorgen machen (und dich sogar zur Verzweiflung bringen können).

Irgendwann wirst du auch deinen Zorn und deine Verstimmung dem Papier überantworten wollen – Dinge, die dich auf die Palme bringen (Groll gegen andere), deretwegen du ein schlechtes Gewissen hast oder dich schämst (Groll gegen dich selbst gerichtet). Zorn ist kein Problem, sondern vollkommen natürlich, mitunter sogar notwendig – es gibt also nicht den geringsten Grund, ihn runterschlucken oder leugnen zu wollen. Entsprechend kannst du dir deine Verstimmungen als in dir brodelnden Zorn beziehungsweise Ärger vorstellen – Gedanken, die dir auch dann noch im Kopf herumspuken, wenn sie dir längst nicht mehr dienlich sind. Schreib dir deine nachtragenden, missgünstigen, gekränkten oder verbitterten Gedanken aber auch auf, wenn du sie für gerechtfertigt oder ganz normal hältst. Was das angeht, notierst du dir sogar lieber mehr als zu wenig.

Eine Verstimmung, die du empfindest, fühlt sich vielleicht so an: »Ich hab echt die Nase voll von meiner Frau, weil ich fürchte (oder: weil ich Angst habe), dass sie sich gleich wieder aufregt.«

Im Rahmen der täglichen Übung wählst du jedoch eine ganz eigene Formulierung. Und die geht so: »Ich bin sauer auf meine Frau, weil ich fürchte (oder: weil ich Angst habe), dass sie sich gleich wieder aufregt.«

In diesem Fall ist »meine Frau« das *Zielobjekt* und »weil sie sich bestimmt gleich wieder aufregt« der *Grund*.

Alle Verstimmungen notierst du also im Format »Ich bin sauer auf (das Zielobjekt), weil ich Angst habe (Grund)«.

Du fragst dich vielleicht, warum wir dieses »weil ich Angst habe« einfügen. Die Antwort lautet erstens: weil so Raum für eine gewisse Offenheit im Hinblick auf den (von Fall zu Fall unterschiedlichen) Wahrheitsgehalt unserer Wahrnehmung entsteht. Deshalb sagen wir »… ich fürchte (oder: habe Angst), dass sie sich gleich wieder aufregt« auch, wenn wir mit absoluter Sicherheit wissen, dass sich die Frau wieder aufregt, weil sie es bereits angedeutet hat und auch schon aufgebracht im Türrahmen steht.

Und zweitens: Jede Verstimmung wird intensiver, sobald sich Angst dem Zorn hinzugesellt. Hättest du also keine Angst (was langfristig unwahrscheinlich ist, lass uns aber hypothetisch mal davon ausgehen), würde dein Ärger verfliegen, ohne sich zu einer Verstimmung zu verfestigen.

Mit anderen Worten: Du bist verstimmt, *weil* du Angst hast. Und genau deshalb schreiben wir eben: »Ich bin sauer auf meine Frau, weil ich fürchte (oder: weil ich Angst habe), dass sie sich gleich wieder aufregt.«

Mit einer Verstimmung ist oft eine ganze Reihe von Ängsten verbunden. Nachdem du eine schriftlich festgehalten hast, empfiehlt es sich deshalb, kurz innezuhalten und zu schauen, ob da noch etwas anderes lauert. Zum Beispiel: »Ich bin sauer auf meine Frau, weil ich fürchte (oder: weil ich Angst habe), dass sie sich gleich wieder aufregt. Ich habe Angst, weil sie sich immer aufregt, wenn meine Eltern in der Stadt sind. Angst, dass sie meine Mutter nicht zuvorkommend genug behandelt. Angst, dass darauf hin meine Mutter nervös und angespannt wird. Angst, dass ich schließlich die Nerven verliere.«

(Wie du an dem Beispiel siehst, darfst du nach dem ersten Mal »Ich habe Angst« auch gern nur kurz »Angst« oder »Angst, dass« schreiben.)

Jede Verstimmung, die du notierst, braucht ein Zielobjekt. Dieses kann ganz unterschiedlicher Natur sein. Zum Beispiel

- eine Person
- eine Gruppe von Menschen (etwa »die Nachbarinnen« oder »die Besitzer des Restaurants«)

- eine Kategorie von Menschen (Kriminelle, »miese Autofahrer«, Angehörige einer bestimmten religiösen Glaubensgemeinschaft oder dergleichen)
- eine Behörde (»das Finanzamt«)
- ein Land, eine Nation
- Gott (weil du mit dem menschlichen Leben, dem Wetter oder bestimmten körperlichen Eigenschaften von dir unzufrieden bist)
- du selbst (weil du womöglich etwas bereust, was du gesagt oder getan hast)

Dein Zielobjekt ist immer ein Mensch, eine Gruppe (oder Gott), nie aber ein Gefühl oder ein Ereignis. Natürlich ärgern wir uns mitunter auch über Phänomene nicht direkt menschlicher Natur (zum Beispiel »Termine« oder »die sexuelle Revolution«), als Zielobjekt aber können die nicht dienen, weil der eigentliche Vorwurf den Menschen gilt, die für diese Dinge verantwortlich sind.

Anderes Beispiel: Angenommen, du bist sauer auf die Lehrer*innen deiner Tochter, weil sie nicht hart genug gegen kindliche Mobber*innen und Schläger*innen an der Schule vorgehen. So denkst du. Im Rahmen der täglichen Übung würdest du deinen Groll jedoch so formulieren: »Ich bin sauer auf die Lehrer*innen, *weil ich fürchte* (oder: *weil ich Angst habe*), dass sie den Kindern alles durchgehen lassen.«

Die Worte »weil ich fürchte« (beziehungsweise »weil ich Angst habe«) stehen hier in kursiver Schrift, damit du sie auch ja nicht übersiehst. Denn Menschen, die mit diesen Techniken noch nicht so vertraut sind, vergessen erfahrungsgemäß gerade diesen Teil des Satzes. Wenn du deine Verstimmung aber loswerden möchtest, kommt es gerade auf ihn besonders an.

Solltest du dagegen lediglich einen Haufen negativer Gefühle aufzählen (ohne die Rolle der Angst zu berücksichtigen, die diese so störend beziehungsweise beunruhigend macht), schimpfst und zeterst du einfach nur. Dass das aber weder kathartisch wirkt noch Erleichterung verschafft, ist wissenschaftlich erwiesen. Ja, mehr noch: Es verstärkt die Verstimmung eher noch. Gibst du also im Rahmen der täglichen Übung deinem Zorn und deiner Verärgerung Ausdruck, vergiss nie, nie, nie, »... *weil ich fürchte ...*« oder »... *weil ich Angst habe ...*« hinzuzufügen. Und halte nach jedem Statement am besten kurz inne, um zu checken, ob sich da irgendwo noch eine weitere Angst versteckt, die den Ärger zusätzlich verstärkt.

Ängste haben wir alle, und die, die unsere Verstimmungen befeuern, haben oft mit Gerechtigkeit, Erhaltung der Existenz und Zugehörigkeit zu tun. Diese unsere Verstimmungen und Ängste müssen aber weder eine reale Grundlage haben noch von nennenswerter Wichtigkeit sein. Bei dieser Übung sind sie einfach Teil deines Bewusstseinsstroms. Lass sie also einfach raus. Und ordne sie ein: entweder in die Gruppe der »Ängste« oder in die Kategorie »Verstimmungen«.

Und schreib keine Romane, *hier geht es ja schließlich nicht um Tagebucheinträge*. Wir wollen Geschehenes weder dokumentieren noch uns daran erinnern. Und zu analysieren brauchen wir es auch nicht. Wir bannen einfach jeden kleinen Gedanken auf Papier – und stellen ihm die Worte »Ich fürchte« oder «Ich habe Angst, dass« voran. Und wenn es sich um eine Verstimmung handelt, schreiben wir »Ich bin sauer auf (Zielobjekt), weil ich fürchte (oder: Angst habe), dass (Grund).« Dann kannst du dich gern wieder deinen Ängsten und Sorgen zuwenden – wie gesagt: Auf die Reihenfolge kommt es nicht an.

Du verschließt die Augen nicht vor der Wahrheit. Du schluckst deine Gefühle weder runter noch ignorierst du sie. Nachdem sie aufs Papier gebracht sind, hast du sie aus dem Kopf, sodass die kleinen Teufel in deinem Oberstübchen mal ein Päuschen einlegen dürfen und du innerlich ganz ruhig, präsent und sanft werden kannst. Denn das Beste geschieht meistens, wenn wir in diesem Zustand sind.

Fallstricke beim Schreiben

WOMÖGLICH MEINST DU, WESENTLICH ZIELORIENTIERTER SEIN ZU MÜSSEN. Das Ziel besteht jedoch lediglich darin, deinen geistigen Müll (Ängste und Verstimmungen) zu entsorgen. Genauso, wie du es etwa mit der Windschutzscheibe deines Wagens hältst, wenn sie im Herbst mit nassem Laub bedeckt ist. Dafür brauchst du ja auch nicht jedes einzelne feuchte Blatt aufzuklauben, zu studieren, zu trocknen, es zum Erhalt für die Nachwelt in einem dicken Buch zu pressen und abschließend zu beschriften. Nein, du fegst den Schmadder einfach auf die Straße und fährst los. Später wird dein Auto bestimmt wieder von neuen Blättern bedeckt – genau wie sich auch bei dir wieder neue Ängste und Verstimmungen (neben vielen alten) ansammeln werden. Doch in der Zeit, die du in größerer geistiger Offenheit verbringst, hast du die Gelegenheit, dich neu zu regulieren, dich zu beruhigen und Zugang zu Partien deines Geistes zu finden, die dir normalerweise verschlossen sind. Diese »Atempausen« summieren sich und zeitigen so über kurz oder lang eine Art akkumulierten Heileffekt, der die Symptome deiner Traumatisierung lindert und die Fähigkeiten verstärkt, die du brauchst, um Probleme lösen und ein glückliches Leben führen zu können.

VIELLEICHT FÜRCHTEST DU, SCHUTZLOS ZU SEIN, NACHDEM DU DEINE ÄNGSTE UND VERSTIMMUNGEN LOSGELASSEN HAST. »Ich brauche meine Angst, weil ich ohne sie wahrscheinlich vergessen würde, regelmäßig zur Mammographie zu gehen.« Zur Erinnerung an Termine sind deine Ängste allerdings nicht optimal geeignet – dafür gibt es schließlich Kalender. Aber vielleicht hast du auch das Gefühl, nur deine aggressiven Verstimmungen könnten dich davor bewahren, von anderen untergebuttert zu werden. Ein Leben in Zorn und Abwehrbereitschaft ist aber kein Ersatz dafür, gesunde Grenzen zu etablieren.

Die tägliche Übung kann dir Möglichkeiten eröffnen, Ängste und Verstimmungen so loszulassen, dass du beides sein kannst: unbeschwert und zugleich hochfunktional.

MANCHE LEUTE FÜRCHTEN AUCH, MIT DER AUSSAGE »ICH BIN SAUER AUF SO UND SO, WEIL ICH ANGST HABE, ER (ODER SIE) KÖNNTE MICH VERLETZEN« WÜRDEN SIE SICH SELBST GASLIGHTEN, weil besagte Verletzung nämlich tatsächlich stattgefunden hat. Aber noch einmal: Mach dir keine Gedanken darüber, ob deine Ängste und Verstimmungen real beziehungsweise gerechtfertigt sind oder nicht. Du schreibst doch nur Dinge auf, die dich bedrücken, benennst die damit zusammenhängenden Ängste und Verstimmungen und gestehst sie dir ein.

VIELLEICHT FÜRCHTEST DU AUCH, DASS SICH DIESE TRÜBEN GEFÜHLE VERSCHLIMMERN KÖNNTEN, WENN DU DICH ZU IHNEN BEKENNST. Vergiss aber nicht, dass du keine Gedanken und Emotionen *zutage förderst*, die du nicht bereits hast. Stattdessen benennst du lediglich die Gedanken und Gefühle, die aktuell in deinem Kopf umherschwirren. Indem du sie zur Kenntnis nimmst und niederschreibst – besonders aber, sobald du sie loslässt oder bittest, von ihnen erlöst zu werden –, wirst du von ihnen befreit. Anschließend brauchst du nicht länger so viel an deiner momentanen Realität herumzunölen, sondern kannst ihr mit ganz neuer Aufgeschlossenheit begegnen.

Entspann dich und lass dich von der täglichen Übung überraschen

Wir suchen zwar bei dieser Übung nicht nach Denk- und Verhaltensmustern, aber das eine oder andere wirst du wahrscheinlich trotzdem erkennen. Vielleicht gewinnst du auch neue Perspektiven und Einsichten. Mit der Zeit wirst du zudem besser wahrnehmen können, was wirklich ein Problem darstellt und was gar keines ist. Wenn du auf irgendetwas überreagierst, wird es dir genauso auffallen, wie wenn ein Problem dein Eingreifen verlangt. All die Gedanken, die dir ständig hektisch im Kopf herumspuken, werden sich eine Weile setzen.

Sinn und Zweck dieser besonderen Schreibübung bestehen darin, dir diese Ängste und Verstimmungen zu nehmen. Wo die sich hin verziehen, fragst du? Manchmal ist dein Kopf voller Sorgen, wenn du mit der Übung anfängst, und sobald du mit ihr fertig bist, sind die meisten verflogen. Andere Probleme dagegen werden konkretere Gestalt angenommen haben und dich so dazu veranlassen, dass du dich ihrer aktiv annimmst.

Dabei darfst du getrost davon ausgehen und darauf vertrauen, dass dein Geist sehr genau weiß, was du vergessen kannst und woran du dich besser erinnerst. Mir kommt das Schreiben oft wie eine Dose WD-40 vor, jenes beliebte Vielzweckspray, das unter anderem als Rostlöser fungiert, dabei aber das Metall vollkommen unversehrt lässt. Die tägliche Übung hilft deinem Geist, sich selbst zu organisieren: darüber zu bestimmen, was vergessen werden darf und was Priorität genießen soll. Je weniger dein Geist von gedanklichem Müll belastet wird, desto mehr Raum ist für Inspiration, Intuition und Erkenntnisgewinn.

Schreib, solange du brauchst, und wenn's geht, bis du dich etwas beruhigt hast und eine gewisse Erleichterung empfindest. An besonders geschäftigen Tagen bleibt vielleicht nur Zeit für ein lapidares »Ich fürchte, dass ich heute keine Zeit zum Schreiben habe«. Das ist völlig in Ordnung. An Tagen, an denen es dir nicht so gut geht, fällt womöglich die eine oder andere Träne aufs Papier, und du legst den Block erst nach einer Stunde zur Seite. Auch das ist okay. An den meisten anderen Tagen wirst du jedoch vermutlich nach 5 bis 15 Minuten das Gefühl haben, dir alles vom Leib geschrieben zu haben, was dich belastet. Dann ist es Zeit, zum Schluss zu kommen.

Zum guten Schluss

Und um diesen dreht sich das ganze Schreiben. Denn der *gute Schluss* ist ein schriftliches Gebet, in dem du darum bittest, dass dir all deine Ängste und Verstimmungen genommen werden. Solltest du eine säkulare Schlussformel vorziehen, kannst du stattdessen das Wort »befreien« benutzen (siehe die Beispiele weiter unten).

Eines aber ist wichtig: Egal, was passiert, lass den *Schluss* nicht aus! Denn ohne ihn handelt es sich bei deinen Aufzeichnungen bloß um eine Auflistung zahlreicher Probleme. Dabei kann es hilfreich sein, quasi auf diese Schlussformel hin zu schreiben. Formuliere deine Ängste und Verstimmungen in Form eines Gebets oder als Eingeständnis all dessen, was dich aktuell belastet, und zwar in Vorbereitung auf den Moment, in dem du diese Ängste und Verstimmungen loslässt oder darum bittest, dass sie dir genommen werden mögen.

Im Folgenden schlage ich dir zwei Versionen für einen *guten Schluss* vor:

SPIRITUELLE VERSION: »Ich bin jetzt bereit und bitte dich, dass du, lieber Gott, diese Ängste und Verstimmungen von mir nimmst. Ich bitte, dass du mich deinen Willen erkennen und mich auch wissen lässt, was du heute mit mir vorhast; zu guter Letzt bitte ich um die Kraft, deinen Willen erfüllen zu können.«

SÄKULARE VERSION: »Ich bin jetzt bereit, diese Ängste und Verstimmungen loszulassen. Ich strebe nach einer klaren Vision dessen, was ich heute tun soll, und nach der nötigen Konzentrationsfähigkeit, Energie sowie inneren Ruhe, um dies nach besten Kräften zu realisieren.«

Schließlich unterschreibst du mit deinem Namen: »In Liebe XXX.«

Die erste Version (diejenige, die ich immer verwende) erinnert dich vielleicht an die Sprache der 12 Schritte – und das ist auch kein Zufall, schließlich liegen die Ursprünge dieser Techniken wie bereits erwähnt in den »täglichen Schritten« der Anonymen Alkoholiker, mit denen mich Rachel anfangs bekannt gemacht hat und die sie selbst von einer gewissen Sylvia D. hatte.

Führst du die tägliche Übung eine Woche lang konsequent durch, hast du den Sinn des Ganzen bald verstanden und kannst die Schlussformel deinen persönlichen Bedürfnissen anpassen. Ich empfehle dir, dass du die tägliche Übung im Sinne der folgenden vier Absichten durchführst:

1. Ich bin jetzt bereit.
2. Ich möchte diese Ängste und Verstimmungen loswerden.
3. Ich muss wissen, welche Richtung ich gedanklich und in meinem Tun einschlagen will.
4. Ich bemühe mich um die innere Kraft, diesem Wissen entsprechend handeln zu können.

Nun, da du mit dem Schreiben fertig bist, ist die Zeit gekommen, das Geschriebene zu vernichten. Denn vergiss nicht: Du schreibst hier ja kein Tagebuch und musst dir die Seiten auch nie mehr durchlesen oder später auf sie zurückkommen. (Anders verhält es sich, wenn du mit einem Buddy beziehungsweise einer Mentorin zusammenarbeitest und der Person vorlesen möchtest, was du am jeweiligen Tag geschrieben hast. Auf diese Buddys komme ich im Anhang noch einmal zurück.)

Das Ziel des Schreibens besteht darin, deine Ängste und Verstimmungen loszulassen. Dem Papier, das du verwendest, kannst du selbst deine geheimsten Gedanken völlig unbesorgt anvertrauen, auch die hässlichsten, peinlichsten über dein Leben und die Leute, die du kennst. Schredder die Blätter deshalb, sobald du mit dem Schreiben fertig bist. Zur (ja bereits erfolgten) Freisetzung deiner Ängste und Verstimmungen ist die Beseitigung der beschriebenen Seiten nicht nötig. Vielmehr vernichtest du sie zum Schutz deiner selbst und der Menschen in deinem Umfeld.

Hier ein Beispiel für mögliche Ängste und Verstimmungen nebst Schlussformel:

> Ich habe Angst, nicht genügend Schlaf zu bekommen. Angst, dass der Schlafentzug meine ADHS verschlimmert. Angst vor ständiger Müdigkeit. Angst, dass ich deshalb nicht zum Sport gehe. Angst, sogar in meiner guten Jeans schrecklich auszusehen. Angst, dass ich heute nicht früh genug einschlafen kann. Ich bin sauer auf L., weil ich fürchte, dass er schnarcht und ich deshalb nicht in den Schlaf finde. Ich habe Angst, dass er nichts gegen sein Schnarchen unternimmt, weil (Angst) ich ihm egal bin. Angst, dass ich immer mit Leuten zusammen bin, die sich nicht für mich interessieren. Angst, dass ich immer meine, meinen Zorn für mich behalten zu müssen, weil L. sonst durchdreht oder mich verlässt. Angst, dass ich mir die Wohnung nicht mehr leisten kann, wenn er auszieht. Angst, dass es nur eine Frage der Zeit ist, bis er auszieht, deshalb (Angst) sollte ich vielleicht besser *ihn* verlassen.

SPIRITUELLER SCHLUSS: Ich bin jetzt bereit und bitte dich, dass du, lieber Gott, diese Ängste und Verstimmungen von mir nimmst. Ich bitte, dass du mich deinen Willen erkennen und mich auch wissen lässt, was du heute mit mir vorhast; zu guter Letzt bitte ich um die Kraft, deinen Willen erfüllen zu können.
Herzlich XX

Oder ...

SÄKULÄRE VERSION: Ich bin jetzt bereit, diese Ängste und Verstimmungen loszulassen. Ich strebe nach einer klaren Vision dessen, was ich heute tun soll, und nach der nötigen Konzentrationsfähigkeit, Energie sowie inneren Ruhe, um dies nach besten Kräften realisieren zu können.
Alles Liebe XXX.

Nach dem Schreiben: eine beruhigende Meditation

Nach dem Schreiben ist die Zeit für eine 20-minütige Meditation gekommen. Ganz am Anfang hat meine Freundin Rachel versucht, mir die Transzendentale Meditation schmackhaft zu machen, und tatsächlich erwies sich diese als so beruhigend und herzerwärmend, dass ich das empfohlene Pensum – zweimal täglich 20 Minuten – gut bewältigen konnte.

Du meditierst bereits regelmäßig nach einer anderen Methode? Dann ist es für dich womöglich das Leichteste (und darum geht es uns ja), deinem bisherigen Stil einfach treu zu bleiben.

Solltest du allerdings noch nicht auf eine bestimmte Art der Meditation festgelegt sein, kannst du meine *supereinfache Meditationstechnik* ja mal ausprobieren. Mit ihr kannst du dir zunächst beliebig lang behelfen. Und wenn du die tägliche Übung so hilfreich findest, dass du bei der Stange bleiben möchtest, suchst du dir vielleicht einen Lehrer oder eine Lehrerin und erlernst eine »richtige«, also formalere Meditationspraxis. Meinen Schüler*innen jedenfalls tut das im Allgemeinen sehr gut, habe ich bemerkt.

Supereinfach meditieren

Während die meisten Meditationstechniken den Atem oder die Beobachtung des Denkens fokussieren, besteht das Ziel der supereinfachen Meditationstechnik lediglich darin, zur Ruhe zu kommen. Die eigentliche Arbeit der täglichen Übung verrichtest du beim Schreiben, und dem schließt sich eine erholsame Meditation an: ebendiese 20 Minuten, in denen Hirn und Nervensystem Gelegenheit haben, zur Ruhe zu kommen und sich neu zu regulieren, damit du danach wach und erfrischt bist. Wenn du Glück hast, kommen dir dabei sogar neue Ideen und Inspirationen. Aber egal, wie es sich anfühlen mag – und ereignisreich sind die meisten Sitzungen nicht gerade –, das Meditieren funktioniert.

- Such dir einen Platz, an dem du mit geschlossenen Augen 20 Minuten lang bequem, geschützt und ungestört sitzen kannst.
- Setze dich mit geradem Rücken hin und lehn den Kopf nirgendwo an. Allerdings darfst du die Füße hochlegen, dich in eine Decke wickeln oder es dir auf andere Weise bequem machen.
- Um nicht ständig auf die Uhr gucken zu müssen, stellst du dir am besten einen Timer.
- Damit du nicht ins Denken kommst, sondern der Fokus weiterhin auf Ruhe liegt, kannst du mit einem Mantra (also einem »heiligen Wort« oder einer »heiligen Silbe«) arbeiten. Dabei handelt es sich entweder um eine Aneinanderreihung beliebiger Silben, die keine Bedeutung haben, oder um ein Wort, das dir etwas bedeutet, aber doch neutral ist, zum Beispiel so etwas wie »bestens« beziehungsweise »dies« – und das du (genau wie die Silben auch) wieder und wieder wiederholst. Ich empfehle dir, keine Formulierungen zu verwenden, die

sich wie ein Ziel oder ein Befehl anhören (etwa »Liebt einander« oder »Du schaffst das«), weil wir mit diesem Teil der Übung nichts anderes bewirken wollen, als loszulassen, zu relaxen und die tägliche Übung ihre Wirkung entfalten zu lassen.

- Du kannst keine 20 Minuten lang sitzen? Dann meditiere einfach so lange, wie du kannst, mach dir aber bewusst, dass du die optimalen Ergebnisse mit zwei 20-minütigen Meditationen täglich erzielst.
- Solltest du dein Mantra zwischendurch aus den Augen verlieren und anfangen zu denken, ist das nicht weiter schlimm. Kehr einfach in dem Moment, in dem du registrierst, dass dein Geist auf Wanderschaft geht, zu deinem »Mantra« zurück.
- Bei Störungen (wenn zum Beispiel eines deiner Kinder ins Zimmer kommt oder jemand an der Haustür klingelt und du hingehen musst) unterbrichst du deine Meditation einfach kurz, um dich der Angelegenheit anzunehmen, setzt dich danach aber gleich wieder hin und führst die Meditation zu Ende.
- Völlig in Ordnung ist es auch, wenn du während der Meditation einschläfst und plötzlich wieder aufwachst. Auch dann wendest du dich wieder deinem Mantra zu und bleibst bis zum Ablauf der 20 Minuten sitzen.
- Von eventuellem Krach um dich herum solltest du dich nicht irritieren lassen. Es kann nicht schaden, wenn du früh lernst, auch bei Lärm zu meditieren.
- Wenn du es nicht vermeiden kannst, ins Denken zu kommen, kannst du vielleicht vor deiner nächsten Meditation etwas länger schreiben. Das hilft, geistigen Müll zu beseitigen und das innere Geplapper zum Verstummen zu bringen.
- Solltest du bei der Meditation einmal Angst bekommen oder von furchterregenden Gedanken geplagt werden, darfst du die Meditation natürlich vorzeitig beenden.
- Hast du bereits eine Meditationsform gefunden, die für dich passt, bleib dabei. Genießt du diese jedoch nicht so richtig, gib meiner ruhig eine Chance. Sie bringt manchmal die besseren Resultate her-

vor – einfach, weil man mit ihrer Hilfe länger bei der Stange bleiben kann.

- Zweimal täglich zu meditieren ist empfehlenswert, weil dies der Neuregulation des Geistes am zuträglichsten ist. Doch wenn du mal eine Sitzung ausfallen lassen musst, brauchst du dir keine Sorgen zu machen.
- Sehr angenehm kann es auch sein, mit anderen zu meditieren, entweder an einem Ort oder aber auch (wenn ihr weiter voneinander entfernt wohnt) per Videokonferenz. Im Ernst: Das fühlt sich beinahe so an, als wärt ihr in ein und demselben Raum.
- Sobald sich dein Timer meldet, schlägst du langsam die Augen auf und kommst allmählich wieder zu dir. Gut gemacht!

Wenn du gerade erst mit der täglichen Übung anfängst, solltest du im Anschluss darauf achten, wie du dich fühlst. Falls es dir so geht wie mir, fällt es dir schwer, ganze 20 Minuten am Stück still zu sitzen. Das ist vollkommen normal und bedeutet keineswegs, dass du irgendwas falsch machst.

Du hast dich beim Sitzen als rastlos empfunden? Ruhe gibt dir die Meditation trotzdem, und die brauchst du auch, um weitermachen zu können. Denn du weißt ja: Jede kindliche Traumatisierung stellt eine neurologische Verletzung dar, und Ruhe bewirkt die Heilung des Nervensystems. Wobei diese stille Genesung ganz unabhängig davon erfolgt, ob du beschäftigt bist oder auch nur fernsiehst. Das heißt: Zwei 20-minütige Meditationen täglich führen eine tiefgreifende Veränderung von Gehirn und Körper herbei.

Wenn dir, was gelegentlich der Fall sein dürfte, die Zeit für eine zweite tägliche Übung mal fehlt, machst du eben nur eine. Das geht klar. Und wenn du anfänglich keine 20 Minuten schaffst, meditierst du eben nur zehn. Gib dir aber alle Mühe, in deinem Leben genügend Raum für die so wichtige Heilung deines Nervensystems zu schaffen. Und die förderst du optimal mit zwei täglichen Meditationen von 20 Minuten Dauer.

Auf diesen Prozess darfst du mit Fug und Recht vertrauen. Denn du weißt ja: Nachdem du all deine Ängste und Verstimmungen auf Papier gebannt hast, bleiben nur genau die Dinge übrig, die deiner Aufmerksamkeit tatsächlich bedürfen. Und den Rest darfst du getrost vergessen.

Stell dir vor, du bringst einen Berg schmutziger Klamotten und Lumpen in die Reinigung. Holst du diese Textilien anschließend wieder ab, wird dir ein ordentliches, in Seidenpapier eingewickeltes Päckchen perfekt zusammengelegter Kleidungsstücke übergeben. Die Lumpen dagegen sind verschwunden. So ähnlich funktioniert die tägliche Übung auch: Sie klärt deine Gedanken und gibt sie dir in einem ordentlicheren Zustand zurück.

Zusätzliche Tipps für die tägliche Übung

Hier sind noch ein paar Hinweise, die dir den sofortigen Einstieg in die Praxis erleichtern können:

- Schreib frühmorgens und dann noch einmal am Abend. Gern auch öfter, wenn du magst. Aber mindestens zweimal.
- Womöglich gerätst du in Versuchung, die tägliche Übung wie Schmerztabletten einzusetzen und nur bei Bedarf eine zu »nehmen«. Doch dafür ist sie nicht gedacht. Vielmehr solltest du sie einsetzen wie deine Zahnbürste. Also zweimal täglich – egal, wie du dich fühlst.
- Schreib so viel auf, wie nötig ist, damit du dich besser fühlst (und sei es, dass du dich anschließend auch nur ein bisschen besser fühlst als vor Beginn der täglichen Übung).
- Meditiere unmittelbar nach dem Schreiben – aber nicht öfter als zweimal am Tag.
- Beim Schreiben brauchst du dich weder um eine schöne Schrift noch um einen möglichen Erkenntnisgewinn zu bemühen. Du schreibst hier ja kein Tagebuch.
- Auch brauchst du keine Angst zu haben, das Loslassen deiner Ängste und Verstimmungen könnte dich hilflos machen beziehungsweise dich darin einschränken, Grenzen zu setzen oder Probleme zu lösen. Denn du darfst darauf vertrauen, dass die Befreiung von beunru-

higenden Gedanken lediglich zu noch mehr Klarheit und größerer Effektivität führen kann.

- Achte darauf, dass du deine Aufzeichnungen nie offen liegen lässt, damit niemand sie sehen und eventuell verletzt sein kann. Vernichte oder verbrenne sie deshalb schnell oder schreib möglichst unleserlich.
- Wenn du mit dem Schreiben fertig bist, fügst du eine der beiden oben vorgestellten Schlussformulierungen hinzu oder verfasst eine eigene. Stell dir vor, wie die notierten Gedanken freigesetzt oder von dir genommen werden. Halte vor allem nicht an ihnen fest und versuche auch nicht, dein gesamtes Leben in einer einzigen Sitzung aufzudröseln. Schreib einfach die Gedanken auf, die dich im Moment stören und dysregulieren. Denn je weniger dysreguliert du bist, desto mehr Klarheit und Stärke hast du, um etwas Gutes mit dem Tag (und deinem ganzen Leben) anfangen zu können.

Im Anhang findest du eine Liste häufig gestellter Fragen in Sachen täglicher Übung.

DEINE ALLERERSTE TÄGLICHE ÜBUNG

Damit du optimal von diesem Buch profitieren kannst, empfehle ich dir, jetzt sofort mit der täglichen Übung anzufangen, statt zuvor das nächste Kapitel zu lesen. Eine druckfähige Anleitung findest du auf Englisch unter **re-regulated.com**.

- Schreib nicht in dein Journal, sondern benutze einen Block; schließlich willst du ja nur den Müll in deinem Kopf beseitigen – und dafür ist in deinem Tagebuch, in dem sich ja doch eher Einträge von Dauer wiederfinden sollten, kein Platz.
- Solltest du es bislang noch nicht getan haben, nimm dir jetzt mindestens zehn Minuten Zeit und schreib sowohl deine aktuellen Ängste auf als auch jede etwaige Verstimmung, gefolgt von einer der vorgeschlagenen Schlussformeln.

- Normalerweise entsorgst du alles, was du geschrieben hast, sofort. Beim ersten Mal kannst du eine Ausnahme machen und die Aufzeichnungen aufheben, bis du genau weißt, wie's geht, und nicht mehr nachschauen musst. Lies auch gern dieses Kapitel jederzeit noch einmal, bis du die Abläufe im Einzelnen verinnerlicht hast.
- Nach dem Schreiben setzt du dich gleich wie oben beschrieben hin und schließt die Augen für eine kleine – jedoch mindestens fünfminütige – Meditation. Dabei gilt: je länger, desto besser. In den nächsten Tagen kannst du dich dann allmählich auf die empfohlenen 20 Minuten hocharbeiten.
- Nach der Meditation vernichtest du die Blätter mit deinen Aufzeichnungen. Und das war's dann auch schon.

Für dein Journal

- Schreib dir nach deiner ersten täglichen Übung auf, wie sie dein Empfinden verändert hat.
- Vielleicht möchtest du dir das Datum aufschreiben, damit du immer genau weißt, wann das alles begonnen hat.

Glückwunsch! Deine erste tägliche Übung liegt hinter dir. Jetzt bist du vollends in der Lage, das nächste Kapitel in Angriff zu nehmen, in dem wir beginnen, uns dem Schemel der Traumatisierung zuzuwenden – beziehungsweise seinen drei Beinen: Dysregulation, Isolation, selbstschädigende Verhaltensweisen. Und damit kann die Veränderung dann schließlich auch so richtig anfangen!

KAPITEL 4

DIE NEUROLOGISCHE DYSREGULATION – DAS KERNSYMPTOM KINDLICHER TRAUMATISIERUNG

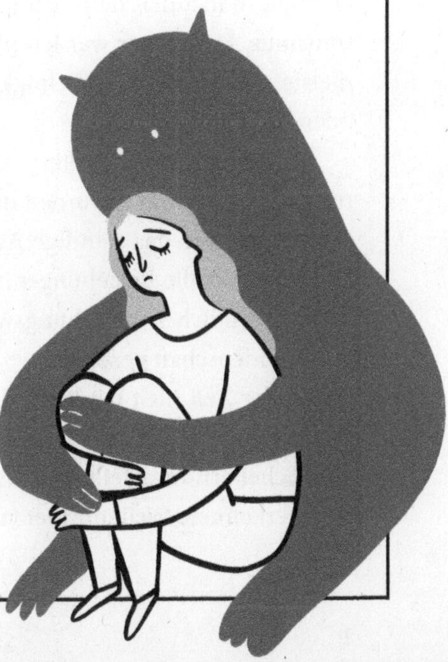

Von all den Dingen, die du in diesem Buch erfährst, ist die Rolle, die die Dysregulation für die Symptome deines Traumas spielt, das Entscheidende. Ich habe sie bereits in jedem Kapitel zumindest kurz erwähnt, jetzt aber ist es an der Zeit, dass ich mich intensiver mit ihr befasse, und zwar, damit du es sofort erkennst, wenn bei dir die neurologische oder emotionale Dysregulation zuschlägt. Darüber hinaus erkläre ich dir, was du praktisch tun kannst, um dich schnell neu zu regulieren und länger in diesem Zustand bleiben zu können.

In Kapitel 5 zeige ich dir, wie du die Gefühle und Erfahrungen dingfest machen kannst, die diese neurologische oder auch eine emotionale Dysregulation *triggern*, damit du sie entweder vermeiden oder deine Reaktion auf sie eindämmen kannst. Und in Kapitel 6 bringe ich dir dann bei, die emotionale Dysregulation (die am ehesten bemerkt wird) zu erkennen und zu dämpfen.

Wenn es bei dir so ist wie bei mir, weißt du schon lange, dass irgendwas an dir leicht »daneben« und »anders« ist. Dass bestimmte Dinge, die anderen ganz leicht von der Hand gehen, für dich praktisch unmöglich sind. Bei mir ist es genauso. Vor meiner Heilung war ich mental und emotional oft total durcheinander. Entweder aufgewühlt oder groggy, gestresst oder total erledigt. Manchmal hatte ich gute Phasen, eine Menge Energie und Optimismus. Dann aber war ich plötzlich auch wieder gestresst und nervös, meistens aufgrund von Kleinigkeiten, wenn ich mich zum Beispiel gehetzt oder überrumpelt fühlte.

Mit zunehmendem Alter – und obwohl ich zu der Zeit schon seit Jahren in Therapie war – wurden die Symptome nicht besser, sondern immer schlimmer, und das ständige Auf und Ab (besonders aber meine Wutanfälle) machte alle Beziehungen, die ich hatte, immer wieder kaputt. Auch meine beruflichen beziehungsweise Karriereperspektiven wurden davon in Mitleidenschaft gezogen.

Zu der Zeit hielt ich mich für schlicht und ergreifend unsympathisch oder dachte auch, ich wäre auf die eine oder andere Weise »verflucht« und zum Scheitern verurteilt. Warum? Weil ich nicht in der Lage war, das Muster zu erkennen. Weil mir niemand erklärte, dass die Anzeichen einer Dysregulation, die ich an den Tag legte, für Menschen typisch sind, die in ihrer Kindheit Misshandlung, Missbrauch und/oder Vernachlässigung erfahren hatten. Und dass ich lernen konnte, mich neu zu regulieren. Warum mir dies alles niemand verriet? Weil es niemand wusste.

Jetzt aber wissen wir es, und endlich haben wir auch die Möglichkeit, von unseren Traumatisierungen zu genesen. Alles beginnt mit dem Erlernen der Neuregulation. Und dafür müssen wir zunächst einmal wissen, wann und wie es überhaupt zu einer Dysregulation kommt.

Anzeichen einer Dysregulation

Einige der folgenden Punkte kennst du bereits aus der allgemeinen Liste von PTBS-Symptomen in Kapitel 1, zu denen auch gewisse Hinweise auf eine Dysregulation sowie andere Manifestationen einer früheren Traumatisierung gehören.

Die folgende Liste geht noch etwas darüber hinaus. Während du die Fragen für dich beantwortest, prüfe, wie viele dieser Symptome du an dir selbst schon beobachtet hast und welche davon am häufigsten auftraten.

- Neigst du dazu, im falschen Moment »abzudriften« – etwa mitten in einem Gespräch oder wenn du gestresst bist?
- Bist du manchmal zerstreut, versuchst eine Menge Dinge auf einmal zu erledigen und kriegst doch nichts geregelt?
- Bist du gelegentlich ungeschickt, stolperst oder lässt etwas fallen?
- Hast du je bemerkt, dass du Teile deines Körpers – Hände, Mund oder Gesicht – nicht richtig spüren konntest?
- Verändert sich deine Handschrift, wenn du im Stress bist?
- Machst du öfter die Erfahrung, dass du nach einer emotionalen Aufregung gar nichts mehr fühlst? Wird dein Gesicht dann vielleicht ausdruckslos oder deine Stimme flach?
- Kannst du dich mitunter schwer konzentrieren, insbesondere auf Dinge, die dir wichtig sind?

- Hast du in deinem Leben manchmal Phasen, in denen dein Kurzzeitgedächtnis schwächelt?
- Verlierst du beim Sprechen gelegentlich den Faden oder kannst deine Sätze nicht richtig zu Ende bringen?
- Hast du je vergessen, wo du gerade bist? Hast du dich zum Beispiel in dir gut bekannten Gegenden verfahren oder dich nur schwer an Strecken erinnert, die du eigentlich gut kanntest?
- Fühlst du dich in bestimmten Situationen (zum Beispiel inmitten einer Menschenmenge) häufig überfordert?
- Bist du manchmal (vor allem in Eile oder unter Druck) so nervös, dass du nicht mehr richtig funktionierst, obwohl es sich um eine Tätigkeit handelt, die dir normalerweise gut von der Hand geht?
- Angenommen, du bist auf jemanden böse oder sauer. Empfindest du dann mitunter den Drang, deinen Gefühlen verbal Ausdruck zu verleihen, auch wenn dir sehr wohl bewusst ist, dass deine emotionale Intensität wahrscheinlich alles nur noch schlimmer macht?
- Hat sich die Wut je negativ auf dein Leben ausgewirkt – zum Beispiel Beziehungen zerstört, dich in Gefahr oder mit dem Gesetz in Konflikt gebracht?
- Tust du dich so schwer damit, Grenzen zu setzen oder für dich einzustehen, dass du schließlich nach- oder aufgibst?

Für dein Journal

- Wie viele dieser Dysregulationssymptome hast du je erlebt?
- Beobachtest du manche davon an dir eher selten, andere dagegen mit größerer Häufigkeit?
- Hat dich die Dysregulation je in Gefahr gebracht oder eine Beziehung von dir zerstört?

»Dysreguliert« – was bedeutet dieses Wort eigentlich genau?

Der Begriff *Dysregulation* bezeichnet eine Störung der Reaktivität deines Nervensystems. Wird diese getriggert, verändert sich der normale, regulierte Zustand des Nervensystems und geht in einen *dysregulierten* über. Oder anders ausgedrückt: Dann geraten die Dinge aus dem Gleichgewicht.

Den Zustand der Regulation kannst du dir als herrlich gespielte Klaviermusik vorstellen. Die Dysregulation dagegen ist wie eine Katze, die auf die Tasten springt, während der Pianist spielt, und die Musik in beliebigem Rhythmus mit falschen Noten überlagert. Unter diesen Umständen kann sich der Musiker kaum mehr fokussieren und beendet über kurz oder lang sein Spiel. Entsprechend stellt die Dysregulation einen störenden Eingriff in das menschliche Nervensystem dar und erschwert oder unterbindet dessen Funktionieren.

Dysreguliert ist jeder Mensch mitunter mal, und die meisten regulieren sich danach neu, ohne es auch nur zu bemerken. Wer jedoch als Kind misshandelt, missbraucht und/oder vernachlässigt wurde, befindet sich häufiger im Zustand der Dysregulation und hat zumeist auch größere Probleme mit der Neuregulation als andere.

Manche Anzeichen sind klar ersichtlich, emotionale Ausbrüche etwa oder Herzrasen. Andere sind jedoch schwerer zu erkennen, zum Beispiel die Synchronizität von Herzschlag und Atemfrequenz. Solange du reguliert bist, fließen Puls und Atmung in Harmonie miteinander dahin. Wobei sich die Pulsfrequenz beim Einatmen leicht beschleunigt und sich verlangsamt, wenn du ausatmest. (Die je unterschiedliche Zeit, die zwischen zwei Herzschlägen vergeht, wird als Herzfrequenzvariabilität bezeichnet und ist ein Zeichen für die Fähigkeit des Herzens, sich den äußeren und nervlichen Gegebenheiten anzupassen).

Sobald du jedoch dysreguliert bist, kann dein Herz unregelmäßig schlagen und aus dem Gleichklang mit der Atmung herauskommen. Das kann (wie wir heute wissen) das Krankheits- und Infektionsrisiko erhöhen – ohne dass du auch nur das Geringste davon mitbekommst.

Überwiegend entzieht sich die Dysregulation der bewussten Steuerung – allerdings gibt es durchaus Aspekte, die du bemerken und gezielt zu beeinflussen versuchen kannst.

Die meisten von uns, die wir als Kinder traumatisiert wurden, verbringen einen Großteil unserer Zeit im Zustand der Dysregulation. Dabei hattest du bisher womöglich nicht einmal einen Begriff dafür, ganz zu schweigen davon, dass du dabei unterstützt wurdest, die von der Dysregulation verursachten Probleme zu lösen. Die meisten von uns – und du vielleicht auch – machen uns zum Vorwurf, dass wir uns mit Dingen schwertun, die für alle anderen, wie es scheint, ein Kinderspiel sind. Jetzt aber weißt du, dass es sich um eine neurologische Störung handelt – und garantiert nicht dein Fehler ist.

Ein Teil der neurologischen Dysregulation ist die emotionale Dysregulation, die jeden treffen kann, von der traumatisierte Menschen jedoch besonders häufig betroffen sind. Emotionale Trigger lassen sich schwer kontrollieren oder steuern und können deine Wahrnehmung der Wirklichkeit erheblich eintrüben. Diese Emotionen können positiv (etwa wenn man sich verliebt) oder negativ sein (etwa als Reaktion auf eine Ablehnung). Sind sie jedoch dysreguliert, stehen sie in keinem Verhältnis mehr zu ihrer Ursache, der gegebenen Situation – manchmal fallen sie sogar total aus dem Rahmen. Und das ist einer der Aspekte der K-PTBS, die Beziehungen ernsthaft lädieren können und oft auf einen Missbrauch hinweisen.

Ausführlicher beschäftigen wir uns in Kapitel 6 mit der emotionalen Dysregulation. Zuvor befassen wir uns mit der *neurologischen* Dysregulation, die von anderen weniger bemerkt (und deshalb noch weniger verstanden) wird, jedoch objektiv beobachtet und gemessen werden kann. Das EEG (Elektroenzephalogramm) misst die Hirnwellen und zeichnet sie in Form mehrerer Wellenlinien auf, die die Hirnaktivitäten in Echtzeit dokumentieren. Reagiert eine nicht traumatisierte Person auf einen wie auch immer gearteten Stimulus (etwa ein Geräusch, eine Berührung oder eine Ansprache), weisen die Linien harmonische Muster auf – wie sanft dahinfließendes Wasser. Bei Menschen, die als Kind traumatisiert wurden, sehen die Brain-Scans dagegen vollkommen anders aus; in solchen Fällen sind die Wellen nicht in Harmonie, sondern chaotisch wie Wasser in einer Stromschnelle. Selbst wenn der Stimulus an sich gar nicht besonders angsteinflößend oder heftig ist, sind die Muster unregelmäßig. Ein Grund dafür: Das Trauma erschwert es dem Gehirn, Informationen zu verarbeiten und Unwichtiges auszusortieren. Deshalb sind da viele überflüssige Hirnaktivitäten zugange (und genauso fühlt sich eine neurologische Dysregulation auch an).

Auch MRT-Aufnahmen von traumatisierten Menschen mit stressigen Gedanken weisen eine deutliche Veränderung der Hirnaktivitäten auf. So ist unter diesen Umständen der für das Denken zuständige linke frontale Kortex weniger aktiv, während der rechte frontale Kortex, in dem die Emotionen verarbeitet werden, zur gleichen Zeit hell aufleuchtet. Wenn deine Emotionen geweckt werden, möchtest du jedoch auch in der Lage sein zu denken, weil du ja schließlich deuten musst, was da vorgeht, und wissen willst, wie du dich am besten verhältst. Liegt eine K-PTBS vor, wird das logische Denken jedoch unterdrückt, während die Emotionen verstärkt werden (und genauso fühlt sich eine emotionale Dysregulation auch an).

Manche Forschende glauben, eine Dysregulation entstehe als Verteidigungsreaktion auf unerträglichen Stress in der Phase der Kindheit, in der sich das Gehirn entwickelt. So sind wir vielleicht hyperwachsam geworden, um uns vor Gefahren zu schützen, oder haben zu dissoziieren gelernt, um ein Leid zu ertragen, dem nicht zu entkommen war. Unsere unterschiedlichen Reaktionen – das ganze Spektrum von irrationaler Wachsamkeit bis hin zu scheinbarer Gleichgültigkeit – dürften auch erklären, warum Traumatisierte mitunter panische Angst vor Risiken haben und bei anderen Gelegenheiten immer wieder stur dieselben verhängnisvollen Entscheidungen treffen. Wenn du *sagst*, dass du einen Fehler nie wieder machst, und auch *meinst*, dass du ihn nie wieder machst … dann aber den Blick senkst und genau dasselbe wieder tust, ist das eben Ausdruck einer Dysregulation. Menschen, die nie neurologisch dysreguliert sind, fällt es allerdings schwer, ein solches Verhalten zu verstehen, und können Betroffenen nicht immer mit entsprechender Empathie begegnen.

Wenn ein Teil deines Gehirns nicht richtig funktioniert, bist du verwundbar und nicht ganz du selbst. Du kannst die möglichen Risiken einer impulsiven Entscheidung nur schwer abschätzen und hältst alles, was dir dein Gehirn in dem Moment zuflüstert, für die Wahrheit – aber nur, weil es lediglich mit halber Kraft arbeitet!

Wie sich eine Dysregulation anfühlt

Die meisten von uns, die wir eine schwere Kindheit hatten, gehen in dem Gefühl (oder Wissen) durchs Leben, dass wir ein wenig anders sind als die Mehrheit der Menschen. Und allein schon die Dysregulation ist ein Problem, das die einfachsten Dinge geradezu absurd erschweren kann. Dinge wie ein Date, Alleinsein, eine Meinungsäußerung oder auch einfach der Kauf von Schuhen können unser Nervensystem aus dem Gleichgewicht bringen und uns stunden- oder tagelang in ein Labyrinth aus Energiemangel und Aufschieberitis verbannen.

Der Zustand der Dysregulation ist schrecklich, doch hin und wieder »kosten« wir sie auch richtig »aus«, weil ihre Eigenschaft, unsere Funktionsfähigkeit runterzufahren, zugleich eine Art Flucht ist, nach dem Motto: »Wenn ich schon nicht mehr in der Lage bin, richtig zu funktionieren, kann ich mich wenigstens kurz ausruhen!«

Die Dysregulation hat jedoch auch viele Aspekte, die du nicht direkt spürst. Stattdessen zeigen sich nur die »nachgelagerten« Probleme in Sachen Gesundheit, Denk- und Beziehungsfähigkeit mit der Folge, dass du vielleicht starke Rückenschmerzen bekommst, das Zeitgefühl verlierst oder Familienangehörige runterputzt – nur, um dir wieder und wieder vorzunehmen, dass du dich besserst, ohne allerdings zu erkennen, dass dies praktisch unmöglich ist, solange du nicht gelernt hast, dich neu zu regulieren.

Dann wirst du getriggert, und dein Nervensystem reagiert: Stresshormone fließen, die Hirnwellen werden unregelmäßig und ebendie traumabedingten Denk- und Verhaltensweisen, die dir zuvor schon Probleme bereitet haben, stellen sich praktisch automatisch wieder ein.

Es beginnt mit einem Gefühl, fast so wie in den ersten Minuten eines Migräneanfalls oder in dem Moment, in dem eine Droge anfängt zu wirken. Dem schließen sich schnell andere Empfindungen und Verhaltensweisen an, etwa Gefühlsausbrüche und emotionale Taubheit, Verlust der Konzentrationsfähigkeit und Schwierigkeiten, einen Gedanken zu Ende zu bringen. Unter diesen Umständen bist du womöglich nicht einmal mehr in der Lage, die Aufgabe abzuschließen, mit der du dich gerade eben noch befasst hast. Oder du tust dich sogar schwer damit, aufmerksam zu sein, grübelst über irgendeine vage Erinnerung nach, während du versuchst dich auf etwas zu konzentrieren, was sich direkt vor deinen Augen abspielt. Oder du liest ein und denselben Absatz wieder und wieder, schweifst aber ständig ab und erinnerst dich weder daran, was du gerade gelesen hast, noch, wovon du immer wieder abgelenkt wurdest.

Sobald ich dysreguliert bin, werde ich ungeschickt, stolpere über meine eigenen Füße und lasse alles Mögliche fallen. Einmal sind mir an einem einzigen Tag vier Geschirrteile kaputtgegangen, und zwar in vier verschiedenen Situationen. Dass ich dysreguliert bin, merke ich übrigens unter anderem daran, dass sich meine Handschrift verändert und meine Nase »taub« wird.

Wenn du die Symptome der Dysregulation wahrnimmst, sagst du vielleicht, du wärst »ganz durcheinander« oder »nicht ganz bei« dir; womöglich behauptest du auch im Spaß: »Da hatte ich wohl gerade einen Demenzmoment«, wenn du mal etwas vergessen hast oder kurz verwirrt bist. Vielleicht übst du auch Selbstkritik und schämst dich (wobei natürlich die Scham für weitere Dysregulation sorgen kann).

Unter Umständen greift die Dysregulation auf dein Denken und Fühlen über, was bei vielen von uns düstere Gedanken hervorruft. Und genau das ist der Moment, in dem wir in Gefahr geraten, harsche Worte von uns zu geben, oder Dinge tun, die wir eigentlich gar nicht tun wollen – also etwa Leute beleidigen, Beziehungen aufs Spiel setzen oder verstummen und uns im exakt falschen Moment zurückziehen. Womöglich empfinden wir unter diesen Umständen auch ein Gefühl der Verzweiflung und reagieren total impulsiv, aus dem Bauch heraus, oder schlagen wild um uns. Bei diesen Symptomen scheint es sich um bloße Verhaltensprobleme zu handeln, doch dürftest du inzwischen verstanden haben, dass an ihrer aller Anfang die Dysregulation steht.

Nach einem derartigen emotionalen Ausbruch erleben viele von uns eine Phase der Fühllosigkeit beziehungsweise Unfähigkeit, Gefühle zum Ausdruck zu bringen. Es ist ganz so, als hätten wir den Zugang zu ihnen verloren. In diesem Zustand (der Dissoziation) begegnen wir den Menschen, die wir gerade eben noch beleidigt haben, oft mit erstaunlicher Kälte.

Ich weiß noch, dass die Vorschullehrerin von einem meiner Söhne einmal richtig sauer auf mich war, weil ich keine Miene verzog, als sie mir von einem Fehlverhalten des Jungen berichtete. Sie empfand das als unverzeihliche Gleichgültigkeit und warf mir mangelndes Interesse an meinem Kind vor. Dabei war es genau umgekehrt: Mein Sohn war mir so wichtig, dass ich dissoziierte und mein Gesicht jeden Ausdruck verlor (weil ich mich so schämte, dass ich am liebsten im Erdboden versunken wäre).

Zu diesen Reaktionen kommt es nicht unbedingt, weil wir böse, egoistisch oder schwach wären – obwohl wir natürlich alle unsere Defizite haben. In Wahrheit entstehen sie (oder werden verschlimmert), weil das Gehirn dysreguliert ist. Früher wusste das kein Mensch – weder Ärzt*innen noch Therapeut*innen oder Vorschullehrer*innen. Absolut niemand wusste, warum wir reagierten, wie wir reagierten, und warum wir so waren, wie wir waren. Und deshalb wurden wir von anderen dafür genauso be- und verurteilt, wie wir uns selbst be- und verurteilten.

Jetzt aber wissen wir endlich Bescheid: Es liegt alles an der Dysregulation.

NOTIER DIR DEINE ERFAHRUNGEN MIT DYS- UND NEUREGULATIONEN

Mach dir jetzt in deinem Journal die ersten Notizen, die dir helfen sollen, deine Neigung zur Dysregulation wahrzunehmen – zu erkennen, wann es dazu kommt, wie sich das anfühlt und was dir bei der Neuregulation hilft. Hältst du diese Erfahrungen Tag für Tag schriftlich fest, hast du bald ein Muster deiner Dysregulation vor Augen. Dieses Protokoll kann dir auch helfen, deine Trigger zu erkennen (mit denen wir uns in Kapitel 5 eingehender befassen werden).

Achte besonders auf die Momente, in denen du frustriert, überfordert oder geistig weggetreten bist, emotional, verwirrt beziehungsweise vergesslich wirst. Sobald du diese Empfindungen bemerkst, frage dich, wovon die Dysregulation im vorliegenden Fall wohl getriggert worden sein könnte. Notier dir deine Antwort. Und schreib dir auch auf, wann du wieder ruhiger, zentrierter und neu reguliert geworden bist.

Dabei kannst du dich an folgendes Format halten: Schlage eine neue Seite in deinem Journal auf, ziehe in der Mitte eine senkrechte Linie und schreibe links und rechts davon die Überschriften der beiden so entstandenen Rubriken auf. Links geht es um die Ursachen der Dysregulation und rechts um die Dinge, die dir bei der Neuregulation geholfen haben. Schreibe, soviel du magst; aber auch tägliche kurze Notizen genügen schon, um ein Muster zu erkennen, das dich bei der Identifikation von Dysregulationstriggern unterstützen kann.

WANN TRAT DIE DYSREGULATION AUF? GAB ES DAFÜR EINEN TRIGGER? LAG ES AN ETWAS, DAS IM AUSSEN GESCHAH, ODER AN EINEM GEFÜHL/EINER ERINNERUNG? WIE HAT ES SICH ANGEFÜHLT?	WANN WAR ICH ANSCHLIESSEND NEU REGULIERT? WAS HAT MIR DABEI GEHOLFEN? UND WIE HAT ES SICH ANGEFÜHLT?
Als ich heute früh aus Versehen die Kaffeemaschine kaputtgemacht habe, war ich so sauer, dass ich gegen die Schranktür getreten habe. Daraufhin war ich frustriert. Und musste mich beeilen. Auch verzweifelt, weil alles, was wir uns anschaffen, kaputtgeht.	Ungefähr eine Stunde lang war ich völlig durcheinander. Das hat sich gelegt, als ich zum Briefkasten ging; draußen zu sein ließ mich vergessen, wie sauer ich war. Die Sonne hat mir gutgetan.
Ich kam zu spät zur Arbeit. Hab mich so geschämt! Alle mussten auf mich warten, hab mich schnell ins Meeting geschlichen, fand dann die Handouts nicht. Total nervös. Lisa angeraunzt. Mich noch mehr geschämt.	Die Kollegen haben mich bei der Präsentation unterstützt. Als ich das merkte, wurde ich gleich ruhiger. Langer, schneller Spaziergang in der Mittagspause, hab dabei alles abgeschüttelt. Ängste und Verstimmungen aufgeschrieben, bis ich wieder richtig denken konnte.
Sadie sagte, mein Verhalten wäre zu krass, und hat das Telefonat abgebrochen. War sauer, wollte sie aber auch unbedingt dazu bringen, weiter mit mir zu sprechen (hab jedoch nicht zurückgerufen, puh!). War echt überfordert. Hab sogar das Abendbrot vergessen. Geheult.	Die Tränen haben anscheinend geholfen! War traurig, aber auch neu reguliert.

Warum du unbedingt lernen solltest, dich neu zu regulieren

Das Ziel der Neuregulation besteht darin, dass du dich längere Zeit über gut fühlst – innerlich stabil, mental klar und in engem Kontakt mit den Geschehnissen um dich herum bist. Denn im Zustand der Regulation sind deine Emotionen nicht bloß Projektionen aus der Vergangenheit, sondern stellen authentische Rückmeldungen auf Menschen und Erfahrungen dar. Da deine Stressreaktionen unter diesen Umständen »angemessen« statt überdimensioniert sind, wirst du auch in die Lage versetzt, gesunde Beziehungen aufzubauen, und dich nicht mehr sofort binden, nur um die Leute bei nächster Gelegenheit wieder von dir zu stoßen. Im Zustand der Regulation kannst du auch die Zeichen, die dich davor warnen, destruktive Personen in dein Leben zu lassen, leichter erkennen.

Manche sagen, reguliert zu sein, fühle sich an, als wären die Nervenzellen mit einem Mal wieder online oder ihre Sinne zu neuem Leben erwacht.

Ja, reguliert zu sein, fühlt sich einfach *gut* an. Und jetzt verrate ich dir ein kleines Geheimnis: Du weißt sogar schon, wie es geht. Somit besteht der nächste Schritt für dich nun darin, dafür zu sorgen, dass du es noch besser hinkriegst. Das braucht zwar ein wenig Übung, den Unterschied jedoch spürst du sofort. Denn wenn's klappt, kannst du die Dinge tun, die dich glücklich und zufrieden machen, und mit allem aufhören, was dir Probleme bereitet. Dann kannst du dich der Welt so präsentieren, wie es deiner Bestimmung entspricht, ohne überflüssige Dramen und jene Verwirrung, die deinen Fortschritt momentan noch behindert und dich am Boden hält.

Instinktiv sehnst du dich vermutlich schon dein ganzes Leben lang nach Ruhe und Fokussierung. Denn auch diese Fähigkeit zur Steuerung von Nervensystem und Emotionen ist schon immer ein Teil von dir. Und hast du dir erst einmal Zugang zu ihr verschafft, rückt die Transformation deines gesamten Lebens in greifbare Nähe.

Auch das Erlernen der Neuregulation gehört zum Leben mit dazu

Stell dir ein Neugeborenes in Not vor. Seine Haut ist gerötet, die Muskeln haben sich verhärtet, es drückt den Rücken durch und weint voller Verzweiflung. Neugeborene haben noch nicht gelernt, sich zu regulieren – und das sieht man eben auch. Sobald nun ein Elternteil das Baby in den Arm nimmt und es füttert, beginnt es sich zu beruhigen, ist nicht länger dysreguliert und verzweifelt, sondern gerät stattdessen in den ruhigen, getrösteten, gleichwohl wachen Zustand der Regulation.

Als meine Kinder noch Babys waren, habe ich diese Veränderung oft beobachten können, daran erinnere ich mich noch genau. Intuitiv wusste ich, dass sie »nicht ganz bei sich« waren, wenn sie Hunger hatten oder es ihnen aus anderen Gründen schlecht ging. Und genauso klar war mir, dass Nahrung, Berührung sowie meine liebevolle Zuwendung bewirkten, dass sie wieder zu sich kamen. Das nennt man Co-Regulation. Und neuere Forschungsergebnisse weisen darauf hin, dass alle Menschen – Erwachsene wie auch Kinder, ja sogar Tiere – dazu neigen, sich dem Regulations- (oder auch Dysregulations-)Level anderer anzupassen.

Daran liegt es auch, dass der Mangel an aufmerksamer Fürsorge die normale Entwicklung von Nervensystem und Selbstregulation von Kindern so stark schädigen kann. Und zugleich ist es der Grund, warum es Eltern, die selbst dysreguliert sind, so schwerfällt, ihrem Kind bei der Selbstregulation zu helfen. So entsteht leicht ein Teufelskreis: Das Kind schreit wie am Spieß, die Dysregulation des Elternteils verschlimmert sich, was wiederum das Kind noch mehr aufwühlt, ganz egal, was der oder die Erwachsene anstellt, um es zu beruhigen. Weil die beiden Nervensysteme einander *spüren*. Ich werde oft gefragt, wie man dysregulierten Kindern und Angehörigen helfen könne. Und ich gebe immer dieselbe Antwort: dadurch, dass die Erwachsenen selbst lernen, sich neu zu regulieren. Weitere Tipps findest du am Ende dieses Kapitels.

Nun, da du weißt, wie sich der Zustand der Dysregulation anfühlt, und du ihn mit den aus ihr resultierenden Symptomen in Verbindung bringen kannst, erlebst du möglicherweise einen Aha-Moment, der sich gewaschen hat. Jetzt wird es nämlich richtig spannend!

Vielleicht erkennst du mittlerweile überall Dysregulationen: nicht nur bei dir selbst, sondern auch bei Freund*innen, Angehörigen, Kolleg*innen, bei Fremden, denen du auf der Straße begegnest, genauso wie bei Promis und selbst an frei erfundenen Romanfiguren. Ganz richtig! Denn all das, was du bislang für dein persönliches Versagen gehalten hast, erweist sich nun als etwas ganz Normales, das nicht dein Fehler ist. Du weißt, dass du bereits heilst.

Lass uns jetzt noch mal kurz rekapitulieren, was wir schon alles behandelt haben und nun bereits über die Dysregulation wissen:

- Ein Kernsymptom von Traumatisierungen im Kindesalter stellt die neurologische Dysregulation dar, und sie ist es auch, die die meisten anderen Symptome hervorruft beziehungsweise fördert. Die Bedeutung, die sie für komplexe posttraumatische Belastungsstörungen hat, ist jedoch erst seit Kurzem bekannt.
- Alle Menschen sind hin und wieder dysreguliert, regulieren sich aber über kurz oder lang auch wieder. Bei Leuten mit einer K-PTBS tritt die Dysregulation dagegen häufiger auf und hält länger an, als es im Bevölkerungsdurchschnitt der Fall ist.
- Die Dysregulation wird von Triggern ausgelöst – also von äußeren Stimuli (wie Krach beziehungsweise ständigen Störungen) oder inneren Reizen (etwa in Form einer Erinnerung, eines Gefühls oder eines körperlichen Schmerzes).
- Manche Anzeichen der Dysregulation sind – körperlich, mental und emotional – spürbar, andere nicht.
- Einer der wirkstärksten Heilansätze sind das Erkennen der Dysregulation und die schnelle (sowie möglichst langfristige) Neuregulation.

Die Grundlagen der Neuregulation

Sich effektiv neu regulieren zu lernen, hört sich schwierig an, stellt aber eine Fertigkeit – sowohl eine Handlungsabfolge als auch einen Lebensstil – dar, die du dir Schritt für Schritt aneignen kannst. Wenn du dich an die folgenden Punkte hältst, lernst du alles, was dafür nötig ist, und motivierst dich auch, langfristig durchzuhalten.

1. Mach zweimal am Tag deine tägliche Übung.
2. Notier dir in den nächsten Wochen, wann du dysreguliert warst und wie du aus diesem Zustand wieder rausgekommen bist (siehe dazu noch einmal die Anweisungen auf Seite 107). Schreib dir unbedingt alle Trigger und Strategien zur Neuregulation auf, die dir bewusst werden.
3. Mach mindestens 20 Minuten Sport pro Tag, vorzugsweise im Freien. Laufe, walke oder tu, was immer du tun kannst, um deine Herzfrequenz zu erhöhen und ins Schwitzen zu kommen.
4. Lies dir die folgende Liste (»Notfallmaßnahmen zur Neuregulation«) durch und halte sie stets griffbereit. Das gilt gegebenenfalls auch für die »Tipps, wie du anderen helfen kannst, wieder in die Regulation zu kommen«.

Notfallmaßnahmen zur Neuregulation

1. ACHTE DARAUF, WANN DU DYSREGULIERT BIST. Wirst du von Emotionen schier überflutet? Von Adrenalin überschwemmt? Gerätst du in Panik? Dann sage dir: »Das ist nur eine emotionale Reaktion.« In dem Moment drosselst du am besten dein Tempo und gehst sowohl mit dir selbst als auch mit anderen so mitfühlend um, dass du nichts sagst oder tust, was du später bereuen könntest.

2. BRING DICH IN SICHERHEIT. Auto fahren solltest du jetzt nicht. Fahr rechts ran und lass dir genügend Zeit. Solltest du von einem Streit getriggert worden sein, unterbrich die Unterredung jetzt mit freundlichen Worten wie etwa: »Ich möchte mich sehr gern weiter mit dir unterhalten, muss mich jetzt aber erst mal kurz beruhigen und wieder zu mir kommen.« Willst du die andere Person nicht wissen lassen, dass du dich getriggert fühlst, sag ihr, du müsstest mal auf die Toilette. Und wenn du am Telefon bist, kannst du behaupten, dass gerade ein anderer Anruf reinkommt und du zurückrufst. Lass dich in dieser Situation keinesfalls auf eine weitere Diskussion ein, sondern finde einen Weg, eine Pause zu bekommen.
3. VERSCHAFF DIR ETWAS ZEIT. Entferne dich, wenn möglich, von der anderen Person. Verlass das Zimmer, geh, wenn es sein muss, zur Not auch ins Bad. Schließlich braucht niemand zu wissen, was du tust. Nimm dir nötigenfalls auch noch länger Zeit, bevor du irgendetwas zu regeln versuchst.
4. STAMPF MIT DEN FÜßEN AUF. Du wirst überrascht sein, wie wirksam dich das in die Gegenwart beziehungsweise in deinen Körper zurückbringt. Beim Aufsetzen der Füße sagst du abwechselnd stumm vor dich hin: »Rechts. Links. Rechts. Links.« Das hilft deinem Gehirn, in die Neuregulation zu kommen.
5. ATME TIEF DURCH und konzentriere dich dabei besonders aufs Ausatmen.
6. DRÜCK DIE ZUNGE VON HINTEN GEGEN DEINE ZÄHNE. Mit diesem Trick kommst du ganz schnell wieder in deinen Körper zurück.
7. SETZ DICH UND SPÜR DAS GEWICHT DEINES GESÄSSES AUF DEM STUHL. Diese Maßnahme eignet sich – genau wie Punkt 6 – hervorragend dazu, schnell in den Körper zurückzukehren.
8. ISS ETWAS. Im Stress sehnst du dich vermutlich nach Kohlenhydraten, speziell Zucker. Dabei sind es die proteinreichen Lebensmittel, die dir helfen, dich zu erden.

9. WASCH DIR DIE HÄNDE. Spür dabei das Wasser und die Seife auf der Haut. Warmes Wasser wirkt besonders beruhigend.
10. LASS DICH GANZ FEST DRÜCKEN. Ist gerade niemand zur Stelle, der oder die dafür infrage kommt, kannst du dich mit dem Rücken in eine Zimmerecke stellen und die Arme so doll um dich legen, dass du den Druck am ganzen Oberkörper spürst. Denn wir Menschen sind so programmiert, dass Umarmungen uns beruhigen.

Tipps, wie du anderen helfen kannst, wieder in die Regulation zu kommen

Mit der Dysregulation ist es wie mit dem Gähnen: Fängt eine(r) damit an, ist es ausgesprochen schwer, dem Beispiel nicht zu folgen, insbesondere wenn es sich bei der dysregulierten Person um einen Mitbewohner oder eine Mitbewohnerin handelt. Denn Paare, Familien oder auch Gruppen werden mit der Zeit zu einer Art neuralem Ökosystem, bei dem eine(r) eine Reaktion an den Tag legt und die anderen sie über kurz oder lang übernehmen.

Zu erkennen, ob man dysreguliert ist, ist gar nicht immer so einfach. Vielleicht spürst du, dass du dich anspannst und dysregulierst, ohne zu wissen, warum eigentlich. Das kann ein deutlicher Hinweis darauf sein, dass jemand anders zuerst dysreguliert war. Bei Leuten, die du sehr gut kennst, nimmst du das wahrscheinlich eher wahr. Dann kannst du Folgendes tun, um ihnen zu helfen (dieselben Tipps gelten selbstverständlich auch, wenn jemand dir helfen will, aus der Dysregulation herauszukommen):

- Bleib präsent. Beobachte die Person und sei mit ruhiger Fokussierung ganz bei ihr.
- Mach langsam. Sprich ruhig und nicht zu schnell. Vermeide plötzliche Bewegungen.
- Wenn du ein Gespräch anfangen möchtest, kannst du so etwas sagen wie: »Es wirkt, als würdest du in die Dysregulation gehen. Sollen wir das Ganze lieber etwas ruhiger angehen?«

- Sprich möglichst wenig. Und mach auf jeden Fall viele Pausen, in denen dein Gegenüber sich äußern oder in der Stille wieder etwas zu sich kommen kann.
- Wenn du unbedingt etwas sagen willst, fass dich kurz. Teile nicht zu viele Informationen, und halte vor allem keine Vorträge.
- Frag dein Gegenüber nicht ständig, ob alles in Ordnung ist oder ob die Person etwas braucht. Erkundige dich einmal und warte dann gegebenenfalls ab, bis sie um deine Aufmerksamkeit oder Unterstützung bittet.
- Versuch nicht, dich in die Person »hineinzuversetzen«. Erklär ihr nicht, worum sich ihre Dysregulation deiner Meinung nach dreht, und halte ihr keinen wissenschaftlichen Vortrag. Es ist wirklich wichtig, dass jede(r) Raum genug hat, sich selbst auf die Spur kommen zu können.
- Frag die Person gern, ob sie eine feste Umarmung möchte, mach aber keine große Sache daraus, wenn sie die lieber nicht will.
- Respektiere den physischen Raum der Person. Halte etwas Abstand und frage nach, bevor du sie berührst oder näher an sie heranrückst: »Möchtest du, dass ich mich zu dir setze?« Sei jedoch auch bereit, auf eine Berührung zu verzichten, wenn du das Gefühl hast, sie damit triggern zu können.
- Sollte die Atmosphäre zwischen euch angespannt oder aufgeladen sein, kannst du – ganz neutral und ohne Wut und Aggressionen – eine fünfminütige Pause vorschlagen. Mach einen Vorschlag, wie ihr anschließend wieder zueinander finden könnt. Anderenfalls besteht die Gefahr, dass du unabsichtlich alte Verlustängste triggerst.
- Hab Geduld. Nimm nichts, was dein Gegenüber in dieser Situation sagt oder tut, persönlich.
- Bleib ganz auf dich fokussiert, während sich die andere Person neu reguliert. Gespräche über Dysregulationen und was in solchen Momenten hilft, werden am besten immer dann geführt, wenn alle reguliert und gelassen sind.

In diesem Kapitel haben wir über die wichtigsten neurologischen Aspekte der Dysregulation gesprochen. Im nächsten Kapitel erkläre ich dir, woran du deine Trigger erkennst und was du tun kannst, um sie einzuhegen. In Kapitel 6 wenden wir diese Informationen dann auf die emotionale Dysregulation und die Frage an, was wir gegen sie tun können.

KAPITEL 5

TRIGGER FÜR DYSREGULATION ERKENNEN UND HEILEN

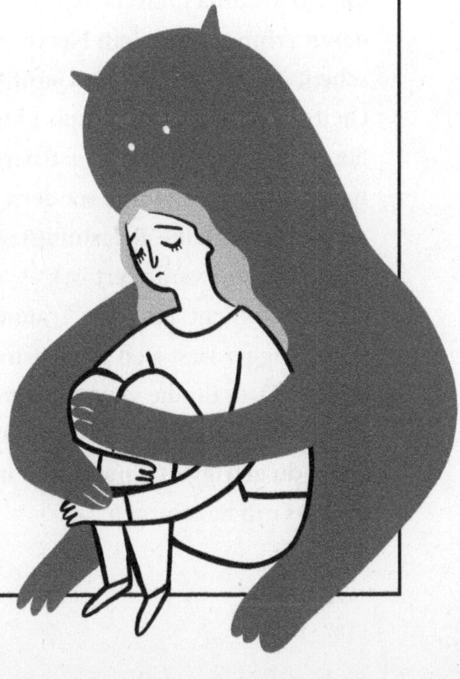

Im Allgemeinen verstehen wir unter »getriggert« in unserer Kultur »aufgebracht« oder »beleidigt«. Für unsere Zwecke bezeichnen wir als Trigger jedoch alle inneren oder äußeren Geschehnisse (Stimuli), die zu einer Dysregulation führen.

Trigger sind die Verbindungsglieder zwischen deinen früheren schlechten Erfahrungen und der Art und Weise, wie sich diese alten Wunden in deinem heutigen Leben niederschlagen: Denn dein Trauma war es, das diese Trigger hervorgebracht hat, und ebendiese Trigger lösen die Dysregulation aus, die ihrerseits zu Isolation und selbstschädigendem Verhalten führt.

In diesem Kapitel helfe ich dir, die Trigger deiner Dysregulation zu erkennen, und zeige dir, wie du anfangen kannst, sie einzuhegen. Denn je weniger du getriggert wirst, desto freier bist du, ganz du selbst zu sein und die Dinge zu tun, an denen du Freude hast.

Deine zweite Option besteht darin, deine Trigger zu vermeiden, was zwar oft das Vernünftigste wäre, aber nicht immer möglich (etwa, wenn du vom Weinen und Schreien deines Babys getriggert wirst) und auch nicht unbedingt wünschenswert ist (zum Beispiel der Verzicht auf jegliche zwischenmenschliche Kontakte).

Trigger entwickeln sich fast automatisch als Reaktion auf die Wunden, die das Trauma hinterlassen hat: Dir ist etwas Erschütterndes zugestoßen; daran erinnert sich dein Nervensystem und assoziiert es mit einem Menschen, einem Ort, einem Gefühl oder auch einem Geruch oder dergleichen. Wird der Trigger nun aktiviert, reagiert das Nervensystem so, als fände die Ursprungstraumatisierung ein weiteres Mal statt: Es setzt nicht nur Stresshormone frei, sondern löst auch die neurologische Dysregulation aus (weil deine Belastungsreaktion aufgrund der realen Traumatisierung ja bereits verändert ist).

Jedoch nicht aus allen Traumafolgen gehen Trigger hervor, und nicht jeder Trigger lässt sich zweifelsfrei auf eine bestimmte Erfahrung zurückführen. Dass du die genauen Ursachen all deiner Trigger kennst, ist auch gar nicht erforderlich. Es kommt lediglich darauf an, dass du es merkst, wenn du getriggert wirst. Denn nur so kannst du deine Reaktionen darauf in den Griff bekommen.

Nicht jeden Trigger spürst du sofort. Oft nimmst du eher das Gefühl der beginnenden Dysregulation wahr, das sich in deinem Nervensystem ausbreitet. Dann registrierst du vielleicht, dass dein Herz anfängt zu rasen, oder spürst die rasche Ausschüttung des Adrenalins. Womöglich fühlst du dich aber auch mit einem Mal benommen oder wie aus Holz, bringst keinen Satz mehr angemessen zu Ende, wirst plötzlich so sauer, dass du am liebsten laut schreien würdest, oder gerätst in Panik, spielst mit dem Gedanken, deinen Job an den Nagel zu hängen, dir eine Zigarette zu besorgen, oder fragst ebendie Person, die dich verletzt hast, ob sie nicht bitte, bitte noch etwas bei dir bleiben kann. Außerdem können Trigger bewirken, dass du erstarrst … oder absolut gar nichts mehr fühlst.

Apropos: Das meiste, was du fühlst, wenn du getriggert bist, ist die Dysregulation, die zeitweise die Kontrolle über dein Nervensystem an sich reißt. Die Folge ist, dass du nicht mehr richtig denken, dich vor Gefahren schützen oder deine Worte und Taten mit Bedacht wählen kannst. Unter diesen Umständen besteht die Gefahr, dass du dich selbst retraumatisierst, indem du Leute von dir stößt oder ihnen aus dem Weg gehst – nur um bloß kein weiteres Mal getriggert zu werden. Womöglich verfällst du auch in andere selbstschädigende Verhaltensweisen, die dir – und sei es auch nur für einen kurzen Moment – helfen, dein mentales und emotionales Chaos ein wenig abzumildern.

Du kannst die Vergangenheit nicht ungeschehen machen. Und du kannst auch niemanden – geschweige denn die ganze Welt – davon abhalten, dich so sehr zu triggern (obwohl wir das sicher alle versucht haben). Wenn du aber ganz oder jedenfalls teilweise aufhörst, auf die Trigger zu reagieren, werden nur noch die wenigsten Traumasymptome aktiviert werden. In diesem Kapitel legen wir den Schwerpunkt darauf, deine Trigger dingfest zu machen, und unternehmen erste Schritte, um sie zu beschwichtigen.

Sind diese weitverbreiteten Trigger auch dir bekannt?

Erinnere dich: Wir verstehen unter einem Trigger ein (inneres oder äußeres) Geschehnis, das eine Dysregulation zur Folge hat. Trigger können nicht nur Dinge sein, die du hasst (zum Beispiel, angeschrien zu werden), sondern auch Angelegenheiten, über die du dich freust (etwa eine berufliche Beförderung). Das Problem ist nur, dass das jeweilige Phänomen eben die Dysregulation hervorruft, die ihrerseits Isolation und selbstschädigendes Verhalten bei dir fördert.

Vielleicht hast du den Zusammenhang von Trigger und Reaktion bisher noch nie bemerkt. Dazu ein Beispiel: Die Erfahrung des Kritisiertwerdens kann eine emotionale Dysregulation bei dir auslösen und dazu führen, dass du aggressiv auf einen geliebten Menschen losgehst. In Eile zu sein, löst womöglich eine neurologische Dysregulation aus, in deren Verlauf du über einen Läufer stolperst, während du dich für die Arbeit fertig machst. Leute, die alle gleichzeitig reden, können eine dysregulierte Panikreaktion hervorrufen, in deren Verlauf sich deine Herzfrequenz beschleunigt. Einsamkeit (im Zustand der Dysregulation) kann dich triggern, eine ganze Tüte Chips auf einmal zu verschlingen.

ERKENNE DEINE TRIGGER

Im Folgenden stelle ich dir eine Reihe von Fragen über weitverbreitete Trigger. Halte dein Journal griffbereit, um dir beim Lesen aufschreiben zu können, welche Trigger du kennst und wie es sich anfühlt, wenn sie aktiviert werden. Darüber hinaus kannst du dir Strategien zur Einhegung des jeweiligen Triggers notieren. Die Fragen, die sich auf Trigger beziehen, mit denen du noch nie in Berührung gekommen bist, darfst du gern überspringen.

Auf den Seiten 125–127 findest du eine längere Liste von Triggern. Die kannst du zum Anlass nehmen, die deinen abzuschätzen beziehungsweise zu bewerten und diejenigen zu markieren, die dich am meisten beeinträchtigen.

Menschen, Gruppen und Isolation

- Welche Menschen (Individuen oder Gruppen) triggern dich? Und warum?
- Woran erkennst du es, wenn dich in Gesellschaft (oder auch allein) etwas triggert?
- Welche Strategien könnten dir helfen, mehr im Gleichgewicht zu bleiben?

Verlassenwerden

- Glaubst du, dass du (im Vergleich zu nicht traumatisierten Menschen) unverhältnismäßig intensiv auf das Gefühl des Verlassenwerdens reagierst – wenn du beispielsweise von jemandem abgelehnt oder in einer Gruppe ignoriert wirst? Oder wenn du auf jemanden wartest, der sich erheblich verspätet?
- Wie wirkt sich das auf deine Stimmung, dein Denken oder auch deinen Körper aus?
- Welche Menschen oder Situationen aktivieren bei dir den Trigger des Verlassenwerdens?
- Was kannst du tun, um dich von diesem Trigger nicht überwältigen zu lassen, wenn du das nächste Mal merkst, dass dein Trauma des Verlassenwerdens neu stimuliert wird?

Eile, Hektik und Überlastung

- In welchen Situationen gerätst du in Eile?
- Triggert Hektik bei dir einen Zustand der Dysregulation? Und wie fühlt sich der an?
- Wie viel Zeit oder Aktivitäten gehen dir aufgrund von Gefühlen der Hektik und Überlastung verloren? Nenne eine ungefähre Prozentzahl.
- Was kannst du tun, um die Intensität deiner Dysregulation zu verringern?
- Was könnte dir in derartigen Situationen helfen, dich schneller neu zu regulieren?

Für sich eintreten oder nicht

Unter »für sich eintreten« verstehe ich, sich für die eigenen Interessen und Bedürfnisse einzusetzen oder auch sich zu verteidigen, wenn dies Mut verlangt.

- Trittst du für dich ein, wenn du *einigermaßen reguliert* bist?
- Und dann? Gerätst du in den Zustand der Dysregulation?
- Trittst du manchmal auch für dich ein, wenn du *bereits dysreguliert* bist? Was geschieht unter diesen Umständen?
- Trittst du mitunter auch *nicht* für dich ein, obwohl du das Gefühl hast, es eigentlich tun zu müssen? Warum? Oder warum nicht? Spielt die Angst vor der Dysregulation in dieser Situation eine Rolle?
- Zähle (schriftlich) Strategien auf, die dir helfen, so kontrolliert für dich einzutreten, dass es nicht zur Dysregulation kommt.

Die Thematisierung der Traumatisierung

- Was geschieht, wenn du Leuten von der Traumatisierung in deiner Kindheit erzählst? Und wie fühlt es sich an?
- Hast du je bereut, jemandem davon erzählt zu haben? Und wenn ja, warum?
- War es je ein Problem für dich, *nicht* über deine Traumatisierung gesprochen zu haben?
- Wie kannst du die Frage, wem du wann wie viel anvertraust, so beantworten, dass du Menschen nahe sein kannst, ohne in den Zustand der Dysregulation zu geraten?

Ignoriert werden

- In welchen Situationen bist du schon ignoriert oder übersehen worden? Hat dich das getriggert? Und was macht es sonst noch mit dir?
- Bist du je ignoriert worden und hast darauf überreagiert? Was genau hat sich da abgespielt?
- Richtest du es unbewusst öfter so ein, dass du in Situationen gerätst, in denen dir zu wenig zugehört wird und du nicht genügend Unterstützung erhältst? Erkennst du da ein Muster bei dir?
- Welcher Strategien kannst du dich bedienen, um dich so auszudrücken und deine Bitten so zu formulieren, dass dir die anderen genügend Aufmerksamkeit widmen?

DIE EINSTUFUNG DEINER TRIGGER

Nun, da du etwas Klarheit darüber erlangt hast, ob und inwiefern du von den meistverbreiteten Triggern beeinträchtigt wirst, lies dir die bereits erwähnte folgende Liste durch und folge den Anweisungen zur Bewertung deiner Antworten.

Nicht alle Trigger sind gleich. Während die einen harmlos sind, können die anderen dein Leben ganz erheblich durcheinanderbringen, sei es dadurch, dass sie es dir schwerer machen zu arbeiten, zwischenmenschliche Beziehungen aufzunehmen oder Freude zu empfinden. Bei dieser Übung hast du die Chance, diejenigen Trigger zu erkennen, die die meiste Aufmerksamkeit benötigen, und sie entsprechend zu gewichten.

In Spalte A kannst du dir auf einer Skala von 0 bis 3 notieren, wie oft dich der jeweilige Trigger erfasst (0 = gar nicht, 3 = ständig).

In Spalte B kannst du dir auf einer Skala von 0 bis 3 notieren, wie negativ sich der entsprechende Trigger auf dein Leben auswirkt (0 = gar nicht, 3 = sehr negativ).

In Spalte C multiplizierst du den Wert von Spalte A mit dem von Spalte B. Die Gesamtsumme liegt irgendwo zwischen 0 und 9.

Sind diese weitverbreiteten Trigger auch dir bekannt?

WEITVERBREITETE TRIGGER	A. WIE OFT SKALA VON 0–3	B. WIE SEHR SKALA VON 0–3	C. SUMME A MULTIPLIZIERT MIT B
Isolation			
Verlassenwerden			
Eile			
Überforderung			
Gefühl, übersehen zu werden			
Gefühl, ausgeschlossen zu sein			
Gefühl, beurteilt zu werden			
Gefühl, herablassend behandelt zu werden			
Gefühl, ungerecht behandelt zu werden			
Gespräche über frühere Traumatisierung			
für sich eintreten			
nicht für sich eintreten			
Dysregulation bei anderen			
große Menschenmengen			
versetzt werden			
Gefühl, kein Vertrauen zu genießen			
Gefühl, belogen zu werden			
Gesellschaft betrunkener/ bekiffter Leute			
einen Fehler machen			
um Hilfe bitten			

WEITVERBREITETE TRIGGER	A. WIE OFT SKALA VON 0–3	B. WIE SEHR SKALA VON 0–3	C. SUMME A MULTI-PLIZIERT MIT B
Nähe geliebter Menschen			
Emotionen zeigen			
Schlafmangel			
Autofahren			
öffentliches Reden			
Grenzen setzen			
Nein sagen			
Verlegenheit			
Sex			
Berührung			
gewalttätige/angst-einflößende Serien/Filme			
aus dem Schlaf gerissen werden			
Empfinden von Eifersucht			
Gefühl, nicht dazuzugehören			
etwas nicht begreifen (was andere verstehen)			
Gefühl, in der Falle zu sitzen			
Gefühl, nicht willkommen zu sein			
Gefühl, nicht kompetent genug zu sein			
Gefühl, beschuldigt zu werden			

Sind diese weitverbreiteten Trigger auch dir bekannt?

WEITVERBREITETE TRIGGER	A. WIE OFT SKALA VON 0–3	B. WIE SEHR SKALA VON 0–3	C. SUMME A MULTIPLIZIERT MIT B
Selbstverteidigung			
körperliche Schmerzen			
schlechte Träume			
Bitten äußern			
Erbetenes nicht bekommen			

Deine bedeutendsten Trigger

Schau dir jetzt deine Werte in Spalte C an und kreise alle ein, die 7, 8 oder 9 betragen. Das sind deine wichtigsten Trigger.

TRIGGER-AKTIONSPLAN

Sobald du deine hauptsächlichen Trigger (also diejenigen, die bei dir am häufigsten aktiviert werden und/oder dich vor die größten Probleme stellen) erkannt hast, schreibe sie dir nacheinander auf. Nun kannst du festlegen, wie du künftig mit ihnen umgehen möchtest, indem du folgende Fragen dazu beantwortest:

- Kannst du den Trigger vermeiden? Und wenn ja, wie?
- Kannst du deine Reaktion auf diese Trigger abschwächen? Und wenn ja, wie?

Und so könnten deine Notizen in etwa aussehen:

WICHTIGSTE TRIGGER	KANNST DU IHN VERMEIDEN? WIE?	KANNST DU ANDERS AUF IHN REAGIEREN? WAS MUSST DU DAFÜR TUN?
Menschen, die Alkohol trinken	Nein, ich kann den Geschäftsessen mit den Kolleg*innen NICHT entgehen und kann den Leuten auch das Trinken nicht verbieten.	Muss Wege finden, mich bei Geschäftsessen weniger triggern zu lassen. Vorher immer die tägliche Übung machen. Aufhören, den Kolleg*innen die Schuld dafür zu geben, dass ich mich unwohl fühle. Sie machen ja nichts verkehrt. Werde mich vor- und nachher bei meiner Freundin melden, die auch die tägliche Übung macht.
Verkehrsstau	Ja, diesem Stress kann ich entgehen, indem ich früher oder später zur Arbeit fahre.	Im Stau kann ich mich bewusst auf meinen Atem konzentrieren und mir sagen: »Es ist bloß ein Stau, der geht vorüber.«

Natürlich wirst du weder alle Trigger noch jede deiner Reaktionen steuern können. Doch mit den Plänen zum künftigen Umgang mit deinen Triggern stellst du entscheidende Weichen zur Heilung der Dysregulation.

Deine Morgenroutine

Jetzt weißt du also über die neurologische Dysregulation und die sie auslösenden Trigger Bescheid. Du machst die tägliche Übung und hast angefangen, ein Journal zu führen. Dein nächster Schritt besteht nun darin, all das zu einer Morgenroutine zusammenzufügen, die dir hilft, dich zu regulieren und den ganzen Tag über reguliert zu bleiben.

Wahrscheinlich ist dir schon aufgefallen, dass du mal mehr und mal weniger reguliert bist. An manchen Tagen geht es dir gut und du bist völlig ausgeglichen – an anderen dagegen bist du ziemlich durcheinander. Und das nicht unbedingt, weil dich irgendetwas getriggert hätte. Manchmal kommt so was auch einfach von innen.

Ich brauche meine Morgenroutine nicht nur, um Energie zu tanken und mich zu fokussieren, sondern auch, um jenes Gefühl der Überforderung abzuwehren, das mich immer dann ganz früh am Tag heimsucht, wenn ich für die aus meinem Inneren resultierende Dysregulation besonders anfällig bin.

Vernachlässige ich meine Morgenroutine, ist besagtes »Mir wird alles zu viel« durchaus in der Lage, mein Nervensystem zu kapern. Eine Tasse Kaffee kann ich mir immer holen, dann aber muss ich sofort anfangen zu schreiben, um anschließend zu meditieren, ein paar Dehnübungen zu machen und zu duschen. Gucke ich stattdessen auf mein Handy, sehe mir die Nachrichten an oder schaue nach den vielen Benachrichtigungen, die auf mich warten, kann mein ganzer Tag kippen und ich bin womöglich stundenlang wie benebelt und nervös.

An schlechten Tagen ist die Routine für mich wie Medizin – während ich sie an guten sozusagen »vorbeugend nehme«. Da ich es regelmäßig tue, ist es zur Gewohnheit geworden, und ich reguliere mich allmorgendlich neu, sobald mein Stift mit dem Papier in Kontakt kommt. Auf diese Weise gebe ich meinem gesamten Tag den Ton vor. Deine Morgenroutine kann natürlich anders aussehen. Meine geht so:

1. Um sechs Uhr früh aufwachen, aufstehen und das Bett machen.
2. Die Katze füttern, eine Kanne Kaffee kochen (ich liebe Kaffee, weiß aber, dass das nicht für alle gilt). Ein Glas Wasser trinken, während der Kaffee durchläuft, fünf bis zehn Minuten Dehnübungen. An besonders ambitionierten Tagen mache ich noch ein paar Squats oder einfache Push-ups und in außergewöhnlich begnadeten Ausnahmefällen den Sonnengruß, den ich mal im Yoga gelernt habe.

3. Bei einigermaßen gutem Wetter gehe ich ein paar Minuten raus – wenn's regnet, bleibe ich auf der Veranda, freue mich aber, wenigstens einen Blick auf die Bäume und den Himmel werfen und den Duft der frischen Morgenluft genießen zu können.
4. Danach mache ich die tägliche Übung: Ängste und Verstimmungen aufschreiben, dabei Kaffee trinken. Anschließend auf bequemem Stuhl (mit Decke) meditieren. So kommt mein Geist zur Ruhe und öffnet sich der Inspiration.
5. Vorsätze für den Tag fassen, aufschreiben, was ich erledigen möchte.
6. Laptop und Kalender öffnen, mit dessen Hilfe ich den heutigen Arbeitstag bereits am Vorabend geplant habe. Eventuelle Anpassungen vornehmen.
7. Duschen; abschließend zwei Minuten lang mit kaltem Wasser (super Neustart fürs Nervensystem!).
8. Anziehen, Frühstück machen, Platz nehmen und essen, während ich E-Mails lese und beantworte, mir die neusten YouTube-Kommentare ansehe und *erst dann* die Nachrichten. Dafür stelle ich mir vorsichtshalber einen Timer, weil immer die Gefahr besteht, dass ich die Zeit aus den Augen verliere, wenn ich im Internet bin.
9. Geschirr spülen und das Haus aufräumen (was herrlich regulierend wirkt).
10. Schneller 20-minütiger Spaziergang. Um acht fange ich an zu arbeiten.

So also sieht meine Morgenroutine aus. Und ja, zwischen Aufwachen und meinem Arbeitsbeginn am Schreibtisch liegen bei mir ungefähr zwei Stunden (mein Arbeitsweg sind die sechs Meter zwischen dem Hintereingang des Hauses und meinem Studio/Büro). Und weil es gelegentlich terminbedingt nicht anders geht, muss ich manchmal auch Teile meiner Routine auslassen.

Solange ich die Schritte 1 bis 7 nicht absolviert habe, versuche ich sehr entschieden, mich weder meinem Handy noch der Arbeit am Computer zu widmen. Natürlich ist die Versuchung immer groß, nach möglichen neuen Nachrichten und Benachrichtigungen zu schauen, die über Nacht reingekommen sind. Von Brendon Burchard, einem meiner Mentor*innen, habe ich jedoch gelernt, dass jeder Mail- oder Benachrichtigungseingang letztlich nichts anderes ist als Ausdruck der Agenda, die Dritte für mich aufsetzen. Und wenn ich nicht zuerst meinen eigenen Zeitplan aufstelle, kann diese von außen kommende Agenda mich (und meine Prioritäten) hinterrücks überrumpeln – mit der Folge, dass ich mich direkt wieder überfordert fühle.

Von Brendon Burchard habe ich auch gelernt, meinen Tagesplan jeweils schon am Vorabend zu erstellen, bevor ich ins Bett gehe. Auf diese Weise weiß ich immer genau, was ich wann zu erledigen habe. Das tut mir einerseits richtig gut und bewahrt mich andererseits davor, frühmorgens als Allererstes aufs Handy oder in den Rechner gucken zu müssen.

Für dich könnte meine Routine zu viel sein, fürchtest du? Da kann ich dir verraten: Das ist sie für mich manchmal auch. Trotzdem behalte ich sie bei. Denn sie stählt mich für schwere Zeiten und hilft mir, sowohl zufriedener zu sein als auch mehr ich selbst.

Aber du kannst dir natürlich eine andere, ganz auf deine individuellen Bedürfnisse abgestimmte Morgenroutine zusammenstellen. Die kann so einfach oder so komplex ausfallen, wie es dir gefällt. Für den Anfang dürfte es aber hilfreich sein, die Dinge möglichst schlicht zu halten. Unbedingt umfassen sollte deine Routine allerdings nicht nur deine tägliche Übung (am Morgen wie am Abend), sondern möglichst auch die Journaleinträge zum Thema Dysregulation und Neuregulation. Alles andere bleibt dir überlassen.

Mit der Zeit bekommst du vielleicht sogar auch Lust, Dinge hinzuzunehmen wie etwa Beten, Dehnübungen, Sport, die Regel »Telefon und Rechner erst nach der Morgenroutine«, Tee oder Kaffee, inspirierende Literatur zu lesen, ins Freie zu gehen, bewusst zu atmen, eine Dankbarkeitsliste zu erstellen, die Morgendusche mit kaltem Wasser zu beenden, ein entspanntes Frühstück (bestehend aus wenig Kohlenhydraten und viel Protein, im Sitzen eingenommen).

Für dein Journal

- Entwirf deine eigene – schlichte und praktikable – Morgenroutine.
- Welche Elemente deiner täglichen Morgenroutine sind unabdingbar und welche optional?

Tägliche Übung – Zusatzaufgabe

In Sachen Trigger hast du drei Möglichkeiten: Du kannst versuchen, die Leute (oder auch die ganze Welt) dazu zu bringen, dass sie aufhören, dich zu triggern. Du kannst Trigger vermeiden. Und du kannst dich darin üben, die Trigger bestmöglich einzuhegen. Die tägliche Übung unterstützt dich dabei, deine Optionen klarer wahrzunehmen und zu spüren, welche Entscheidung in der jeweiligen Situation die richtige ist.

Wenn du heute deine tägliche Übung machst, schreib einfach alle Ängste und Verstimmungen auf, die dich aktuell belasten. Dabei muss es nicht nur um Trigger gehen; da du nun aber gerade dieses Kapitel gelesen hast, würde es mich nicht überraschen, wenn sich diese Thematik auch in deinen Ängsten und Verstimmungen niederschlägt.

Schreib einfach drauflos, wähle eine Schlussformel und fang dann an zu meditieren. Wohlbemerkt: zweimal täglich. Im Laufe des Tages wirst du sowohl Augenblicke der Dysregulation erleben als auch Momente der Regulation. Und ebendieser Sachverhalt bereitet dich auch schon auf das folgende Kapitel vor, in dem es um eines der wichtigsten Symptome einer Traumatisierung geht, die es zu heilen gilt: die emotionale Dysregulation.

KAPITEL 6

DIE EMOTIONALE DYSREGULATION

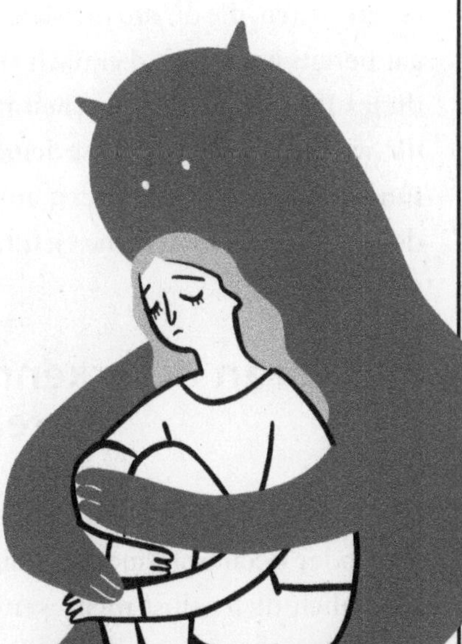

Mehr als jede andere Form der Dysregulation kann die emotionale Dysregulation dein Leben beeinträchtigen, und das, obwohl wir selbst sie – im Unterschied zu den Menschen in unserem Umfeld – oft gar nicht wahrnehmen.

Damit die Wunden der Traumatisierung heilen können, heißt es im Allgemeinen, müssten wir richtig »in das Gefühl reingehen«. Wir sollten unseren Gefühlen unbedingt nachspüren, ihnen vertrauen und sie möglichst intensiv erleben. Für Menschen mit einer K-PTBS kann genau das jedoch die denkbar schlechteste Idee sein. Im Zuge der emotionalen Dysregulation verlieren wir zwar mitunter den Kontakt zu unseren Gefühlen, weit häufiger aber führt sie dazu, dass wir unsere Emotionen *viel zu heftig* empfinden. Ist dies der Fall, leuchtet das Emotionszentrum im Hirn (der rechte präfrontale Kortex) auf, während das Zentrum des rationalen Denkens trüber wird. Die Folge: Wir geraten in Gefahr, *unvernünftig* zu werden.

Solltest du noch nicht gelernt haben, dich bei Bedarf neu zu regulieren, wird womöglich dein ganzes Leben von Emotionen beherrscht, deine Beziehungen und dein beruflicher Werdegang inklusive. Und diese überbordende Emotionalität – übertrieben intensive oder zum ungeeigneten Zeitpunkt geäußerte Gefühle – kann dich die Liebe und das Vertrauen auch der Menschen kosten, die dir am meisten am Herzen liegen (oder hat es vielleicht sogar bereits getan). Und einfach »in das Gefühl reinzugehen« ist zur Lösung dieses Problems mit Sicherheit nicht geeignet. In diesem Kapitel zeige ich dir, woran du erkennst, dass deine Emotionen über Bord gehen, und was du tun kannst, um den Schaden auf ein Minimum zu begrenzen und sowohl dein Gehirn als auch deine Gefühle wieder ins Gleichgewicht zu bringen.

Woran du erkennst, dass du emotional dysreguliert bist

Du schlägst unter dem Einfluss einer emotionalen Dysregulation wild um dich oder beendest eine Beziehung? Dann verblüfft dein Handeln wahrscheinlich dich selbst nicht weniger als die »Opfer« deines Tuns. Irgendwas geschieht … und löst die Dysregulation aus, triggert sie. Du spürst förmlich, wie sich die chemische Zusammensetzung deines Blutes verändert. Es ist fast so, als stündest du unter Drogen.

Die Emotionen, die in dir aufwallen, stehen in keinem Verhältnis zum Anlass oder machen sich zur denkbar falschesten Zeit bemerkbar – wenn du zum Beispiel bei der Arbeit anfängst zu weinen oder die Mitarbeiter*innen deines Internetanbieters telefonisch wegen einer Kleinigkeit zur Schnecke machst. Dein Denken führt sich auf wie eine außer Kontrolle geratene Abrissbirne. Und die Folgen? Gehen dir unter dem Einfluss der emotionalen Dysregulation am Allerwertesten vorbei, weil ja schließlich *du der/die Geschädigte* bist (so glaubst du zumindest)!

Unter der Fuchtel der emotionalen Dysregulation erreicht die Intensität deiner Gefühle mitunter Höchstwerte (zum Beispiel im Streit mit deinem Partner oder deiner Partnerin). Und nachdem du die andere Person nach Kräften verbal verletzt hast … spürst du gar nichts mehr. Du wirst vom Zustand einer dissoziationsbedingten Taubheit erfasst. Wohlbemerkt: *Beide* Befindlichkeiten – sowohl zu viel als auch zu wenig zu fühlen – können dazu führen, dass du Dinge sagst und/oder tust, die du eigentlich gar nicht so meinst: Dinge, die deinem Gegenüber Angst machen oder es verletzen. Das ist schwer zu akzeptieren, ich weiß. Aber genau auf diese Weise wird dein Trauma auch zum Trauma der anderen. Und solange du dich nicht neu zu regulieren lernst, hat die daraus resultierende Dynamik zur Folge, dass weitere Beziehungen von dir in die Brüche gehen und die Wunden deiner Traumatisierung nur immer schlimmer werden. Deshalb kannst du nichts Wirksameres tun, um Schadensbegrenzung zu betreiben und endlich zu heilen, als dich umgehend deiner Genesung von der emotionalen Dysregulation zuzuwenden.

Ein Beispiel: Angenommen, du streitest dich mit deinem Partner, weil er vergessen hat, dass ihr am Abend Freunde zum Essen erwartet. Du hast gekocht, aber der Partner verspätet sich. Euren Freunden gegenüber, die inzwischen schon eingetroffen sind, tust du so, als wäre alles in schönster Ordnung. Deinen Liebsten hast du inzwischen schon drei- oder viermal angerufen und ihm zig Nachrichten geschickt. Aber er meldet sich einfach nicht. Mit mehr als einstündiger Verspätung trudelt er schließlich ein. Er sieht eure Freunde, erinnert sich wieder, gerät in Verlegenheit und das Ganze ist ihm schrecklich peinlich.

»Wo *warst* du?«, fragst du ihn.

»Es tut mir so leid«, sagt er zu euren Gästen. »Natürlich wusste ich, dass ihr heute Abend kommt, und ich hab mich auch irre auf euch gefreut. Aber gerade wollte ich mich auf den Weg machen, da rief dieser Kunde an, voll sauer, und darüber habe ich unseren gemeinsamen Abend total vergessen.«

Eure Freunde, die sich freuen, ihn zu sehen, versichern deinem Partner, dass alles in Ordnung ist, und verwickeln ihn sofort in ein anregendes Gespräch. Nur für dich ist alles zu spät. Uralte Gefühle (die vermutlich auf deine Kindheit zurückgehen, in der du oft ignoriert und allein gelassen wurdest) wallen auf und greifen in dir Raum. Kurz schämst du dich, weil du dich schon kennst in solchen Situationen und nicht weißt, wie du da rauskommen sollst, aber dann wird dein Zorn so groß, dass er sich in kleinen Sticheleien und schlechter Laune ein erstes Ventil verschafft. Dagegen bist du hilflos. Zwar fühlt es sich für dich vielleicht noch so an, als könntest du deine Aggressionen steuern, in Wirklichkeit aber zögerst du den großen Ausbruch, der sich unweigerlich anbahnt, lediglich ein wenig heraus. Und die Leute spüren das, sie spüren deine Wut und spüren deine Dysregulation. Instinktiv werden sie versuchen wollen, dir aus dem Weg zu gehen. Also sagen sie was Nettes, danken dir für das schöne Essen und verabschieden sich, so schnell sie können. Du wendest dich an deinen Partner, und im selben Moment bricht dein Zorn ungebremst aus dir heraus: »Du hast uns den ganzen Abend verdorben!«

Auf den ersten Blick sieht es so aus, als wären diese krassen Emotionen die einzige angemessene Reaktion – und deftige Worte daher die passende Antwort. Doch in Wirklichkeit hat dein Partner, um in diesem Beispiel zu bleiben, bloß einen Fehler gemacht. Er war unhöflich, ja – sein Verhalten aber trotzdem nicht mehr als ein Fehler. Für alle anderen – eure Gäste – hatte sich die Sache damit erledigt, sie freuten sich auf die Fortsetzung eines bislang schönen Abends. Und was den schließlich verdorben hat, war *deine Reaktion* auf die Situation. Später wirst du das auch erkennen können. Momentan aber fühlt es sich für dich noch so an, als hätte niemand anders als der Liebste deinen Schmerz verursacht und als bliebe dir deshalb gar nichts anderes übrig, als auf ihn loszugehen.

Das sind Momente, in denen einen die emotionale Dysregulation dazu veranlassen kann, Dinge zu sagen, die man eigentlich gar nicht so meint. Momente, in denen Verletzungen und Enttäuschungen so eskalieren, dass sie in einen toxischen Gemütszustand münden – fast so, als befändest du dich in einer Trance, in der sich niemand um dich kümmert und gar nichts mehr gut ist und du dich für eine Närrin hältst, weil du nicht schon früher zu der Erkenntnis gelangt bist: Mit dieser Beziehung muss Schluss sein!

Also machst du Schluss oder drohst zumindest an, die Beziehung zu beenden. Und selbst wenn dein Partner das schon kennt und bei dir bleibt, wird dein Verhalten nach und nach dazu führen, dass die Liebe, die euch einst zusammengeführt hat, ganz allmählich den Bach runtergeht, statt an Tiefe und Innigkeit zu gewinnen, wie es sonst der Fall gewesen wäre.

Das meine ich, wenn ich der Idee mit Skepsis begegne, wir müssten nur richtig »in das Gefühl reingehen«, müssten »trauern« beziehungsweise mit unserem Zorn in Kontakt treten oder Sonstiges tun, was nicht traumatisierte Leute anstellen, wenn es ihnen emotional mal nicht so gut geht. Nein, all das ist keineswegs immer erforderlich. Manche von uns, die wir von einer K-PTBS betroffen sind, müssen sich stattdessen *neu regulieren*; wir müssen Zwischenlösungen finden, die bewirken, dass wir unsere Beziehungen vor den eigenen Ausbrüchen schützen, während wir die nötigen Maßnahmen ergreifen, die zu unserer Heilung und damit schließlich auch zur Verbesserung unseres Lebens führen.

Sobald du deine Emotionen so steuern kannst, dass sie nicht allzu intensiv werden (und dazu wirst du womöglich nur sehr kurz Gelegenheit haben), kannst du viele der aus Überreaktionen und Überforderung resultierenden Probleme vermeiden, dich leichter wieder beruhigen und in den Zustand der Regulation zurückkehren.

Eine Freundin von mir stellt sich die emotionale Dysregulation wie ein abhebendes Flugzeug vor. Und die Regulation besteht in ihren Augen darin, das Flugzeug »am Boden« zu halten. Gefällt mir sehr!

Wie du deine Emotionen neu regulieren kannst

Hier ein paar Maßnahmen, die du ergreifen kannst, um deine Emotionen zu besänftigen und dein Flugzeug auf dem Boden zu halten. Und ja: Selbst wenn du aufgebracht oder völlig durcheinander bist, *kannst* du reguliert bleiben, solange dir bewusst ist, was sich da abspielt, und du übst, übst, übst.

- Sobald du spürst, dass sich eine starke emotionale Reaktion in dir aufbaut, achte genau darauf, was Sache ist. Hast du Angst, bist du sauer oder fühlst du dich überfordert? Beschleunigt Adrenalin deinen Herzschlag? Musst du weinen? Sag dir dann: »Das ist nur eine emotionale Reaktion.«
- Nimm etwas Tempo raus. Falls du dich im Gespräch mit einer Person befindest, die dich triggert, halte kurz inne, denke nach und versuche, eine andere Perspektive einzunehmen. Um sich weniger überfordert zu fühlen, genügt es oft schon, einfach etwas langsamer zu machen. Und geringere Überforderung bedeutet ja unter anderem auch, dass du in die Lage versetzt wirst, die Situation neu einzuschätzen und innerlich etwas ruhiger zu werden.
- Wenn dir die Tränen kommen, du aber etwa bei der Arbeit bist, gerade eine Rede hältst oder dir in der gegebenen Situation keinesfalls eine Blöße geben und unter gar keinen Umständen anfangen möchtest zu weinen, habe ich einen Trick, der mir schon oft gute Dienste geleistet hat. Und der geht so: Stell dir an deinem Bauch einen Drehknopf vor, der an die Regler an einem Gasherd erinnert und dessen Zahlenscheibe eine Rastereinstellung von eins bis zehn aufweist. Stell dir weiter vor, dass du den Knopf versehentlich bis zur Acht hochgedreht hast und ihn deshalb jetzt auf zwei zurückdrehst. So sind deine Emotionen zwar immer noch da, aber eben deutlich runtergeschraubt.
- Wirst du von Zorn übermannt, kannst du dich dessen bedienen, was uns früher oft als »Mäßige deine Zunge« aufgetragen wurde. Auf unsere Zeit bezogen bedeutet das: Solange du zornig bist, solltest du nichts sagen, nicht zum Telefon greifen und auch keine elekt-

ronische Nachricht versenden. Denn selbst wenn du bereits weißt, dass du eine Tendenz zur emotionalen Dysregulation hast, und dir vermeintlich harmlos »Luft verschaffen« möchtest, kann dies immer noch zu Äußerungen und Taten führen, die du gar nicht so meinst und später bereust. Da es aber natürlich auch wichtig ist, dass du dich zu Wort meldest, gib dir das Versprechen, dich gleich in dem Moment auszusprechen, in dem du dich beruhigt hast. Sollte dein Gegenüber wissen, dass du sauer bist, kannst du dir – quasi als Zwischenlösung – damit behelfen, dass du der betreffenden Person versicherst, dass du definitiv bereit bist, euer Gespräch fortzusetzen.

- Solltest du (obwohl kein eigentlicher Notfall vorliegt) das wirklich dringende Bedürfnis empfinden, dich zu äußern, lässt du dir dafür am besten besonders viel Zeit. Das geht auch, wenn das Gespräch bereits begonnen hat. Sobald du spürst, dass du in die Dysregulation gerätst, sagst du einfach freundlich: »Ich bin gerade ein bisschen durch den Wind, möchte aber keine große Sache daraus machen. Und auf jeden Fall möchte ich unsere Unterhaltung fortsetzen. Können wir vielleicht in einer halben Stunde (oder morgen) wieder zusammenkommen?« Denn nur wenige Gespräche sind so wichtig, dass sie nicht auch eine Weile warten können.

Bevor die Unterredung dann wieder aufgenommen wird, greife zu Stift und Papier, schreibe dir ein paar Ängste und Verstimmungen von der Seele und bitte darum, von ihnen befreit zu werden. Denk daran, nichts runterzuschlucken, sondern die Dinge einfach nur zu benennen und loszulassen, damit alles »Überflüssige« gehen kann und du mit dem sicheren Wissen darum zurückbleibst, was gerecht und wahr ist. Auf diese Weise wirst du besser verstanden und erhältst mit größerer Wahrscheinlichkeit die freundliche Antwort, die du dir wünschst. Das Schöne dabei: Du kannst deine Ängste und Verstimmungen so gut wie überall aufschreiben – im Bad, im Kino, im Auto, mitten in der Nacht im Bett oder sogar am Schreibtisch, während du so tust, als würdest du arbeiten. Letzteres habe ich schon mal getan, und ich weiß natürlich auch, dass ein derartiges »Scheinarbeiten«

nicht gerade ideal (und in manchen Branchen sogar unmöglich) ist. Aber manchmal gibt es eben nichts Wirksameres, als ein bisschen zu schreiben und loszulassen, um sich zu fokussieren, zu beruhigen und anschließend wieder produktiv werden zu können. Und besser als ein emotionaler Zusammenbruch ist das allemal!

- Führ die »Notfallmaßnahmen zur Neuregulation« aus Kapitel 4 durch. Beweg dich vor allem intensiv (indem du Treppen rauf und runter läufst oder wenigstens einmal in zügigem Tempo um den Block gehst). Bewährte Schnellmaßnahmen sind: zehnmal tief durchatmen oder ein Glas Wasser trinken. Auch kannst du dir die Hände waschen oder – wenn es die Umstände zulassen – duschen gehen (am besten kalt, notfalls genügt auch eine Warm-kalt-Wechseldusche). Mach einfach alles, was nötig ist, um deinem System einen kleinen Schubs zu geben und aus der Trance herauszufinden – ganz so, als würdest du dich anfeuern: »Na los, jetzt aber mal schleunigst raus aus der Dysregulation!«
- Wenn du magst, kannst du auch mit jemandem sprechen, mit dem oder der du im Moment keinen Konflikt hast. Dabei sollte es sich um eine Person handeln, der du zutraust, dass sie dir helfen kann, eine klarere Perspektive zu gewinnen. So aufgebracht, wie du in dem Augenblick womöglich noch bist, solltest du aber am besten nicht zu viel sprechen, weil dabei die Gefahr besteht, dass deine Dysregulation noch mehr getriggert wird. Pass genau auf, was geschieht, wenn du über die Ursache deiner Verstimmung redest. Nimmt deine Emotionalität noch zu? Sprichst du immer schneller beziehungsweise immer lauter und lauter? Oder versuchst du die Person von deiner Position zu überzeugen, statt ihr einfach zu berichten, was war? Das wären deutliche Anzeichen dafür, dass sich deine Dysregulation noch verstärkt. Und mehr noch: Womöglich bewirkst du mit alldem auch die Dysregulation des Menschen, mit dem du dich gerade unterhältst. Denn genau auf diese Weise kommunizieren unsere Nervensysteme nun einmal miteinander. Insgesamt ist es also besser, weniger zu sprechen, mehr zuzuhören und auf den regulativen Zustand deines Gegenübers zu achten – weil es dir helfen kann, schnell wieder aus der Dysregulation herauszukommen.

- Vergiss nicht: Alles, was gesagt werden muss, kann und sollte gesagt werden, nur nicht unbedingt in diesem Moment. Warte nach Möglichkeit, bis du wieder reguliert, ruhiger und klarer im Kopf bist und die ganze Bandbreite der Gefühle (und nicht nur Zorn allein) empfinden kannst, die du deinem Gegenüber entgegenbringst. Solange du noch verzweifelt versuchst, dich verständlich zu machen, ist das ein weiterer Hinweis für dich, innezuhalten und das Gespräch erst weiterzuführen, wenn du dich beruhigt hast und tatsächlich besser verstanden werden kannst.
- Du fühlst dich reguliert und trotzdem kommen dir immer heftigere, krassere Gedanken in den Kopf? Dann schieb sie kurz in den Hintergrund und fokussier dich stattdessen auf die nächsten Schritte – positives Handeln, positive Ausdrucksform. Dieser Vorschlag ist keineswegs mit erzwungenem positivem Denken oder »toxischer Positivität« zu verwechseln. Vielmehr lenkst du auf diese Weise deine Gedanken so, dass ein größerer mentaler Freiraum entsteht, in dem du dich verankern kannst und emotional weniger belastet bist. Im Klartext: Du unterdrückst deine Gefühle nicht, sondern bringst sie erst in einem Moment zum Ausdruck, in dem du dich wieder etwas regulierter fühlst.
- Im Gegensatz zur landläufigen Auffassung musst du niemandem dein Herz ausschütten, um in den Zustand der Neuregulation gelangen zu können. Sicher ist es wichtig, über Gefühle zu sprechen, aber alles hat seinen richtigen Ort und seine Zeit – und diese ist eben manchmal ... nicht jetzt, sondern erst später: sobald es produktiv und konstruktiv ist und dir hilft, die Beziehungen zu deinen Lieblingsmenschen aufrechtzuerhalten (was dir unmöglich erscheint, solange du emotional noch dysreguliert bist).
- Im Zweifelsfall besinnst du dich am besten wieder auf meinen ersten Tipp zurück und sagst dir: »Das ist nur eine emotionale Reaktion.« Anschließend kannst du deine Tools so einsetzen, dass du dich nicht mehr um Kopf und Kragen redest oder um dich schlägst. Und du wirst feststellen: Deine Gefühle sind auch noch da, wenn du dich beruhigt und aus der Dysregulation herausgefunden hast. Äußerst

du dich dann, kannst du es elegant, fair und liebevoll tun. Dabei bemerkst du, wie gut es sich anfühlt, netter zu deinen Leuten zu sein, dich nicht mehr für Überreaktionen schämen zu müssen und mitzuerleben, wie sich deine zwischenmenschlichen Beziehungen mit der Zeit vertiefen und verbessern – statt in die Brüche zu gehen.

Für dein Journal

- Woran merkst du, dass du in die emotionale Dysregulation gerätst?
- Was tust du bislang, um regulierter zu werden? Und funktioniert es auch?
- Wenn du schon einmal emotional dysreguliert warst: Inwiefern hat sich das negativ auf deine Beziehungen ausgewirkt? Beziehungsweise beruflich? Gesundheitlich? Was genau hat sich da abgespielt?
- Welche der Tipps auf der obigen Liste würdest du gern einmal ausprobieren? Notiere sie dir auf einer extra Seite in deinem Journal und markiere dir diese am besten so, dass du sie jederzeit schnell wiederfindest, wenn du das Gefühl hast, deine Emotionen neu regulieren zu müssen.

Wie du zu »emotionaler Nüchternheit« gelangen kannst

Der Begriff *emotionale Nüchternheit* entstammt dem 12-Schritte-Programm, und ich weiß noch: Als ich ihn zum ersten Mal hörte, hat er mich sehr eingeschüchtert, weil ich den damit bezeichneten Zustand für unerreichbar hielt, jedenfalls für mich persönlich. Trotzdem wusste ich tief in meinem Inneren, dass es sich dabei um etwas ausgesprochen Wichtiges und Notwendiges handelte, nach dem ich mich sogar richtiggehend sehnte.

Dabei hatte ich mit keiner Form von Substanzabhängigkeit je ein Problem, sehr wohl aber mit der Traumatisierung, die ich in der Kindheit erfahren musste. Und obwohl ich zu Beginn meines Heilungsprozesses noch keinen Namen für mein Problem besaß, wusste ich doch, dass es irgendwie große Ähnlichkeit mit Alkohol- oder Drogensucht hatte. Ich war ständig kaputt und erschöpft, wurde schnell aggressiv, war oft todtraurig. Ich dachte, nur mir allein ginge es so, und schämte mich in Grund und Boden, weil ich nicht die geringste Idee hatte, wie ich etwas an diesem Zustand ändern konnte. Und so schüchterte mich der Ausdruck *emotionale Nüchternheit* nicht nur ein, sondern erfüllte mich zugleich mit großer Hoffnung. Und worum es sich dabei auch handeln mochte, ich war ganz scharf darauf.

Im Zusammenhang mit Substanzabhängigkeit bedeutet *Nüchternheit* mehr als bloß »nicht betrunken« oder »nicht auf Droge« zu sein. In der Suchttherapie steht *nüchtern* für ein Leben in geistiger und emotionaler Ausgeglichenheit ohne größere Dramen; ein Leben, das Rückfällen bestmöglich vorbeugt. Denn diese können von *allen* emotionalen Aufregungen getriggert werden, auch von superpositiven.

Falls du je unter irgendeiner Form der Abhängigkeit gelitten hast, weißt du, dass das eigentliche Problem die dauerhafte Abstinenz ist. Und dieses Nüchtern-, Trocken- oder Cleanbleiben kann (jedenfalls in den Anfängen der Abstinenz) entscheidend davon abhängen, ob du imstande bist, dich gut vor möglichen emotional aufwühlenden Erfahrungen aller Art zu schützen. Und das bedeutet auch, all jene heiklen Verhaltensweisen zu meiden, die intensiven emotionalen Erlebnissen Tor und Tür öffnen – zum Beispiel handfeste Auseinandersetzungen, One-Night-Stands, zu große Einsamkeit sowie alle Aktivitäten (Diebstahl oder Lügereien etwa), für die du dich nachher schämst. Suchtkranke sind gut beraten, ein eher ruhiges, ausgeglichenes Leben ohne Ausschweifungen welcher Art auch immer zu führen, denn jede krasse Emotion kann sie veranlassen, erneut zum Alkohol oder zu Drogen zu greifen.

Wie aber sieht es für die Menschen aus, die in ihrer Kindheit traumatisiert wurden und jetzt für emotionale Dysregulationen anfällig sind? Um eine Sucht handelt es sich dabei zwar nicht, aber auch bei ihnen – bei uns – kommt es oft zu einer Art Rückfall: wenn die Emotionen Amok laufen, sich von ausgeglichen und angemessen hochjazzen auf dramatisch und überdimensioniert. Doch während es in Bezug auf Drogen und Alkohol nur ein Entweder-oder gibt (entweder man hat getrunken beziehungsweise konsumiert oder nicht), lassen sich unsere Rückfälle ungleich schwieriger definieren.

Einen emotionalen Rückfall kennzeichnet für mich sowohl die Missachtung von Sicherheitserwägungen als auch fehlende Rücksicht auf das Wohlbefinden aller Beteiligten und die Vernachlässigung meiner persönlichen Interessen. Ob es dabei nun zu einer Kaskade negativer Emotionen, zu Verwirrungen beziehungsweise geistiger Abwesenheit oder einem übertriebenen Interesse an Geld oder Erotik kommt – sobald es uns an der erforderlichen Selbstfürsorge hindert, können wir getrost von einem Rückfall sprechen.

Nun ist eine Dysregulation ganz offensichtlich nicht dasselbe wie ein Rausch, aber auch dieser Zustand zeichnet sich durch eine getrübte Urteilsfähigkeit, durch Flatterhaftigkeit oder fehlende Grenzen aus, wie wir sie an Betrunkenen oder an Menschen beobachten können, die auf Droge sind. Daran, dass Traumatisierung und Sucht miteinander in Beziehung stehen, kann kein Zweifel bestehen, und zwar insofern, als sich allem Anschein nach einer Traumatisierung später häufig eine Sucht anschließt. Ein Unterschied zwischen Substanzabhängigkeit und Dysregulation besteht jedoch: Bei einer Abhängigkeit ist die konsumierte Substanz selbst das Agens, das heißt, du nimmst sie ein und wirst betrunken oder high.

Bei Traumatisierungen verhält sich das anders. Da ist das Agens selten etwas, das du konsumierst. Stattdessen fungieren Erfahrungen oder Verhaltensweisen als Trigger. Dabei kann es sich um einen emotionalen Flashback handeln, der dich schon morgens gleich nach dem Aufwachen überfällt; genauso gut aber kann es auch ein Fremder sein, der dich anschreit. Der jeweilige Trigger löst daraufhin bei dir eine physiologische Reaktion aus, die sich praktisch nicht steuern oder vermeiden lässt. So kannst du also völlig ohne bewusstes Zutun in einen »Rückfall« einer Dysregulation gelangen.

Nun stellt sich die Frage: Können wir, die wir in der Kindheit traumatisiert wurden, irgendetwas tun, um emotionale Dysregulationen zu vermeiden, und stattdessen besagte emotionale Nüchternheit kultivieren?

Zunächst sollten wir uns vor negativen Gedanken und Emotionen hüten, die sich leicht als Rutschbahn in einen Sandkasten voller übermächtiger negativer Gefühle erweisen können. Allerdings lassen sich Empfindungen wie Traurigkeit oder Zorn auch wahrnehmen, ohne in ihnen stecken zu bleiben. Die meisten von uns sind darauf konditioniert, aufkommenden negativen Gefühlen nachzugehen. Wie ich aber anfangs schon erklärt habe, sind viele Betroffene gut beraten, diese negativen Emotionen eher auf die leichte Schulter zu nehmen, sie vielleicht *schriftlich* zu thematisieren, aber keinesfalls allzu eingehend über sie zu *sprechen* – oder jedenfalls nicht, bevor wir wieder reguliert sind.

Wenn es um schmerzliche Erinnerungen geht, plädiere ich für eine Form der gesunden Differenzierung: Ein bisschen Ärger zu empfinden, dürfte relativ gefahrlos sein. Zu den gewichtigeren Aufregungen dagegen sollten wir besser einen größeren Abstand halten. Es ist durchaus möglich, sich eine schwierige Situation noch einmal in Erinnerung zu rufen, ohne sie hundertprozentig an sich heranzulassen.

Immer die Augen vor negativen Gefühlen zu verschließen, ist natürlich auch nicht gesund. Das ist nichts anderes als Verdrängung. Die beste Idee dürfte das Mittelding sein, also eine gewisse Flexibilität im Umgang mit belastenden Erinnerungen – und die ist auch Teil dessen, was wir als emotionale Nüchternheit kennengelernt haben.

Trigger lassen sich bis zu einem gewissen Grad vermeiden. Zeiten, in denen du intensiv an der Genesung von einem Trauma arbeitest, eignen sich wahrscheinlich eher weniger, um eine neue Beziehung aufzunehmen oder für ein politisches Amt zu kandidieren. Besser sind unter solchen Umständen Aktivitäten, die dich beruhigen, wie Sport oder Aufenthalte im Freien; auch den Kontakt zu konfliktträchtigen, hochdramatischen Personen solltest du in diesen Zeiten meiden und nicht zuletzt eine strikte Nachrichtendiät einlegen.

Wenn du getriggert wirst, verwandelt sich ein ganz normales Gefühl wie Verärgerung schnell in rasende Wut. In solchen Momenten befindest du dich emotional auf ganz dünnem Eis. Denn im Falle einer K-PTBS kann dich diese Wut leicht dazu verleiten, etwas zu sagen, das du später bereust, und kann im Anschluss zu einer dreitägigen intensiven Dysregulation führen. Am anderen Ende des emotionalen Spektrums kann der Trigger eine positive Emotion wie Euphorie oder fröhliche Unbesonnenheit sein – wenn dir zum Beispiel eine Person, von der du bislang nur hoffen konntest, dass sie dich mag, endlich eine Nachricht schickt oder wenn du überraschend eine Geldüberweisung erhältst.

Im Zustand einer emotionalen Dysregulation kann die Euphorie so stark sein, dass der Rückfall, den sie auslöst, genauso stark ausfällt wie bei einem Wutanfall. Den Anfang bildet eine gute Nachricht; die sich aus ihr ergebende Dysregulation aber kann dich in eine tiefe Depression stürzen oder Angstanfälle, einen Brain Fog oder romantische Besessenheit auslösen. Insgesamt bedeutet emotionale Nüchternheit also: Vorsicht vor allen Dingen, die für dich emotional sehr intensiv sein können – im Guten wie im Schlechten.

Erfahrungen, die dich mit großer Wahrscheinlichkeit triggern würden, kannst du (zumindest eine Zeit lang) aus dem Weg gehen, während du gleichzeitig lernst, deine Reaktion auf Trigger unter Kontrolle zu bekommen. Während des Heilungsprozesses wirst du bestimmt hin und wieder heftige emotionale Reaktionen erfahren, denen sich eine Phase der neurologischen Dysregulation anschließt, bevor du wieder auf die Füße kommst. Ist das der Fall, kannst du diese Erfahrung als Übung verbuchen. Und der Erfolg besteht darin, dass du dich wieder fängst und nicht in einer ganzen Lawine von Dysregulationen versinkst.

Fallen und wieder aufstehen ist Teil der Übung und trägt dazu bei, dass du lernst, die dir im Stress zur Verfügung stehenden Tools und Hilfsmittel immer besser zu nutzen.

Trigger komplett zu vermeiden, ist unmöglich. Das Leben ist schließlich voll von ihnen. Du kannst also nicht einfach aufhören rauszugehen, zu arbeiten oder morgens aufzuwachen! Aber du kannst dich darauf fokussieren, deine Reaktionen wahrzunehmen und diejenigen zu unterbinden, die dich aufgrund deiner Trigger-Emotionen überrollen können wie eine Lawine. Und an dieser Stelle kannst du dein Arbeitsblatt mit den Triggern aus dem vorigen Kapitel noch einmal zur Hand nehmen. Bei deinen Trigger-Emotionen kann es sich zum Beispiel um Angst, Zorn, ein Gefühl des Verlassenseins, der Ungerechtigkeit oder auch der Isolation handeln.

Ein Riesentrigger der emotionalen Dysregulation ist die Scham. Es fängt mit »Oh, ich glaube, das hätte ich mal lieber nicht gesagt« an und eskaliert dann leicht zu »Ich bin eine nichtsnutzige Null und werde ewig solo bleiben!«. Diese gegen dich selbst gerichteten Attacken wiederum können zu aggressivem Verhalten anderen gegenüber führen oder auch zu weiteren Autoaggressionen (beziehungsweise Vergeltungsmaßnahmen). Die Dysregulation lässt alle Gefühle über die Ufer treten, bis sie schließlich in keinerlei vertretbarem Verhältnis mehr zur Ausgangssituation stehen.

Im Zustand der emotionalen Nüchternheit lernst du also nicht etwa, deine Emotionen zu verleugnen, sondern verhinderst, dass aus einem angemessenen inneren Grollen ein emotionaler Vulkanausbruch wird. Bis man diesen Prozess im Griff hat, ist viel Arbeit und Übung vonnöten. Derweil besprichst du dich am besten mit Leuten, die auf dem Weg der Heilung schon etwas weiter sind als du, orientierst dich an ihnen und lernst darüber hinaus, deine Niederlagen zu tolerieren. Denn zu diesem Heilprozess gehört nicht zuletzt, immer wieder aufzustehen und weiterzumachen.

Irgendwann nervt es dich wahrscheinlich, dass alle anderen emotional verrücktspielen dürfen, nur du nicht – weil du dir ja schließlich vorgenommen hast, dich in dieser Hinsicht extrem zurückzuhalten. Die anderen können rumschreien, sich spontan in Beziehungen stürzen, den ganzen Tag im Bett bleiben und Eis essen und alles ist gut. Lass dich davon nicht beirren und vor allem nicht dazu verleiten, deine emotionale Nüchternheit aufs Spiel zu setzen. Denn selbst Menschen ohne K-PTBS tun gut daran, lieber mal eine Pause einzulegen, statt jedem Impuls nachzugeben.

Für *dich* aber sind diese Pausen das A und O. Alle heftigen Reaktionen zu vermeiden, setzt eine Menge Selbstdisziplin voraus, doch je länger es dir gelingt, nicht auszuflippen oder unüberlegte Entscheidungen zu treffen, desto mehr gewinnst du an innerem Gleichgewicht, das es dir erleichtert, zwischen Trigger und Reaktion eine (immer länger werdende) Lücke entstehen zu lassen.

Wie du emotional nüchtern bleibst

Ähnlich wie in puncto Alkohol oder Drogen wird man auch in unserem Fall leicht übermütig und denkt: *Nun habe ich mich schon ganze zwei Jahre nicht mehr unüberlegt auf eine Beziehung eingelassen, da werde ich das doch jetzt einfach mal tun dürfen.*

Was dann geschieht, wissen wir alle. Nämlich das ewig Gleiche – nur diesmal noch schlimmer. Die Sucht steigert sich und ist tödlich, sagt man bei den Anonymen Alkoholikern gern. Viele, die jahrelang trocken waren und mit einem Mal – »nur dieses eine Mal« – wieder zur Flasche greifen, trinken anschließend mehr als früher.

Meiner Erfahrung nach stellt die emotionale Nüchternheit ein ähnlich empfindliches Gleichgewicht dar: Du hast am Steuer schon lange keinen Wutanfall mehr gehabt, doch eines Tages lässt deine Widerstandskraft nach und du drehst total durch, hämmerst auf die Hupe und gehst auf einen anderen Verkehrsteilnehmer los.

Auch in diesem Fall dürften Scham und Dysregulation auf dem Fuß folgen. Während des Prozesses deiner Genesung aber kann dir gerade der Schmerz zeigen, was noch alles heilen muss.

Sobald du anhand deiner »Einfallsemotionen« bemerkst, dass du dich in der Gefahrenzone befindest, kannst du den Rückwärtsgang einlegen. Triff jetzt keine größeren Entscheidungen und mach keine volltönenden Ankündigungen, bevor du dich nicht mit einer Person deines Vertrauens besprochen hast. Mach ohne Wenn und Aber zweimal am Tag deine tägliche Übung. Wende die Notfallmaßnahmen zur Neuregulation an, beweg dich also, dusche, lutsche einen Zitronenschnitz aus – mach alles, was deinem Nervensystem einen kleinen Schubs geben kann und dich daran erinnert, dass du von diesen alten Reaktionen genesen möchtest.

Andere sagen dir vielleicht, du würdest irgendwas falsch machen, oder bestehen darauf, dass du deinen Zorn oder deine Traurigkeit vollumfänglich empfindest und noch tiefer in deine Emotionen reingehst. In solchen Momenten solltest du dich fragen: Ist die Person, die mir das jetzt vorschlägt, ebenfalls in der Kindheit traumatisiert worden? Oder weiß sie, welche Rolle die Dysregulation bei der Beförderung von Traumasymptomen spielt? Denn so gut es diese Menschen auch meinen mögen, sie wissen nur, was für *sie* funktioniert. Und du bist gerade dabei zu lernen, was *dir* helfen kann.

Trigger wird es in deinem Leben immer geben. Doch im Zuge deiner Heilung wirst du ihnen mit mehr und mehr Nonchalance und Stärke begegnen können.

Für dein Journal

- Kannst du etwas mit der Idee der emotionalen Nüchternheit anfangen? Wie fühlt sich die Abstinenz für dich an?
- Was würde sich in deinem Leben ändern, wenn du längere Zeit über emotional nüchtern bleiben könntest? Und inwiefern?
- Wie fühlen sich »Rückfälle« an? Wodurch wurden sie bei dir ausgelöst?
- Welche Maßnahmen hast du schon ergriffen, um emotional »nüchtern« zu bleiben? Und haben sie auch gewirkt?
- Welche der Tipps auf der obigen Liste würdest du gern einmal ausprobieren? Notiere sie dir auf einer extra Seite in deinem Journal und markiere dir diese am besten so, dass du sie im Notfall jederzeit schnell wiederfindest.

Tägliche Übung – Zusatzaufgabe

Achte bei deiner nächsten täglichen Übung auf die Emotionen, die in deinen Ängsten und Verstimmungen aufscheinen, und lass sie dir zusammen mit deinen Gedanken nehmen (oder befreie dich von ihnen). Die Übung hilft dir auch bei der Klärung der Emotionen, die sich Tag für Tag neu »aufbauen«.

Die Heilung all dessen, was zu Dysregulationen führen kann, ist die wirksamste Vorbereitung auf den nächsten Schritt – die Genesung von Gefühlen der Isolation.

KAPITEL 7

ISOLATIONSGEFÜHLE

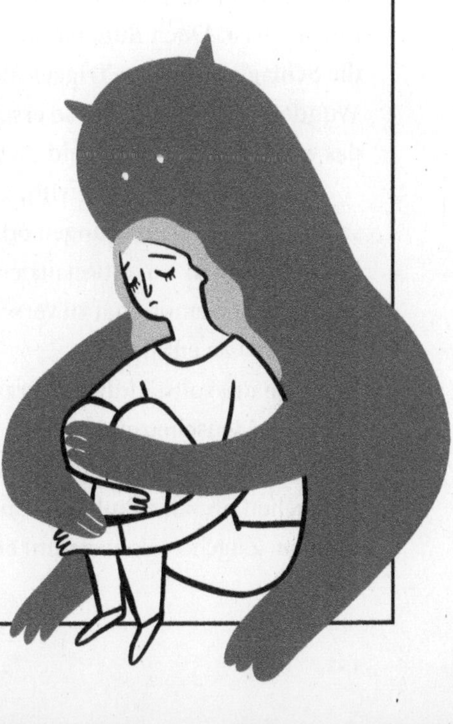

Die auf eine Traumatisierung im Kindesalter zurückgehende Belastungsstörung beeinträchtigt im Wesentlichen die Fähigkeit, sich mit anderen *verbunden* zu fühlen. Was den meisten total leichtfällt – in Gruppen zu sein, einen Freund oder eine Freundin zu haben, sich dazugehörig zu fühlen oder einen Konflikt mit Kolleg*innen gut verarbeiten zu können –, kann für uns Betroffene eine echte Schwierigkeit darstellen. Das Gefühl, immer irgendwie isoliert zu sein – sogar auf Partys und in der Ehe –, ist ein geradezu universelles Charakteristikum im Leben von Menschen, die mit Vernachlässigung, Misshandlung und/oder Missbrauch aufgewachsen sind. Und bedauerlicherweise führt das *Gefühl*, isoliert zu sein, oft auch zu einer *faktischen* Isolation – was unsere Bindungsfähigkeit nur noch mehr beeinträchtigt.

Das ist das Tragischste an nicht geheilten Traumatisierungen im Kindesalter: zwar lieben zu können, nicht aber zur Aufrechterhaltung normaler Bindungen fähig zu sein. Das ist ein entsetzlicher Preis, den ausgerechnet du für das zahlen musst, was dir als Kind angetan wurde.

Wenn du dich nicht sehr von anderen Betroffenen unterscheidest, stecken deine sozialen Interaktionen voller Dysregulationstrigger. Unbewusst bist du denen bisher womöglich begegnet, indem du Menschen gemieden hast. Doch nun, da du lernst, dich neu zu regulieren, beginnst du die Schlagkraft dieser Trigger allmählich einzudämmen und heilst so die Wunden, die es dir bisher so erschwert haben, »unter Leuten zu sein«. Und das wird noch besser, sobald du bewusst an diesen Prozess herangehst.

Was deine Heilung betrifft, ist das jetzt eine heikle Phase, weil sie mit schmerzlichen Erinnerungen oder auch der Versuchung einhergeht, deine Schwierigkeiten zu rationalisieren, dein Veränderungspotenzial zu verleugnen, dich emotional zu verschließen und dem gesellschaftlichen Leben (neuerlich) zu entfliehen.

Doch um vollständig heilen zu können, musst du jetzt lernen, dich trotz allem auf Menschen einzulassen. Denn gerade in Beziehungen (welcher Art auch immer) kannst du üben, deine Fähigkeiten zu erweitern, auf andere zuzugehen, ihnen zuzuhören und sie zu lieben. Und schließlich musst du auch ein Zugehörigkeitsgefühl entwickeln. Das alles wird übrigens in dem

Maße leichter, in dem du erkennst, dass viele dieser Beziehungsprobleme mit deinem alten Trauma zusammenhängen und behoben werden können.

Sobald du den Akt der Neuregulation beherrschst und in der Lage bist, stärkere und verbindlichere Verbindungen aufzubauen, verfällst du nur noch sehr viel seltener in das alte selbstschädigende Verhalten, mit dem du deine Beziehungen momentan sabotierst. (Diese Verhaltensweisen behandele ich ausführlich im nächsten Kapitel.)

Zuvor aber befassen wir uns noch mit den Hinweisen darauf, dass deine Bindungsfähigkeit durch das Trauma beeinträchtigt wurde. Ich gehe auf das traumabedingte Gefühl von Isolation und Getrenntsein ein, erkläre dir, woher es kommt und wie es bewirkt, dass du Einzelne oder auch Gruppen von Menschen selbst dann nicht an dich heranlässt, obwohl du dich danach sehnst, ihnen nahe zu sein oder anzugehören. Und schließlich gebe ich dir noch Tipps, wie du Brüche in Verbindungen überwinden und glückliche Beziehungen unterhalten kannst, obwohl du dich getriggert fühlst, und dies selbst in Konfliktsituationen.

Anzeichen, dass Trauma deine Bindungsfähigkeit beeinträchtigt

Zwar gehen die im Folgenden angesprochenen Symptome nicht in jedem Fall auf ein Trauma zurück, aber gerade unter Menschen, die mit Misshandlung, Missbrauch und/oder Vernachlässigung aufwachsen mussten, sind sie besonders verbreitet. Auf die Fragen, die gleich folgen, gibt es weder falsche noch richtige Antworten und deine Antworten werden auch nicht ausgewertet; jedes »Ja« aber verweist auf einen Punkt, an dem sich die frühe Traumatisierung auf dich ausgewirkt haben dürfte.

- Angenommen, du befindest dich in einer Gruppe, in der einige befreundet sind und ein Gefühl der Verbundenheit teilen. Fällt es dir unter diesen Umständen schwer, dich ebenfalls als Teil der Gruppe zu empfinden?

- Bist du traurig oder verbittert, dass du nicht die Unterstützung, Anerkennung oder Wertschätzung bekommst, die du verdienst?
- Hast du manchmal das Gefühl, dass andere im Besitz einer Gebrauchsanweisung für das Leben sind, während du alles selbst herausfinden musst?
- Vermeidest du gesellschaftliche Anlässe mitunter aus dem einzigen Grund, dass die Anwesenheit der Leute dich triggert?
- Empfindest du dich als sozial unbeholfen?
- Verletzt du Leute oft so, dass eure Beziehung darunter leidet, und bereust es nachher?
- Wird dir häufiger gesagt, du würdest zu viel reden und könntest schlecht zuhören?
- Bemühst du dich, anderen zuzuhören, sie zu unterstützen und zu ermutigen – stellst aber immer wieder fest, dass dieses Verhalten selten auf Gegenseitigkeit beruht?
- Sind deine Beziehungen oberflächlicher oder kurzlebiger, als du sie gern hättest?
- Hast du, nachdem du deine Meinung geäußert oder über deine Gefühle gesprochen hast, oft das Gefühl, zu viel gesagt oder jemanden beleidigt zu haben?
- Angenommen, du hast das Gefühl, jemand ziehe sich von dir zurück. Bist du dir dann oft über den Grund im Unklaren?
- Hast du das Gefühl, anders als andere behandelt zu werden – mit weniger Liebe oder weniger einladend, als du es verdienst?
- Lässt du Freund*innen und Nachbar*innen bewusst nicht an dich heran, weil du fürchtest, sonst verletzt oder überfordert zu werden?
- Beruhen die meisten deiner Freundschaften auf einem Ungleichgewicht, weil eine oder einer der Beteiligten mehr Macht oder Einfluss hat als die oder der andere?
- Angenommen, du schließt eine neue Freundschaft. Fürchtest du dich dann vor einer eventuellen Hiobsbotschaft, weil du ständig damit rechnest, dass dich der neue Mensch in deinem Leben gleich wieder verlässt?
- Wirst du von der Angst verfolgt, eines Tages ganz allein zu sein?

Für dein Journal

- Welche der aufgeführten Anzeichen kannst du an dir selbst beobachten?
- Wie sehr wirken sich diese Symptome auf dein heutiges Leben aus?
- Hast du manche der Punkte schon einmal erlebt, bist aber jetzt von ihnen geheilt?
- Würde sich dein Leben ändern, wenn du dich im Umgang mit Menschen 50 Prozent wohler fühlen würdest?

Heilung ist möglich

Manche Isolationsgefühle gehen auf einen vorübergehenden Zustand der Dysregulation zurück, der sich in dem Maße auflösen kann, in dem du lernst, dich neu zu regulieren. Andere resultieren aus Entwicklungsstörungen und beruhen auf der Vernachlässigung in der Kindheit, die verhinderte, dass du deine natürliche Bindungsfähigkeit voll ausbilden kannst. Davon zu heilen, dauert etwas länger.

Wie wir wissen, können Misshandlung, Missbrauch und Vernachlässigung in früher Kindheit tatsächlich das Gehirn verändern und die normalen kognitiven Prozesse beschneiden, die uns befähigen, a) geeignete gute Menschen kennenzulernen und Beziehungen mit ihnen einzugehen, b) erfolgreich mit ihnen zu interagieren, und c) die Alarmglocken zu hören, die uns vor Leuten warnen, die wir besser *nicht* in unser Leben lassen.

Viele Menschen, die im Kindesalter traumatisiert wurden, leiden unter der Furcht, immer allein bleiben zu müssen, nie richtig geliebt zu werden. Und die Trauer darüber, des Geburtsrechts auf Liebe beraubt und nicht in die menschliche Gesellschaft eingebunden zu sein, ist völlig in Ordnung. Allerdings kann deine Angst davor, Menschen näher an dich heranzulassen, so stark werden, dass du aus reinem Sicherheitsbedürfnis heraus in Versuchung geraten könntest, dich zusätzlich zu isolieren.

Manchmal ist das Gefühl, in Sicherheit zu sein, unerlässlich. Um aber gegen die Isolation und Einsamkeit, die so schwere Bürden der Traumatisierung sind, ankommen zu können, braucht es mehr. Ob du dich nach Verbundenheit sehnst, die guten Leute in deinem Leben aber immer wieder verlierst, oder zu Abwehrverhalten neigst und alles tust, um nur ja niemanden an dich heranlassen zu müssen: Die Wahrscheinlichkeit ist sehr groß, dass die Ursache zumindest teilweise in dieser deiner frühen Traumatisierung zu suchen ist.

Und in gewisser Hinsicht ist das sogar eine gute Nachricht. Weil nämlich die Heilarbeit, mit der du gerade befasst bist, entscheidend dazu beiträgt, dem Trauma seine Macht über dich zu entziehen. Und weil du dich auf dem besten Weg befindest, glücklichere, engere Bindungen zu den Menschen knüpfen zu können, die du gern in deinem Leben hast.

Sind wir isoliert, weil wir anders sind?

Egal, was uns zugestoßen ist, und auch unabhängig von unseren Symptomen: Es ist nicht die kindliche Traumatisierung, die uns definiert. Wir sind kostbare ganzheitliche Menschen mit denselben Bedürfnissen, Gefühlen und Träumen, die alle anderen auch haben.

Vielen von uns fällt es aber schwer, die Empfindung abzustreifen, irgendwie anders zu sein. Und ja, es mag so wirken, als würden alle anderen genau wissen, wie sie sich verhalten – was sie sagen und tun – müssen, um Beziehungen aufrechterhalten zu können, nur wir hätten diese Gebrauchsanleitung nie in die Hände bekommen. Das gibt vielen von uns ein starkes Gefühl der Entfremdung und Hoffnungslosigkeit: als gäbe es nichts, was wir tun und lassen könnten, um dazuzugehören.

Aber erstens: *Du gehörst dazu.* Ob du es nun so empfindest oder nicht, du gehörst hier auf diese Erde. Denn dies ist genauso deine Welt wie die aller anderen.

Und zweitens: Wir, die wir als Kinder traumatisiert wurden, lieben das Gefühl der Zugehörigkeit, das wir beieinander finden. Denn an unseren

Erfahrungen gibt es Aspekte, die nur Menschen mit einer K-PTBS verstehen; und diejenigen, die denselben Weg der Heilung gehen, den nun auch du eingeschlagen hast, werden besonders viel Verständnis für dich haben, weil sie ja dieselben Erfahrungen gemacht haben und machen wie du.

Wir sind uns ähnlicher, als dir bewusst ist, und wenn du es zulässt, würden wir uns freuen, wenn du dich als Teil unseres Stammes begreifen könntest.

Und ja, wir alle stellen uns die Frage: Sind traumatisierte Menschen wirklich anders? Und die Antwort auf diese Frage lautet: Ja, in vielerlei Hinsicht.

So bist du also deshalb in dem Gefühl aufgewachsen, anders zu sein, weil du tatsächlich anders warst als die meisten Kinder, die du sonst kanntest. Vielleicht kam deine Familie aus einem anderen Land, du wusstest schon früh, dass du homosexuell bist, im Vergleich zu anderen Familien waren deine Eltern arm oder ungewöhnlich streng. Das alles sind ganz reale Unterschiede. Während andere Kids von ihren Eltern über die Feinheiten der menschlichen Interaktion – was man tut und was man besser lässt – aufgeklärt wurden, musstest du dir das alles womöglich allein zusammenreimen. Oder deine Mutter und/oder dein Vater fühlten sich selbst isoliert und konnten dir deshalb kein Vorbild sein, was das Schließen und Aufrechterhalten von Freundschaften betrifft.

Ganz anders als bei anderen ist es auch, wenn zu Hause traumatisierende Zustände herrschen. Vielleicht hattest du das Gefühl, keine Freund*innen mitbringen zu können, weil es bei euch schmutzig war und alles völlig verwahrlost aussah. Oder weil du beim Heimkommen nie wusstest, welches Drama sich diesmal wieder zu Hause abspielen würde. Natürlich gibt das einem das Gefühl, anders zu sein – und es ist auch einer der Gründe dafür, warum so viele von uns sich zu Kindern (später: Erwachsenen) hingezogen fühlten und fühlen, die ebenfalls traumatisiert wurden.

Alles, was wir durchgemacht haben, hat uns verändert. Solltest du also je das Gefühl gehabt haben, Nichttraumatisierte wären auf einer gemeinsamen »Wellenlänge«, zu der du keinen Zugang finden konntest, weil du das falsche Passwort fürs WLAN hattest, mag da durchaus etwas dran gewesen sein. Die Traumatisierung kann auch das Verständnis für die verbale Kommunikation beeinträchtigen, was einer der wichtigsten Gründe dafür ist, dass wir uns in Gesellschaft oft etwas desorientiert fühlen.

Vielleicht fühlst du dich »schon immer« anders, also eigentlich, seit du dich erinnern kannst. Womöglich aber ist es dir auch als Teenager oder im frühen Erwachsenenalter zum ersten Mal aufgefallen. Und manchmal merken wir es sogar erst, nachdem sich alle anderen Theorien über unsere »Bindungsunfähigkeit« als obsolet erwiesen und erledigt haben, also zum Beispiel nachdem wir es lange auf die Schule geschoben haben, in der wir waren, oder auf einen bestimmten Klassenkameraden, eine bestimmte Klassenkameradin. Und diejenigen von uns, die sich gesellschaftlich von den übrigen Kids unterschieden (weil wir streng religiöse Eltern hatten oder eine andere Hautfarbe als der Rest der Klasse), haben womöglich *dies* für die Ursache ihres gefühlten Andersseins gehalten.

Mit der Zeit ist uns jedoch bewusst geworden, dass das nicht alles sein konnte – weil es da nämlich ein bestimmtes Muster gab, weil wir uns praktisch überall isoliert fühlten, selbst unter Menschen, die so waren wie wir selbst. Egal, wie nett wir waren oder wie sehr wir uns um Anpassung bemüht haben, der Erfolg war bestenfalls mäßig, weil es uns immer noch außerordentlich schwergefallen ist, tiefe, dauerhafte Beziehungen oder wenigstens Kontakte aufzubauen.

Isolation ist keine Charakterschwäche, sondern ein Symptom

Dass dir das mit den Beziehungen immer so schwergefallen ist, hast du dir wahrscheinlich oft zum Vorwurf gemacht. Aber es war ja nicht deine Schuld, dass du als Kind traumatisiert wurdest; und genauso wenig hast du zu verantworten, wie negativ sich diese Traumatisierung auf deine Fähigkeit ausgewirkt hat, enge Freundschaften und liebevolle Partnerschaften zu schließen.

Unsere Bindungsfähigkeit wurde in den Momenten beeinträchtigt, in denen wir extremem Stress ausgesetzt waren oder der menschlichen Nähe beraubt wurden, die Kinder so dringend brauchen, um lernen und sich emotional entfalten zu können. Und niemand von uns hätte irgendetwas tun können, um das Geschehene zu verhindern.

Auch Dysregulationen können Isolationsgefühle auslösen und bewirken, dass du um dich schlägst, verzweifelt bei jemandem Halt suchst oder dein Verhältnis zu den Menschen in deinem Umfeld anderweitig belastest. Unter Umständen führen sie aber auch dazu, dass du Beziehungen abbrichst, und zwar aus dem einfachen Grund, dass die Dysregulationen getriggert wurden (darüber sprechen wir gleich noch eingehender). Im Gespräch »rutschen« Menschen mit einer nicht geheilten K-PTBS Dinge, die andere als verletzend empfinden, bedauerlicherweise »einfach so raus«. Und das Gefühl, sich diesbezüglich nicht kontrollieren zu können, macht die Sache nur noch krasser – weil wir so nämlich schlimmstenfalls nicht einmal mehr den Versuch unternehmen, uns Menschen anzunähern.

Mit diesem Gefühl der Isolation verhält es sich wie mit anderen Aspekten der kindlichen Traumatisierung auch, die selbst von Expert*innen lange fehlinterpretiert wurden. Manche dachten, wir wären Mobber*innen, Rüpel oder würden es mit voller Absicht vermeiden, Beziehungen zu knüpfen – was allerdings für viele von uns später dann auch tatsächlich zutreffen kann. Doch ursprünglich waren wir nur unschuldige Kids, die Liebe brauchten und wie alle Kinder mit den anderen abhängen wollten. Dann aber schienen wir aus unerfindlichen Gründen anzufangen, alles kaputtzumachen. Und irgendwie kann ich auch verstehen, dass Leute, die von kindlichen Traumatisierungen keine Ahnung hatten, unsere Isolation als bewusste Entscheidung auffassten.

So bist du vielleicht als aufsässig, sexuell freizügig oder asozial gelabelt worden und hast von Gleichaltrigen womöglich noch Schlimmeres zu hören bekommen. Und ja, wir alle verfügen über irgendwelche negativen Eigenschaften, und die haben dabei vielleicht tatsächlich auch mit eine Rolle gespielt.

Was aber, wenn das eigentliche Problem Veränderungen im Gehirn wären, die auf eine Vernachlässigung in der Kindheit zurückgehen? Würde das nicht hinreichend erklären, warum es uns so schwergefallen ist, die sozialen Regeln zu begreifen, die Absichten anderer Menschen zu interpretieren und die nonverbale Kommunikation zu verstehen? Wäre das allein nicht Grund genug dafür, dass das Thema Beziehungen für uns so heikel war und ist?

Wie den anderen Aspekten der K-PTBS können wir mit etwas Übung auch der Isolation begegnen, nämlich indem wir daran arbeiten, mögliche Trigger einzufangen, nervlich gesund zu werden und uns soziale Kompetenzen anzueignen, die wir zu Hause nicht erwerben konnten. Gut möglich, dass du immer eine Spur empfindlich sein, dich bei geringstem Anlass zurückziehen oder zu Überreaktionen neigen wirst, aber das ist völlig in Ordnung so. Du brauchst schließlich nicht mit *allen* kompatibel zu sein und musst dich auch mit niemandem zusammentun, nur weil du meinst, es würde von dir erwartet.

Ein angemessenes Ziel könnte für dich darin bestehen, ein paar gute Freund*innen sowie auch die Liebe zu finden, sollte dies dein Herzenswunsch sein. Und für den Fall, dass du Kinder hast, wäre es natürlich schön, wenn du ihnen ein hingebungsvoller und fürsorglicher Elternteil sein könntest. Aber vergiss nie: Du bist ein einzigartiger Mensch, und ein Teil deiner Heilung besteht darin, dich so zu akzeptieren, wie du bist.

Für dein Journal

- Fühlst du dich in irgendeiner Hinsicht anders als andere oder von ihnen isoliert?
- Nimmst du vielleicht Beziehungsprobleme wahr, die du früher für charakterliche Schwächen von dir gehalten hast? Wie fühlt es sich an zu erfahren, dass es sich dabei um ganz normale Symptome einer Traumatisierung handelt?
- Stell dir vor, wie es sein könnte, wenn deine Heilung bereits so weit fortgeschritten wäre, dass es dir ganz leichtfallen würde, Beziehungen aller Art aufzubauen (oder welche zu »kitten«). Was würde sich unter diesen Umständen in deinem Leben ändern?

Der Kampf um Zugehörigkeit

Wie alle anderen möchten auch die meisten von uns, die wir von einer K-PTBS betroffen sind, in einer Gruppe sein (oder gern auch in mehreren). Nur tun wir uns oft schwer damit, eine etwaige Zugehörigkeit auch zu *spüren*.

Und so starten wir oft voller Begeisterung, doch dann wird uns unbehaglich zumute (oder wir bereuen, uns der Gruppe überhaupt angeschlossen zu haben), und wir ziehen uns wieder zurück. Womöglich denkst du in einer solchen Situation, du würdest ausgeschlossen, und manchmal mag das sogar stimmen.

Doch gibt es einen klaren Hinweis darauf, dass du deine halbherzige Beteiligung selbst und ganz bewusst gewählt hast (auch wenn es sich für dich ganz anders anfühlt). Und der besteht darin, dass du dich jedes Mal in ungefähr derselben Entfernung vom Zentrum der Gruppe – also von deren engagiertesten und einflussreichsten Mitgliedern – ansiedelst. Diese Leute bilden den inneren Kreis, um den herum sich die Gruppenzugehörigen versammeln, die etwas weniger engagiert und einflussreich sind. Alle anderen bilden die Peripherie; dabei handelt es sich um diejenigen, die zwar im Grunde mit der Gruppe in Verbindung bleiben möchten, aber immer schon mit einem Fuß draußen sind und endgültig gehen, sobald sie sich nicht mehr wohlfühlen.

So eine war ich früher auch: Immer eine 80-prozentige Außenseiterin – als Gast zur Party eingeladen, aber für nichts zuständig. Oft war ich am Anfang hochmotiviert und dachte bei mir so: *Diese Gruppe ist ja geil! Endlich habe ich meine Leute gefunden! Da möchte ich unbedingt mitmischen!* Mit der Zeit habe ich mich dem Zentrum der Gruppe angenähert, habe mich mehr engagiert und vielleicht sogar eine (huch!) kleine Führungsrolle übernommen. Dann aber fand ich früher oder später (meistens früher) jedes Mal einen Grund, mich wieder mehr zurückzuziehen. Vielleicht zu 40 Prozent. Und irgendwann bin ich immer total ausgestiegen. Teil von etwas zu sein, war mir – und ist es auf bestimmten Gebieten auch heute noch – unangenehm. Aber woran liegt so was eigentlich?

Ich dachte immer, mein Problem mit Gruppen wäre einfach wiederholtes Pech – die falschen Kolleg*innen, die falsche Müttergruppe, die falschen Leute bei den 12 Schritten. *Diese Leute verstehen mich nicht, also gehöre ich hier wohl nicht hin*, dachte ich jedes Mal. Doch das Muster dahinter erkannte ich erst, nachdem ich von der Dysregulation geheilt war und über eine gewisse Klarheit verfügte.

Können wir das denn nicht einfach zugeben? Menschen triggern uns nun einmal. Und Gruppen sind (in unseren Augen) ganze Haufen von Leuten, die uns triggern. Es dürfte doch eigentlich nicht so schwer zu begreifen sein, dass wir uns mit Gemeinschaften und Vereinigungen schwertun. Denn für Leute, die aufgrund einer Traumatisierung im Kindesalter so sensibel und empfindlich sind wie wir, können Gruppen nun einmal schnell einen Angriff auf alle Sinne darstellen. Der Grund ist, dass sie so leicht unsere tief sitzenden schmerzlichen Erinnerungen daran reaktivieren, auch früher nicht dazugehört und nicht reingepasst zu haben. Diese ganz persönlichen Erfahrungen sind unauslöschlich in uns und irgendwie erleben wir sie auch als quasi unabänderlich – wie schlechte Erfahrungen aus der Schulzeit, die einfach nie enden.

Das Bedürfnis nach Zugehörigkeit zu einer Gruppe ist keine Schwäche, sondern tief in uns Menschen angelegt. Wir werden in Gemeinschaften hineingeboren, und obwohl wir ihnen mitunter nur noch entfliehen wollen, um endlich unabhängig zu sein, ist das doch unmöglich. Denn aus der Evolutionsbiologie wissen wir, dass dieses Bedürfnis Teil einer Überlebensstrategie ist, die dafür sorgt, dass wir nicht frieren müssen, immer genug zu essen sowie Schutz vor Beutegreifern und dergleichen haben.

Aber da ist noch mehr im Spiel als pure Biologie. Inklusion ist auch für unser Wachstum entscheidend, für die Entwicklung unseres gesamten Wesens inklusive Intellekt und Seele. Ohne Integration in zwischenmenschliche Beziehungen kommt der Prozess unserer Ich-Werdung – das Entstehen unseres realen Selbst – zum Stillstand. Denn in der Isolation kann all das nicht geschehen und dieser Prozess nie zur Vollendung gelangen.

Zugehörig wirst du, indem du dich Gruppen anschließt. Manchen von uns aber verlangt dies enormen Mut ab. Denn ja, mitunter werden dich

Menschen triggern oder auch beleidigen und verletzen. Daraufhin gerätst du in einen Zustand der Dysregulation und womöglich in Versuchung, die Flucht anzutreten. Ich aber möchte dich ermuntern, wenigstens bis ganz an den äußeren Rand deiner Komfortzone zu gehen, damit du dir ein Hilfsnetz von Leuten aufbauen kannst, die sich um dich kümmern und dir zur Seite springen können, wenn du pleite oder einsam bist oder dich fühlst, als würde dein gesamtes Leben in sich zusammenbrechen. Derart schlimme Situationen hast du bestimmt schon erlebt, allein aber solltest du sie wenigstens von nun an nie mehr durchmachen müssen.

Du kannst dich bereit erklären, eine Speise zum gemeinsamen Abendessen mitzubringen, du kannst einem Chor beitreten, dich einer Handarbeitsgruppe anschließen oder Freunde zu einer Wanderung einladen. Sobald du dich Menschen zuwendest, wirst du viel flexibler und stärker, fühlst dich gleich bedeutend verbundener und zugehöriger.

Warte mit dem Knüpfen von Verbindungen nicht, bis du dich »geheilt« fühlst

Nach Jahren der qualvollen Isolation kannst du dir wahrscheinlich gar nicht so leicht eingestehen, dass du Menschen *brauchst* und auch dazugehören *willst*. Vielleicht redest du dir auch ein, du würdest nur so lange für dich bleiben, bis du wieder ganz heil bist.

Und klar, ein bisschen solltest du schon genesen sein, bevor du so richtig Spaß an Beziehungen haben kannst. Momentan aber benötigst du Menschen in deinem Leben, *damit* du heilen kannst. Denn Beziehungen sind Medizin. Für dein persönliches Wachstum brauchst du ein gewisses Maß an Spannung, Kontakte zu Leuten, die dir zeigen, wo du noch ein bisschen an dir arbeiten musst, und die deinem Leben auch mehr Sinn verleihen. Und das gilt – wohlbemerkt – für alle Menschen.

Änderst du allerdings langfristig nichts an deiner Vereinsamung, übernimmt sie die Herrschaft über dein Leben – mit der Folge, dass deine schlechtesten Eigenschaften und Persönlichkeitszüge fruchtbaren Boden zu ihrer Entfaltung finden. Denn in der Isolation werden Menschen zunehmend mürrisch, verbittert oder paranoid, und an Empathie verlieren sie auch. So wird es mit der Zeit immer schwerer, den Karren aus dem Dreck zu ziehen und ihm eine neue Richtung zu geben, weil man dann schon viel zu exzentrisch und unbeholfen geworden ist. Hattest du schon einmal das Gefühl, du könntest auf diesem Weg sein? Oder musstest du dergleichen bei anderen beobachten? An mir habe ich nämlich tatsächlich eine gewisse Tendenz dazu wahrgenommen, und zwar als ich gegen Ende des pandemiebedingten Lockdowns wieder angefangen habe, mehr unter Menschen zu gehen. Da war ich ziemlich ungelenk, irgendwie ständig ein bisschen sauer, gereizt und nervös.

Ein Leben an der Peripherie des Geschehens kann sich übrigens in gewisser Hinsicht sogar ganz gut anfühlen: weil nämlich die selbst gesetzten Grenzen dazu führen können, dass man sich vor Verletzungen und Dysregulation geschützt fühlt. Und für besonders schlimm traumatisierte Menschen ist die komplette Isolation tatsächlich ein Mittel der Selbsterhaltung, jedenfalls eine Zeit lang. Ein selbst auferlegtes Kontaktverbot kann aber höchstens für den Notfall dienlich sein – als permanente Lebensweise taugt es nicht.

Ja, der Umgang mit Menschen birgt Risiken. Er bietet aber auch den Vorteil, mit dabei sein zu dürfen. Und das wollen wir insgeheim doch alle, nicht wahr?

ÜBE TÄGLICH EIN BISSCHEN

Auch wenn du noch weit davon entfernt sein solltest, kaputtgegangene Beziehungen zu den Menschen in deinem Leben zu kitten, kannst du doch auch jetzt schon täglich ein bisschen an deiner Kontaktfähigkeit arbeiten, indem du entweder mit Leuten übst, die du bereits kennst, mit weitläufigen Bekannten oder auch dir gänzlich Fremden. Das langfristige Ziel besteht darin, die Aufnahme von Verbindungen zu einer dir geläufigen Sozialkompetenz werden zu lassen. Und dafür beginnst du mit ganz kleinen, einfachen Schritten.

Für den Anfang sind hier ein paar Anregungen:

- Stell dich auf den Bürgersteig vor deinem Haus und wünsche der nächsten Person, die vorbeikommt, einen schönen Tag.
- Geh auf Social Media (falls du sie nutzt) und gib den letzten Posts von zehn deiner Freund*innen ein Like – einfach nur, um ihnen eine Freude zu machen.
- Eine Bekannte von dir hat heute Geburtstag? Dann schicke ihr einen lieben Gruß.
- Lächle den Leuten, die dir auf der Straße begegnen, nett zu.
- Ein Bekannter erzählt dir von etwas, worauf er sich freut oder wovor er sich fürchtet (etwa ein neues Haustier oder einen angsteinflößenden Arztbesuch)? Zeig ihm dein Interesse. Hör ihm genau zu und frag nach. So spürt er deine Anteilnahme.
- Schreib ebendiesem Bekannten am nächsten Tag eine Nachricht oder ruf bei ihm durch: »Wollte nur mal hören, wie's gestern beim Arzt war« oder »Ich musste grad an dich und das Hündchen denken. Eure erste Nacht ist doch hoffentlich gut verlaufen?«.
- Bedanke dich bei den Dienstleister*innen, die dir das Leben erleichtern, zum Beispiel bei Kassierer*innen, Empfangspersonal, Lehrkräften und den Mitarbeitenden deines bevorzugten Lieferdienstes. Zeig ihnen, dass du ihre Freundlichkeit und Hilfsbereitschaft wirklich zu schätzen weißt.
- Sei besonders freundlich zu den Menschen an den Kundentelefonen. Du hast eine Reklamation oder Beschwerde? Dann mach deinem Ärger nicht lautstark Luft, sondern zeig dich bereit, selbst etwas zur Lösung des Problems beizutragen.

Für dein Journal

- Welche dieser Tipps sagen dir so zu, dass du sie demnächst gern ausprobieren möchtest?
- Und welche empfindest du – wenigstens momentan noch – als zu anspruchsvoll?
- Löst es bei dir eine Dysregulation aus, wenn du versuchst, mit Menschen Kontakt aufzunehmen (etwa indem du einen der obigen Vorschläge beherzigst)?
- Angenommen, eine Interaktion führt tatsächlich zur Dysregulation. Welche Folgen hat das für dich? Isolierst du dich am Ende wieder mehr? Wird deine Produktivität in Mitleidenschaft gezogen? Fühlst du dich veranlasst, Einladungen abzulehnen und dir Chancen entgehen zu lassen?

Verbessere deine Fähigkeiten zum Aufbau enger, vertrauensvoller Beziehungen

Bindungswunden halten uns nicht nur davon ab, Beziehungen *einzugehen*. Vielmehr können sie uns auch in existierenden – romantischen oder anderen – Beziehungen ein Gefühl des Alleinseins geben und selbstschädigende Verhaltensweisen aktivieren, die uns auf direktem Wege in die Isolation zurückbefördern. Diese Verhaltensweisen gucken wir uns im nächsten Kapitel näher an, in diesem Abschnitt will ich jedoch erst noch einige Sofortmaßnahmen zur Rettung oder Reparatur von Beziehungen mit dir durchgehen, die du in deiner Ursprungsfamilie womöglich nicht kennengelernt hast.

Zu diesen Maßnahmen kannst du greifen, wann immer es in einer Beziehung Spannungen gibt oder du Angst hast, schon alles vermasselt zu haben, weil du dich zurückgezogen, um dich geschlagen oder den Kontakt mit Menschen abgebrochen hast, die du im Grunde sehr gern in deinem Leben hättest.

Der erste Schritt ist, eine aufrichtige Bestandsaufnahme deiner gegenwärtigen Lebensverhältnisse vorzunehmen und dich zu fragen, was wohl geschehen würde, wenn du nicht lernst, dich näher auf andere Menschen einzulassen. In deiner Vorstellung mag es so aussehen, als gäbe es äußere – objektive – Gründe dafür, dass du Streit anzetteln, dich zurückziehen oder isolieren müsstest. Deshalb erfindest du alle möglichen Ausreden für dich oder bildest dir ein, alle Menschen seien einfach grässlich. Dabei versuchst du damit nur, irgendwie mit deiner Tendenz zur Dysregulation fertigzuwerden – und nun hast du dafür bessere Möglichkeiten.

Die Dysregulation ist ein neurologischer Vorgang. Sie ist etwas, was sowohl im Gehirn als auch körperlich geschieht und deine Urteilsfähigkeit im Hinblick darauf einschränkt, wie schwer respektive einfach es wohl wäre, die stressigen Momente mit einem Freund oder einer Freundin durchzusprechen. Du kannst ja ganz langsam anfangen: Grenzen setzen, die dir alles leichter machen, und lernen, Konflikte zu vermeiden oder sie friedlich beizulegen. Und dabei spielt es absolut keine Rolle, wenn du anfangs noch nicht perfekt bist, denn jeder noch so kleine Versuch, den du unternimmst, bringt dich weiter.

Hier einige Tipps:

VERSUCHE, EINE DYSREGULATION RECHTZEITIG ZU ERKENNEN, UND VERSCHAFFE DIR ETWAS ZEIT. Dein Kopf sagt dir in solchen Situationen bestimmt, du müsstest jetzt unbedingt alles wieder in Ordnung bringen, etwas an der Beziehung verändern oder eine irgendwie geartete Entscheidung treffen. Dafür ist dann aber der denkbar schlechteste Zeitpunkt. In diesen Momenten brauchst du Ruhe und Muße, Zeit, um dich neu zu regulieren. Versprich dir also selbst, dass du *im Eifer des Gefechts* nichts sagst oder tust, womit du jemanden verletzen könntest. Alle wichtigen Entscheidungen kannst du gut und gern auch morgen treffen.

SCHREIB GLEICH *im ersten Moment*, IN DEM DU DICH DAZU IN DER LAGE FÜHLST, DEINE ÄNGSTE UND VERSTIMMUNGEN AUF. Damit musst du nicht warten, bis es »an der Zeit« ist, dich hinzusetzen und loszulegen. Fang lieber schon genau in dem Augenblick an, in dem du merkst, dass sich die Emotionen in dir aufbauen. Die von der täglichen Übung hervorgerufenen Veränderungen sind manchmal dramatisch und bei anderer Gelegenheit eher unscheinbar, können aber in jedem Fall eine enorme emotionale Erleichterung bewirken.

Mitunter fließen beim Schreiben Tränen der Befreiung – ganz so, als würde sich dein Problem gerade in Luft auflösen; zuweilen scheint dabei aber auch gar nicht groß was zu passieren. All das ist in Ordnung und vollkommen normal. Lass die tägliche Übung einfach ihre Arbeit machen, lass sie dir den Stress nehmen, sodass du endlich wieder dazu kommst, deine Möglichkeiten zu erkennen, und sich alles ein bisschen leichter anfühlt.

Mit etwas Übung wird es dir gelingen, einen gewissen Abstand zwischen eine intensive Emotion und deine Reaktion darauf zu legen. Dieser Moment, in dem du dich neu regulierst und wieder klar denkst, kann Beziehungen retten und dein Leben verändern.

»DOSIERE« DEINE SOZIALEN INTERAKTIONEN IM ZUGE DES HEILUNGSPROZESSES. In der Medizin wird das auch »Titration« genannt. Der ursprünglich aus der Chemie stammende Begriff »Titration« bezeichnet die schrittweise Findung der für den jeweiligen Patienten oder die jeweilige Patientin richtigen Dosis eines Medikaments. Dabei wird zunächst eine ganz geringe Menge der Arznei verabreicht und die Reaktion der Patientin, des Patienten darauf beobachtet. Fällt diese negativ aus, muss erst einmal abgewartet werden. Ist sie positiv, kann die Dosis schrittweise erhöht werden, bis schließlich die passende tägliche Einzelgabe ermittelt ist. Analog dazu kannst du deine Kontaktaufnahmen »kalibrieren«: in kleinen Schritten mit Pausen dazwischen, in denen du beobachtest, was passiert, wie du dich fühlst und ob die Interaktion womöglich eine Dysregulation auslöst.

Ein Beispiel: Angenommen, nach einer längeren Phase der Isolation möchtest du dich wieder mit einer alten Freundin treffen. In diesem Fall würde ich empfehlen, dass du dich beim ersten Mal nur zum Kaffeetrinken mit ihr verabredest. Anschließend kannst du dir im Zuge deiner täglichen Übung noch einmal vor Augen führen, wie die Begegnung verlaufen ist, und dich bei Bedarf neu regulieren. Hat euch beiden das Treffen gefallen, könnt ihr euch beim nächsten Mal zum Mittagessen verabreden und du schaust, was dabei passiert. Du musst also nicht gleich in die Vollen gehen und ein Riesenevent planen. Kleine Schritte geben dir für den Anfang die Gelegenheit, die zwischen euch herrschende »Temperatur« zu ermitteln, ohne dass du Gefahr läufst, dich zu überfordern oder in alte Verhaltensweisen zurückzufallen.

SETZE GRENZEN, DIE DIR HELFEN, REGULIERT ZU BLEIBEN. Womöglich verstehst du unter Grenzen bestimmte Regeln, an die sich andere halten müssen, damit sie *dich* nicht verärgern oder triggern. Vielleicht verstehst du darunter aber auch den Versuch, andere Erwachsene dazu zu bringen, dass sie sich so verhalten, wie es für dich in Ordnung ist. In diesem Fall handelt es sich jedoch nicht um eine Grenze, sondern um den Ausdruck einer Vorliebe von dir. Du würdest es vorziehen, dass … Natürlich kannst du einen Wunsch oder auch eine Bitte äußern. Treffen die bei deinem Gegenüber jedoch nicht auf Gegenliebe, kannst und musst du entscheiden, wie du dich verhältst: ob du deinen Wunsch beziehungsweise deine Bitte zurücknimmst, die Beziehung beendest, die Person nimmst, wie sie ist, oder ihr notfalls ordentlich den Marsch bläst. Grenzen dagegen bezeichnen die Dinge, die du zu tun bereit bist, um deine Sicherheit, Zeit, geistige Gesundheit sowie deinen Freiraum und deinen Körper vor Dingen zu schützen, die du für inakzeptabel hältst.

Beispiele für derartige Grenzen sind etwa: kein Alkohol, keine Wochenendarbeit, Dates nur mit potenziellen Ehepartner*innen. In Zeiten, in denen du intensiv an der Genesung von deiner Traumatisierung arbeitest, magst du vielleicht vorübergehend zusätzliche Grenzen setzen, etwa vor 23 Uhr ins Bett gehen, keine längeren Besuche bei Angehörigen, mit denen du quälende Konflikte hast, oder Gespräche über traumatische Erfahrungen nur mit deinem Therapeuten, deiner Therapeutin oder engen Freund*innen.

Solange wir uns unserer Grenzen nicht eindeutig bewusst sind, kann sich jede Verbindung irgendwie bedrohlich anfühlen und den Drang in uns wecken, Menschen entweder kontrollieren zu wollen oder ihnen aus dem Weg zu gehen. Leute können das aber auch als Einladung auffassen, uns zu schikanieren, was bei uns wiederum Groll und Rückzugsbedürfnisse auslöst. Das führt zu einem Bruch in der Beziehung, und wird der nicht behoben, kann es dazu führen, dass man sich ein Leben lang aus dem Weg geht. Und so laufen wir Gefahr, dass unsere größte Angst Wirklichkeit wird und wir für immer allein bleiben.

Sobald du deine Grenzen nicht nur kennst, sondern dich auch darauf verlassen kannst, dass du sie unter keinen Umständen überschreitest, brauchst du den Umgang mit Menschen nie mehr zu scheuen. Dann kannst du neue Leute kennenlernen, eventuelle Alarmglocken rechtzeitig zur Kenntnis nehmen und bedenkenlos Nähe suchen, weil du ja eines sicher weißt: Sobald irgendetwas schiefläuft, bist du jederzeit in der Lage, dich wieder zurückzuziehen.

Deine Grenzen geben dir die Freiheit, dich in Sicherheit zu fühlen *und* zugleich auf Leute zugehen zu können, die dich kennenlernen möchten.

ÜBERNIMM DIE VERANTWORTUNG FÜR DEINE ANGSTBESETZTEN REAKTIONEN. Womöglich versuchst du von klein auf, eventuellen Dysregulationen zu begegnen, indem du nach Möglichkeit alle Situationen vermeidest, die dich triggern könnten. Im Zuge deiner Heilung hast du jetzt eine weitere Option: Du kannst an deinen Reaktionen arbeiten, andere sie selbst sein lassen und dich auf gefahrlose Interaktionen mit Menschen freuen, die du gern in deinem Leben hättest.

Eine echte Offenbarung steht dir bevor, sobald du erkennst, dass du nicht von den Leuten in deinem Umfeld getriggert wirst, sondern dass das alles *in deinem Inneren* geschieht. Selbst wenn du (was kaum möglich sein wird) die Menschen dazu bringen könntest, sich zu verändern, würden deine Ängste und Verstimmungen immer noch aufploppen und dich triggern. Jetzt besteht deine Aufgabe darin, deine Trigger einzuhegen und sowohl das Urteilsvermögen als auch genügend Selbstvertrauen herauszubilden, um deinen Freundes- und Bekanntenkreis allmählich zu erweitern.

Wenn du dich über jemanden aufregst oder ärgerst, brauchst du deinem Drang, die Person zur Rede zu stellen, nun nicht mehr nachzugeben (jedenfalls im Moment nicht). Ängste verzerren dein Denken, und wenn sie getriggert werden, gerätst du leicht in Gefahr, an Vernunft einzubüßen.

Statt also anderen deine Gefühle zum Vorwurf zu machen, ist es hilfreich, die getriggerten Reaktionen wahrzunehmen, die in dir aufsteigen und dich früher in die Dysregulation geführt hätten. In solchen Momenten kannst du dich neu regulieren (wobei wie immer Stift und Papier sehr hilfreich sein können). Denn alles, was du im Zustand der Regulation sagst, würde sich erheblich von den Worten unterscheiden, die du unter dem Einfluss deiner Ängste finden würdest.

Deine Ängste und Verstimmungen sind der natürliche »Bodensatz« deines bisherigen Lebens und all dessen, was du schon durchgemacht hast. Sie stellen eine ganz normale Form des Stressabbaus dar. Mit der Zeit und etwas Übung wirst du sie leichter los, als du vielleicht denkst. In einer ruhigen, klaren Verfassung kannst du entscheiden, ob du näher herangehen oder loslassen möchtest. Du kannst den Mund aufmachen oder stumm bleiben, Grenzen setzen oder dein Herz öffnen. Nie wieder aber wirst du einfach nur deshalb explodieren müssen, weil deine Gefühle kein Ventil haben und du restlos überfordert bist.

Solltest du von nun an mit jemandem in Konflikt geraten, kannst du so damit umgehen, dass eine aufrichtige Kommunikation möglich bleibt und die Beziehung aufrechterhalten werden kann.

UNTERBRICH EINE UNTERHALTUNG, WENN SIE IN GEFAHR GERÄT, AUS DEM RUDER ZU LAUFEN. Wenn der Zorn über die Ufer tritt und ein Konflikt zu eskalieren droht, gibt es noch andere Möglichkeiten als Kontaktabbruch, Bestrafung durch Schweigen oder Wutanfälle. Folgendes kannst du zum Beispiel tun:

1. Du kannst dir eingestehen, dass du immer emotionaler wirst oder in die Dysregulation schlitterst
2. Du kannst um eine (etwa 5- bis 15-minütige) Pause bitten. Wenn du der anderen Person nahestehst und sie weiß, dass du mitunter Probleme mit der Dysregulation hast, kannst du ihr reinen Wein einschenken, zugeben, dass es bald wieder so sein könnte und dass du das Gespräch jetzt gern unterbrechen würdest, damit du nicht aus Versehen etwas Verletzendes sagst, was du eigentlich gar nicht so meinst.

3. Sollte eure Beziehung nicht so vertraut sein, kannst du dir für die von dir gewünschte Pause eine andere Begründung einfallen lassen (etwa dass du ein Telefonat führen oder nach deinen E-Mails schauen musst).
4. Dann kannst du deinem Gegenüber sagen, wann du zurück bist und ihr das Gespräch weiterführen könnt (zum Beispiel »in etwa 15 Minuten«). Nach dieser Zeit solltest du dann aber auch wirklich zu deinem Gegenüber zurückkehren.
5. Vermeide es, die andere Person zu kritisieren oder ihr deine Dysregulation zum Vorwurf zu machen, selbst wenn du sie insgeheim für den tatsächlichen Verursacher hältst. Vorhaltungen würden den Streit nur verschlimmern – dabei willst du doch eigentlich deeskalieren.
6. Fokussiere dich darauf, die Kommunikation so offen zu halten und freundlich zu gestalten, dass sich niemand genötigt fühlt, zu gehen oder zu verstummen.
7. Kommt es tatsächlich zu der vorgeschlagenen Pause, kannst du sie zur Neuregulation nutzen (zum Beispiel mithilfe der täglichen Übung oder der »Notfallmaßnahmen zur Neuregulation« von Seite 112).

SOLLTEST DU DEIN GEGENÜBER WILLENTLICH ODER UNWISSENTLICH VERLETZT HABEN, ENTSCHULDIGE DICH. Eine aufrichtige Bitte um Verzeihung kann unter Umständen nicht nur die Beziehung retten, sondern auch dein Leben erfüllen, es verschönern, ihm einen Sinn verleihen und dich von Scham und allzu geringem Selbstbewusstsein befreien. Hier Schritte hin zu einer »umfassenden« Entschuldigung:

1. **BEREITE DEINE BITTE UM VERZEIHUNG IN ALLER RUHE VOR.** Eine spontane Entschuldigung ist auch in Ordnung, doch wenn du genügend Zeit hast, solltest du sie dir nehmen, um über die Dinge nachzudenken, für die du um Entschuldigung bitten möchtest. Besprich dich am besten zuvor mit einer vertrauten Freundin oder einem guten Freund, um sicherzustellen, dass du genau das richtige Maß an Verantwortung übernimmst (nicht zu wenig, aber auch nicht übermäßig viel).

2. **NOTIER DIR DEINE MIT DER SITUATION ZUSAMMENHÄNGENDEN ÄNGSTE UND VERSTIMMUNGEN.** Mit weniger Angst und Zorn kannst du klarer umreißen, was Sache und was (wenn überhaupt etwas) dagegen zu tun ist, und empfindest vermutlich auch mehr Empathie nicht nur für die andere Person, sondern auch für dich selbst.
3. **SCHREIB GENAU AUF, WAS DU GETAN HAST,** und notier anschließend, wie du dich fühlen würdest, wärst du an der Stelle deines Freundes, deiner Freundin. (Verletzt? Peinlich berührt? Verraten?)
4. **ÜBERLEG DIR, WAS DU VON NUN AN ANDERS MACHEN MÖCHTEST.** Sei an diesem Punkt besonders ehrlich zu dir selbst. Nimm dir nichts Unrealistisches vor, sag aber auch nichts, nur weil du meinst, es sagen zu müssen.
5. **UND DANN BITTE UM VERZEIHUNG.** Nimm Kontakt zu der betreffenden Person auf und lass sie wissen, dass du dich für etwas entschuldigen möchtest. So kann sie sich innerlich vorbereiten, aber auch entscheiden, ob es für sie in Ordnung ist, dir zu begegnen. Trefft euch nach Möglichkeit unter vier Augen, alternativ kannst du anrufen oder ein Video-Meeting organisieren. Eine Nachricht oder E-Mail solltest du nur schreiben, wenn es gar nicht anders geht.
6. **SPRICH NUR DEINEN PART IN EUREM KONFLIKT AN UND ÜBERLASS DER ANDEREN PERSON DEN IHREN.** Äußere dich nicht über die Rolle, die dein Gegenüber in eurer Auseinandersetzung spielt. Will die andere Person darüber sprechen, wird sie es schon tun. (Sei aber darauf vorbereitet, dass sie die Gelegenheit, auch ihren eigenen Anteil einzugestehen, den, mit dem sie dich verletzt hat, nicht wahrnimmt.) Vielleicht bist du nicht bereit, dieser Person nahe zu sein, solange sie sich nicht auch entschuldigt, und dagegen ist nichts einzuwenden. Du kannst aber wenigstens für dich reinen Tisch machen und so dafür sorgen, dass du kein schlechtes Gewissen mehr hast.

Hier eine Vorlage, was du sagen könntest:

1. **SEI DIREKT.** Sage etwa: »Ich möchte dich für (hier benennst du, was du getan hast) um Entschuldigung bitten.«
2. **SEI SO AUFRICHTIG UND PRÄZISE WIE MÖGLICH.** Dein Gegenüber wird dir umso eher Gehör schenken, je deutlicher ihm wird, dass du verstanden hast, was für die andere Person so verletzend war.
3. **FLÜCHTE DICH NICHT IN AUSREDEN** wie etwa »Ich war so im Stress«, »Ich war todmüde« oder »Du hast aber angefangen!«.
4. **SAG, WIE DU DICH FÜHLEN WÜRDEST, WÄRE DIR DAS GESCHEHENE ZUGESTOẞEN.** So zum Beispiel: »Wenn mir das passiert wäre, wäre ich total sauer und würde mich betrogen fühlen. Auch würde ich mir Sorgen machen, was die anderen wohl über mich denken.«
5. **ZEIG, DASS DU ES KAPIERT HAST.** Verharmlose nichts. Mach dich aber auch nicht kleiner, als du bist. Nur dein Einfühlungsvermögen kann das Herz der anderen Person so erweichen, dass sie dir zuhört und sich der Möglichkeit einer Heilung öffnet.

Für dein Journal

- Bist du im Zustand der Dysregulation je so explodiert, dass du es später bereut hast? Wie ist das genau abgelaufen?
- Was sagst du zu der Überlegung, dass deine getriggerten Reaktionen aus dir selbst heraus kommen und niemand anderem anzulasten sind?
- Werden deine Grenzen verletzt? Von wem? Und wie?
- Kennst du deine Grenzen überhaupt? Kannst du sie benennen und zu ihnen stehen?
- Sind je Beziehungen von dir aufgrund von Konflikten kaputtgegangen? Wäre dies zu vermeiden gewesen? Lassen sie sich vielleicht wieder kitten?

Tägliche Übung – Zusatzaufgabe

Die Konfrontation mit deinen Bindungswunden kann alte Verletzungen wieder spürbar machen und bewirken, dass du dich fragst, welche Rolle du in schwierigen oder zerbrochenen Beziehungen gespielt hast. Nimm dir genügend Zeit, um all die Ängste und Verstimmungen aufzuschreiben, die in diesem Zusammenhang aufgetaucht sind, und komm in der anschließenden Meditation wieder zur Ruhe.

Deine tägliche Übung wird dir helfen, alte Verletzungen, Zweifel und Verärgerungen zu verarbeiten, die ganz natürlich hochkommen, sobald du anfängst, dich auf mehr Menschen intensiver einzulassen. Regelmäßig zu schreiben und zu meditieren, kann dich in dem Vertrauen bestärken, dass du mit den Menschen, die du nun in dein Leben lässt, zurechtkommst, was immer auch geschehen mag.

Die Heilung deiner Beziehungsfähigkeit stellt einen allmählichen Prozess dar, der Mut und Beständigkeit erfordert, der jedoch auch schnell Früchte trägt und dich für all die anderen Bemühungen stärkt, die du für deine Genesung unternimmst. So wirst du über kurz oder lang mehr Kraft und Stärke in dir verspüren, als du es je für möglich gehalten hättest. Und dazu gehört auch eine dir neue Widerstandskraft gegen die dysregulierten selbstschädigenden Verhaltensweisen, die deine Entwicklung bislang behindert haben.

Einen solchen Heilerfolg dürftest du in der Vergangenheit für gänzlich unmöglich gehalten haben. Nun aber hast du die tägliche Übung und weißt, dass dich deine neu erworbene Bindungsfähigkeit sowie die Fähigkeit zur Neuregulation auch bei dem nächsten Schritt unterstützen wird. Dieser nächste Schritt beinhaltet das Benennen besagter selbstschädigender Verhaltensweisen und die Konfrontation mit ihnen; darum geht es im nächsten Kapitel.

KAPITEL 8

»INNERE« TRAUMATA UND SELBSTSCHÄDIGENDE VERHALTENSWEISEN

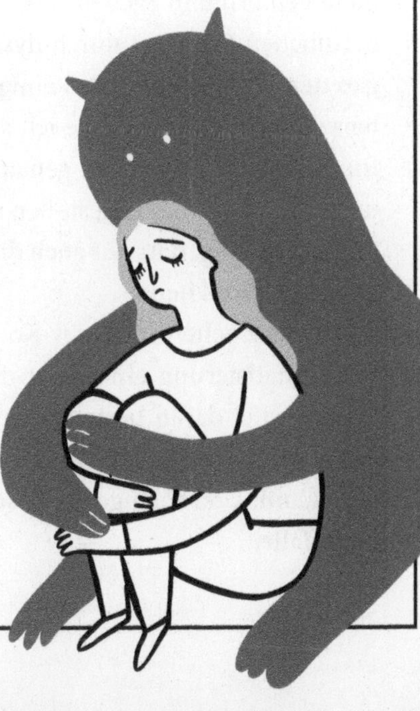

Wie alle Symptome der K-PTBS werden auch die selbstschädigenden Verhaltensweisen von Triggern aktiviert und durch Isolation und Dysregulation verschlimmert. Also hat dich die gesamte Arbeit, die du – dem Buch folgend – bisher geleistet hast, auf diesen anspruchsvollen, aber auch wahnsinnig wirksamen Schritt deiner Heilung vorbereitet: die Konfrontation mit den Verhaltensweisen von dir, die dich immer wieder retraumatisieren.

Über diesen Aspekt unserer Traumatisierung wird so gut wie nie gesprochen. Sowohl Therapien als auch einschlägige Fachbücher fokussieren auf die Dinge, die *uns angetan* werden – die »äußeren« Traumata sozusagen –, zum Beispiel Missbrauch, Misshandlung und Vernachlässigung seitens unserer Eltern, eine Kindheit und Jugend in materieller Armut oder dass wir in der Schule gemobbt wurden. Doch je mehr dieser äußeren Traumata du früher erlitten hast, desto wahrscheinlicher ist es, dass du auch »innere« erlitten hast – gemeint sind damit die Dinge, die du heute glaubst und tust und die den Einfluss des Ursprungstraumas zusätzlich verschlimmern.

Innere Traumata sind ursprünglich nichts als unschuldige Fluchtversuche vor dem Schmerz, doch wenn sie bestehen bleiben, ziehen sie weitere Traumata und Folgeprobleme nach sich. Dabei denke ich an wiederholte Fehlgriffe in Sachen Beziehung, an die Unterminierung der eigenen beruflichen Chancen durch dysreguliertes Auftreten oder auch an 60 Zigaretten am Tag (um bloß einige Beispiele für selbstschädigende Verhaltensweisen zu nennen, die ich selbst nur allzu gut kenne). Wohlbemerkt: Innere Traumata können genauso verhängnisvoll sein wie die Dinge, die uns in der Kindheit zugestoßen sind (wenn nicht gar schlimmer). Deshalb ist es so wichtig, dass wir auch diesen Aspekt unserer Traumatisierung thematisieren und heilen.

Manche sehen in dieser Konfrontation mit unserer selbst gemachten Retraumatisierung einen Akt der Täter-Opfer-Umkehr, wobei natürlich kein Zweifel daran bestehen kann, dass du Opfer warst. Definitiv nicht. Aber du bist auch der einzige Mensch, der dein heutiges Leben verändern kann. Und solange du diesen Sachverhalt ignorierst, bleibst du in der Opferfalle.

Das Trauma deiner Kindheit war *nicht* dein Fehler. Und genauso wenig ist es dein Fehler, wenn du die ganzen Jahre darunter leidest oder es dir schwerfällt, dagegen anzugehen. Doch indem du dich jetzt auch deinem inneren Trauma stellst und es heilst, erhebst du dich und greifst auf deine innere Stärke zu, um dir das erfolgreiche, glückliche Leben zu erschaffen, das du verdienst.

In diesem Kapitel mache ich dich mit häufig auftretenden selbstschädigenden Verhaltensweisen bekannt, damit du diejenigen erkennst, die auch in deinem Leben aktiv sind, und entscheiden kannst, welche du am dringendsten ablegen möchtest. Schließlich zeige ich dir auch, wie es ist, wenn sich diese Verhaltensweisen aus deinem Leben verabschieden (das ist der Teil des Buches, den ich am liebsten mag).

Ein mutiger und kraftvoller Schritt

Zuzugeben, dass wir unsere Probleme manchmal sogar selbst noch vergrößern, ist alles andere als leicht. Falls du jemals einem Menschen helfen wolltest, der partout nicht bereit oder in der Lage war, einen Fehler einzusehen, ist dir das wahrscheinlich auch schon aufgefallen.

Womöglich bist du in der Vergangenheit so heftig kritisiert und niedergemacht worden, dass du das Gefühl hast, ein solches Eingeständnis würde dir den Rest geben. Deshalb habe ich mir dieses Kapitel auch bis jetzt aufgehoben; denn nun ist dein Heilungsprozess schon ziemlich weit fortgeschritten und du verfügst sowohl über das nötige Wissen als auch über die passenden Tools. Und auch dein Geist ist nun gestärkt und bereit.

Selbstschädigende Verhaltensweisen legt jeder Mensch mitunter an den Tag. Traumatisierte Menschen aber haben in aller Regel *mehr* davon. Im Verbund mit Dysregulation und Isolation bilden diese Verhaltensweisen den »dreibeinigen Schemel«, über den ich ziemlich am Anfang des Buches bereits gesprochen habe. Er umfasst ebenjene drei Bereiche, in denen sich die kindliche Traumatisierung bemerkbar macht und auf die wir uns auch bei der Heilung konzentrieren.

Der Umstand, dass wir uns für die Betrachtung der Schäden, die wir uns selbst zufügen, Zeit nehmen, bedeutet unter gar keinen Umständen, dass wir für die Qualen, die andere uns bereitet haben, blind wären. Die Leute, die dir wehgetan haben, sind dafür nie zur Verantwortung gezogen worden? Das müssten sie aber. Und wenn sie noch leben, kann ich nur hoffen, dass sie dich eines Tages wenigstens noch um Verzeihung bitten.

Doch selbst wenn diese Leute die volle Verantwortung übernehmen, sich für ihre Taten entschuldigen und Entschädigung anbieten würden … die Traumatisierung ist ja längst geschehen und der Schaden angerichtet. Du kannst die Vergangenheit erkunden, gerichtliche Schritte unternehmen, ein Buch schreiben, die Familie zur Rechenschaft ziehen oder den Leuten sogar vergeben, wenn du magst. *Aber die einzige Person, die jetzt noch die Wunden heilen kann, die das Trauma dir zugefügt hat, bist du selbst.*

Dies ist der Wendepunkt in deiner Geschichte: Nachdem du um Verlorenes getrauert hast, das dir zugestanden hätte, du aber nie bekommen hast, nimmst du deine Heilung ab sofort selbst in die Hand. Du übernimmst die *Herrschaft*. Jetzt bist du am Ruder und entscheidest, wie es von nun an in deinem Leben weitergeht. Du entscheidest, wie sehr du dich täglich für deine Heilung engagierst und welche Methoden du wählst und ausprobieren möchtest. Womöglich versicherst du dich der Expertise von Ärzt*innen oder Therapeut*innen, schließt dich bestimmten Gruppen an oder liest Bücher (dieses hier zum Beispiel) zum Thema. Doch am Ende bist du und nur du es, die oder der entscheidet, welche Verhaltensweisen und Symptome du vorrangig beheben möchtest und welche du meinst bereits hinreichend geheilt zu haben (jedenfalls für den Moment).

Vorbereitung deiner Liste selbstschädigender Verhaltensweisen

Im Folgenden findest du eine Auflistung innerer Traumata – weitverbreiteter Verhaltensweisen und Einstellungen, die in aller Regel auf eine äußere

Traumatisierung zurückgehen und mit denen du dich selbst – manchmal aber auch andere – verletzt.

Manche dieser Verhaltensweisen sind sehr ernst zu nehmen, andere nicht ganz so – wobei meistens nur Nuancen den Unterschied ausmachen. Deshalb liegt es an dir zu entscheiden, welches Problem deiner Aufmerksamkeit besonders dringend bedarf. Manche Punkte auf der Liste wirken womöglich weit schwerwiegender als die Probleme, die du hast. Wenn es aber hart auf hart kommt, können diese Dinge jedem Menschen zustoßen. Denn über die Probleme des Lebens kann sich niemand von uns erheben.

Manche selbstschädigenden Verhaltensweisen beeinträchtigen nur dich selbst, andere auch deine Mitmenschen. Und die meisten dieser Gewohnheiten erhöhen die Wahrscheinlichkeit, dass du noch in weitere selbstschädigende Verhaltensweisen hineinschlitterst, die dich in einen krisen- und schmerzhaften Zustand bannen.

Egal, welche Verhaltensweisen du zeigst – in dem Moment, in dem du sie anerkennst, beginnt deine Heilung und neue Handlungsmöglichkeiten tun sich auf. Wo eine Wahl besteht, da gibt es Hoffnung. Es braucht Entschlossenheit und Zeit, aber ganz gleich, was in der Vergangenheit passiert ist: Du kannst aufhören, alte Muster zu wiederholen. Du bist dazu geboren, zu heilen.

Deine selbstschädigenden Verhaltensweisen unterscheiden sich vielleicht ein wenig von denen der folgenden Liste, aber sie schriftlich vor dir zu sehen, hilft dir, sie zu benennen. Dabei starten wir mit den offensichtlichen Problemen, von denen du bereits weißt, dass sie dich zurückhalten. Im Laufe deines Heilungsprozesses wirst du auch subtilere Muster erkennen, durch die du dich selbst aus dem Gleichgewicht bringst oder deinen Fortschritt sabotierst.

Vielleicht verspürst du den Impuls, riesige To-do-Listen zu schreiben oder dich selbst zu kritisieren. Beides ist nicht nötig. Alles, was du tun musst, ist, die selbstschädigenden Verhaltensweisen durchzulesen und ehrlich anzuerkennen, welche davon in deinem Leben eine Rolle spielen. Du kannst dir dabei Notizen in deinem Journal machen.

Ich empfehle dir sehr, die tägliche Übung zu nutzen – entweder direkt nach dem Lesen dieses Kapitels oder sogar parallel dazu. Sie wird dir helfen, dich den Erinnerungen zu stellen und die Gefühle zu verarbeiten, während du über deine eigene Rolle in den Herausforderungen deines heutigen Lebens nachdenkst.

Weitverbreitete selbstschädigende Verhaltensweisen

- **KÖRPERLICHE VERNACHLÄSSIGUNG.** Dieser Punkt beinhaltet zum Beispiel unangemessene, verschmutzte oder schäbige Kleidung; mangelnde Hygiene; runtergekommene oder versiffte Wohnung; unzureichende Gesundheitsfürsorge und Zahnpflege; ungesunde Ernährung, zu wenig körperliche Bewegung.
- **SCHULDZUWEISUNGEN.** Diese manifestieren sich als unzureichende Wahrnehmung dessen, was du selbst zu deinen Problemen beiträgst, oder als Verleumdung von Leuten mit dem Ziel, dass andere schlecht über sie denken. Vielleicht glaubst du, du würdest schwierige Menschen »anziehen« – und denkst, du könntest dich weder aktiv für noch gegen jemanden entscheiden. Zudem gehören in diese Kategorie Opfermentalität, Verbitterung und die Überzeugung, dass all deine Probleme auf eine Nation, eine Ethnie, Rassismus, Sexismus, Fremde, eine politische Partei, Religion, Gottlosigkeit, bestimmte Nahrungsmittel, deine Eltern usw. zurückzuführen sind. Auch gehört dazu, dass du dich selbst (unbegründet) fertigmachst und exzessiv mit Vorwürfen überschüttest.
- **ANPASSEN AN INAKZEPTABLE MENSCHEN UND SITUATIONEN.** Dabei handelt es sich um eine traumabedingte Tendenz und eine Überlebensstrategie aus der Kindheit, als du zwangsläufig alles tolerieren musstest, was dir die dich Erziehenden angetan haben. Legst du dieses Anpassungsverhalten auch im Erwachsenenalter noch an den Tag, kann es dazu führen, dass du dich an die falschen Partner*innen bindest, schreckliche Jobs annimmst und dich auf un-

erträgliche Wohnverhältnisse einlässt. Darüber hinaus geht damit oft auch eine lähmende Angst vor dem Verlassenwerden einher.

- **SCHWARZ-WEIß-DENKEN.** Traumatisierte fühlen sich besonders von extremen, radikalen Ansichten, Gruppen, Autoritätspersonen oder Denk- und Glaubensrichtungen angezogen. Wahrscheinlich regst du dich häufig über die Nachrichten auf und empörst dich auch gern, um aus deiner Depression herauszukommen. Das hatte womöglich zur Folge, dass du verlernt hast, Streitigkeiten friedlich beizulegen oder dich aus Konflikten herauszuhalten, obwohl es zweifellos zu deinem Besten wäre. Jetzt dominierst du selbst oft oder schließt dich dominanten Personen an – mit dem möglichen Ergebnis, dass du den Kontakt zu Angehörigen, Freund*innen, Kolleg*innen oder Nachbar*innen verlierst.
- **SUBSTANZINDUZIERTE BETÄUBUNG.** Gemeint ist damit der Konsum von Drogen oder Alkohol in einer Menge, Häufigkeit oder auf eine Art und Weise, die deine Elternschaft, Beziehungen, körperliche und psychische Gesundheit, Karriere und Finanzen beeinträchtigt. Aber es zieht auch die Sicherheit, Würde und das emotionale Wohlbefinden deiner selbst und derer in Mitleidenschaft, die von deinem Leben berührt werden. Gewiss gibt es Leute, die Drogen und Alkohol konsumieren können, ohne schlimme Nebenwirkungen zu riskieren. Trotzdem muss die Frage erlaubt sein, ob auch nur ein geringer Substanzkonsum deine traumaheilende Arbeit eher fördert oder behindert; besonders weil Rauschmittel die Hemmschwelle senken und die Wahrscheinlichkeit erhöhen, dass du deine anderen selbstschädigenden Verhaltensweisen exzessiver auslebst.
- **SUCHTERZEUGENDE NUTZUNG VON (UNTERHALTUNGS)MEDIEN.** Gemeint ist damit ein übermäßiger Konsum von TV-, Streaming-, Internet- und Gaming-Angeboten sowie Social Media, der sich negativ auf Schlaf, Ernährung, Tagesablauf, familiäre Aufgaben, Beruf, Schule und Finanzen auswirkt. Dazu gehört auch die viele Zeit, die du am Handy bist, besonders in Anwesenheit anderer, die sich (zum Beispiel bei Tisch) mit dir unterhalten wollen. Oder wenn du vor lauter Medienkonsum die Zuwendung, Aufmerksamkeit und Unterstützung

vernachlässigst, die etwa deine Partnerin oder dein Partner und die Kinder völlig zu Recht von dir erwarten dürfen.

- **UNEHRLICHKEIT.** Dazu zähle ich Lügen, Verschuldung, Diebstahl, Veruntreuung, Steuerhinterziehung und weitere Gesetzesübertretungen. Zwar gibt es Ausnahmen von jeder Regel, generell aber würde ich sagen: Der Unterschied zwischen Ehrlichkeit und Unehrlichkeit entscheidet sich an der Frage, ob du versuchst, eine Person (oder auch eine Gruppe beziehungsweise Institution) zu täuschen, die ihr Vertrauen in dich setzt und an dich glaubt. Dazu gehören für mich auch, zu übertreiben, hinter dem Rücken von anderen zu lästern, nichts zu sagen, wenn dir jemand versehentlich zu viel Wechselgeld rausgegeben hat, oder Menschen, die die ganze Wahrheit verdienen, wichtige Lebensumstände vorzuenthalten und zum Beispiel die Fragen von (Date-)Partner*innen nach Heiratswilligkeit, Familienstand und Kinderwunsch unbeantwortet zu lassen (Lügen durch Verschweigen).
- **BERUFLICHE PROBLEME.** Dazu gehören etwa chronisch konfliktträchtige Beziehungen zu Arbeitgeber*innen und Kolleg*innen, wiederholt unbefriedigende Jobs und/oder ungerechte, unzureichende Entlohnung. Dazu könnte auch die Umgehung von Bildung, Weiterbildung und -qualifizierung zählen, die es braucht, um beruflich auf dem neuesten Stand zu bleiben oder gar für die Zukunft gerüstet zu sein. Bei vielen gehören dazu auch wiederholte Arbeitslosigkeit, Entlassungen und juristische Auseinandersetzungen mit dem Arbeitgeber.
- **REIZBARKEIT.** Hierzu zählen beispielsweise häufige Streitigkeiten und Zerwürfnisse mit Freund*innen, Nachbar*innen, Partner*Innen und Angehörigen. Auch viel zu schimpfen, aggressiv im Straßenverkehr zu sein, Telefonate abzubrechen, bestimmte Personen beim ersten Anzeichen eines Konflikts blockieren, andere Menschen schlecht zu behandeln sowie Gewalt anzuwenden spielen hier mit rein.
- **EXZESSIVE FOKUSSIERUNG AUF ANDERE.** Das kann die Form einer Co-Abhängigkeit annehmen, wenn du etwa deine eigenen Bedürfnisse und deine persönliche Entwicklung hintanstellst und stattdessen Druck auf eine andere Person ausübst, ihr Leben zu ändern, weil du

meinst, nur dann könntest du glücklich werden. Eine andere Variante dieser Fremdfokussierung ist das People-Pleasing, bei dem man in dem Versuch, von anderen geliebt oder akzeptiert zu werden (oder damit sie aufhören, einen schlecht zu behandeln), sich selbst aufgibt.

- **AFFINITÄT ZU PROBLEMBELASTETEN PARTNER*INNEN ODER FREUN-D*INNEN.** Dies ist eine der schädlichsten selbstschädigenden Verhaltensweisen. Vielleicht hast du wiederholt Beziehungen mit Partner*innen, die emotional oder auch faktisch unerreichbar sind, weil sie etwa in einer festen Beziehung beziehungsweise Ehe leben und sich nur auf eine heimliche Liebschaft einlassen können. Vielleicht verlierst du dein Herz auch oft an Substanzabhängige oder Menschen, die sich Angehörigen von dir oder deinen anderen Beziehungen gegenüber ausfällig, herrschsüchtig oder aggressiv verhalten. Dieserart Benehmen geht oft (gern auch auf Social Media) Hand in Hand mit Beschwerden über den Partner, die Partnerin – diese Person sei ausfällig, narzisstisch oder überhaupt ein ganz schrecklicher Mensch –, ohne aber die Beziehung zu beenden. Stattdessen kommt es zu Rationalisierungen in der Frage, warum das Verhältnis unbedingt aufrechterhalten werden sollte.
- **EIN UNBEFRIEDIGENDES LIEBESLEBEN.** Das kann sich etwa in dem Wunsch nach einer Beziehung äußern, ohne jedoch je jemanden um ein Date zu bitten oder sich auf eines einzulassen. Auch in Beziehungen zu verharren, die einem nicht guttun, gehört dazu, ebenso destruktives Beziehungsverhalten (Fremdgehen, Vorenthalten von Liebe oder Sex, Verunglimpfung des Partners oder der Partnerin).
- **MISSBRAUCH DER SEXUALITÄT.** In diese Rubrik gehören Zwangsverhalten, Promiskuität oder auch ein übermäßig sexualisiertes Auftreten sowie ein Verhalten, das andere und dein Gefühl für Würde und emotionale Sicherheit verletzt und die Fähigkeit zum »authentischen« Ausdruck von Intimität beeinträchtigt. Gemeint ist damit auch jeder auf andere ausgeübte Zwang, Dinge zu tun, die sie nicht tun wollen, beziehungsweise umgekehrt: um der anderen Person willen Unangenehmes oder Schmerzhaftes über sich ergehen zu lassen. Mehrere

unerwünschte Schwangerschaften weisen oft auf Sadismus, Masochismus oder Dissoziation hin.

- **ROMANTISCHE ODER FINANZIELLE FANTASTEREIEN.** Als selbstschädigend erweisen sich diese Tendenzen, wenn sie zur Realitätsflucht werden. Wenn man also nicht mehr richtig »da« ist, sobald sich härtere Zeiten ankündigen, und deshalb keine vernünftigen Entscheidungen mehr treffen kann. Romantische Fantasien werden zum Problem, wenn du dich in eine Person verliebst oder gar von ihr besessen bist, die nicht mit dir zusammen sein kann oder will, und deine Sehnsucht nach ihr so überbordend wird, dass du emotional an deine Grenzen gerätst und anfängst, deine übrigen persönlichen oder beruflichen Beziehungen und Verpflichtungen zu vernachlässigen. Fantasien können zudem die Entwicklung überdimensionierter, unrealistischer Erwartungen fördern, die zu unerfüllbaren Versprechen verführen. Oder sie können dazu führen, die Bedeutung von Beziehungen, bestimmten Ereignissen, persönlichen Eigenschaften oder Karrierevorhaben über alle Maßen aufzublasen.
- **VERMEIDUNG VON MENSCHEN, VERANTWORTUNG UND TEILHABE.** In Krisensituationen kann der Rückzug in die soziale Isolation dem Nervensystem und den aufgewühlten Emotionen eine dringend benötigte Pause verschaffen. Doch als langfristiger Überlebensmechanismus bringt ein derartiges Vermeidungsverhalten deine persönliche Entwicklung zum Stillstand und rückt die schlimmsten Eigenschaften von dir in den Vordergrund. Vermeidung wächst sich schnell zur Aufschieberitis aus und hat auch oft zur Folge, dass man sich auf keine langfristigen Beziehungen einlässt oder die Flucht ergreift, sobald einem Menschen zu nahe kommen (beziehungsweise Hilfe brauchen). Verdecktes Vermeidungsverhalten kann vorliegen, wenn du zwar Menschen in dein Leben lässt, aber nie richtig für sie da bist oder sie auf Armlänge von dir entfernt hältst. Jedoch auch, wenn du als Einzige(r) nichts zum gemeinsamen Abendessensbüfett mitbringst oder Leute nicht zurückrufst.

- **VERSCHULDUNG.** Womöglich lebst du über deine Verhältnisse, um dein Haus oder Auto abzubezahlen beziehungsweise um dir deine Therapie leisten zu können, und denkst, »das Geld wird schon irgendwie reinkommen«, ohne genau zu wissen, wie. Diese Variante selbstschädigenden Verhaltens, zu der auch das Glücksspiel gehört, kann zu Kündigung, Insolvenz und sogar Obdachlosigkeit führen.
- **WIEDERHOLUNG TRAUMATISCHER ERFAHRUNGEN.** Die meisten in der Kindheit traumatisierten Menschen werden im Laufe ihres Lebens mit Problemen konfrontiert, die an ihr Ursprungstrauma erinnern. Wer zum Beispiel mit Gewalt in der Familie aufgewachsen ist, landet später oft in einer gewalttätigen Beziehung. Wer als Kind vernachlässigt wurde, hängt sich häufig an unerreichbare Partner*innen, entwickelt nur selten ein Gefühl für aufkommende Probleme und weiß sich nicht zu helfen, wenn sie dann eintreten. Wirst du mit Komplikationen konfrontiert, die du aus deiner Kindheit kennst, erstarrst du womöglich, flüchtest dich noch einmal in die Dysregulation oder empfindest so starke Aggressionen beziehungsweise Ängste, dass du in alte Verhaltensweisen zurückfällst.

Für dein Journal

- Liste einige der selbstschädigenden Verhaltensweisen auf, mit denen du dir dein Leben besonders erschwerst (ob sie in der obigen Aufzählung aufgeführt sind oder nicht, spielt dabei keine Rolle). Notier dir dann neben jeder eine Bewertung auf einer Skala von 1 bis 5, wobei 1 für »kaum schädlich« steht und 5 für »macht mein Leben kaputt«.
- Gibt es unter den schädlichsten Verhaltensweisen eine, die du bereit bist abzulegen?
- Welche Schritte könntest du diesbezüglich in den nächsten sieben Tagen in die Wege leiten? Könntest du vielleicht sogar auch heute schon einen Schritt machen – und wenn ja: welchen?

Benenne die Verhaltensweisen, die du ablegen möchtest

Auf den folgenden Seiten führe ich dich durch eine Übung, bei der du alle Verhaltensweisen benennst, die dich retraumatisieren können. Während du sie durchführst, gerätst du womöglich in Versuchung, von einem Extrem ins andere zu fallen – machst dich etwa im einen Moment auf hunderterlei Art selbst fertig und leugnest im nächsten, dass es da überhaupt ein Problem gibt. Die meisten von uns machen von beidem ein bisschen, glaube ich. Aufrichtigkeit besteht jedoch darin, Fehler zuzugeben – mehr aber auch nicht. Schließlich hat niemand von uns um die K-PTBS gebeten. Unsere Verhaltensweisen stellen ganz normale Reaktionen auf schreckliche Dinge dar, die uns einst geholfen haben, körperlich und psychisch in Sicherheit zu sein. Und wenn wir jetzt dazu bereit sind, können wir anfangen, all das zu verändern, (wieder) in die Spur zu kommen und uns zu befreien!

Uns vor Augen zu führen, wie arg wir Menschen im Stich gelassen oder uns selbst beschnitten haben, kann ganz schön angsteinflößend sein. Mach den nächsten Schritt jetzt also ganz BEHUTSAM. Und mit »behutsam« meine ich, dass wir versuchen sollten, ehrlich und aufrichtig zu sein, aber auch voller Mitgefühl, Zuversicht und sogar – Humor. Mit zunehmender Heilung, Mut und etwas Mühe dürfen wir darauf vertrauen, dass unsere Fehler weniger werden und unsere Stärken … immer stärker.

SELBSTEINSCHÄTZUNG: WELCHE DIESER SELBSTSCHÄDIGENDEN VERHALTENSWEISEN LEGST DU AN DEN TAG?

Hier sind einige selbstschädigende Verhaltensweisen, die bei Menschen, die in ihrer Kindheit traumatisiert wurden, häufig auftreten. Beachte auch die sich daran anschließenden Fragen und Anleitungen unter der Überschrift »Für dein Journal«.

- körperliche Vernachlässigung
- Vorwürfe und Schuldzuweisungen
- Anpassen an inakzeptable Menschen und Situationen (s. Seite 182)
- Schwarz-Weiß-Denken
- substanzinduzierte Betäubung
- süchtiges Essverhalten
- suchterzeugende Mediennutzung
- Unehrlichkeit
- berufliche Probleme
- Reizbarkeit
- exzessive Fokussierung auf andere
- Affinität zu problembelasteten Partner*innen und Freund*innen
- ein unbefriedigendes Liebesleben
- Missbrauch der Sexualität
- Fantastereien
- Vermeidung von Menschen, Verantwortung und Teilhabe
- Verschuldung

Für dein Journal

Beantworte für jede der obigen Verhaltensweisen die folgenden Fragen. Bei Bedarf kannst du auf die detaillierten Beschreibungen auf den Seiten 182–187 zurückgreifen.

- Wie oft kommt dieses Verhalten bei dir zum Tragen?
- Wie schädigend ist dieses Verhalten für dich oder andere?
- Ist eine Dysregulation im Spiel, wenn du in diese Verhaltensweise abgleitest?
- Spielen Gefühle der Isolation oder Einsamkeit eine Rolle, wenn du in diese Verhaltensweise hineinrutschst?
- Wie viel besser könnte dein Leben sein, wenn du an dieser Verhaltensweise etwas ändern würdest?

Überlege nun, was du als Erstes verändern möchtest.

- Welche dieser Verhaltensweisen würdest du gern als Erste verändern? Notier dir deine Antworten.
- Wenn du magst, darfst du dich gern für mehr als eine Verhaltensweise entscheiden, wähle jedoch nicht mehr als drei. Um die anderen kümmerst du dich zu einem späteren Zeitpunkt. Solltest du dir im Unklaren darüber sein, welche Verhaltensweisen du vorrangig bearbeiten möchtest, kannst du sie zum Gegenstand einer Schreibübung machen und dir die mit ihnen verbundenen Ängste und Verstimmungen notieren.

Tägliche Übung – Zusatzaufgabe

Wann immer du dich mit schwierigen Themen konfrontierst, solltest du die tägliche Übung nutzen, um die Ängste und Verstimmungen zu verarbeiten, mit denen schmerzliche Erinnerungen zwangsläufig einhergehen. Nimm dir heute genügend Zeit, um mehr zu schreiben als sonst, und meditiere die vollen 20 Minuten lang.

Hinweise auf das Ende selbstschädigender Verhaltensweisen

Glückwunsch zu der ganzen schweren Arbeit, die du in diesem Kapitel geleistet hast. Doch bevor es gleich mit dem nächsten losgeht, möchte ich dir noch eine Liste mit Indizien für deine Heilerfolge an die Hand geben. Markiere dir diese Seiten im Buch, damit du immer mal wieder nachschauen kannst, wie weit du schon gekommen bist.

SOBALD DU VON DEINEM TRAUMA ZU GENESEN BEGINNST, SIEHST DU BESTIMMTE SITUATIONEN UND ANDERE MENSCHEN, ABER AUCH DICH SELBST NICHT LÄNGER IN SCHWARZ-WEIß. Und du findest sie auch nicht mehr (wie bisher) alle großartig oder aber grottenschlecht. Vielmehr lernst du die Komplexität der Dinge zu schätzen und zum Beispiel auch zu erkennen, dass Menschen Fehler haben und trotzdem sehr in Ordnung sein können. Du entrüstest dich weniger, wirst dafür geduldiger und hast größere Ausdauer. Du fühlst dich nicht mehr so von extremen Ansichten und Autoritätspersonen angezogen, sondern lernst, mit einer Vielzahl ganz unterschiedlicher Menschen klarzukommen. Beziehungen, in denen bisher eine Person den Ton angegeben hat, werden gleichberechtigter oder erledigen sich von selbst. Von nun an wirst du dich viel seltener genötigt fühlen, Menschen aus deinem Leben zu eliminieren. Überlege mal, wie schwer du dich früher in dieser Hinsicht getan hast. Und wie frei du dich jetzt bereits fühlst.

DU EMPFINDEST EIN NATÜRLICHES BEDÜRFNIS, DICH UM DEINEN KÖRPER ZU KÜMMERN. Zum Teil liegt das daran, dass du jetzt weniger Drama hast, dafür aber sehr viel mehr Energie für Dinge wie Spazierengehen, Körperpflege oder das Shoppen von Klamotten, die dir auch wirklich gut stehen. Es geht dir jetzt schon um einiges besser. Und wenn du dich zu liederlich fühlst, um das Haus zu verlassen, oder es satt bist, bis nachts um eins vor der Glotze zu hocken, änderst du eben etwas. Jetzt kannst du dich allmählich mit deinen Süchten konfrontieren und anfangen, sie zu überwinden. Schritt für Schritt gelangst du zu größerer Klarheit, hast mehr Freude am Leben und möchtest dir immer noch mehr Gutes tun.

STATT AUF JUNKFOOD HAST DU JETZT APPETIT AUF GESUNDES ESSEN. Traumatisierungen können alles bewirken, von Adipositas und Essstörungen bis hin zur Tendenz, sich im Stress mit Zucker und anderen Kohlenhydraten vollzustopfen. Diese mögen zwar anfänglich vielleicht noch beruhigen, auf Dauer aber wirken sie dysregulierend. Und sobald der Prozess deiner Heilung einmal eingesetzt hat, möchtest du dieses Gefühl einfach nicht mehr haben.

DU BIST DAS MEDIENBINGEN LEID, HAST KEINE LUST MEHR AUF ZU VIEL TV-KONSUM ODER VIDEOGAMING UND MAGST AUCH NICHT MEHR STÄNDIG AUF DEIN HANDY GUCKEN. Einst war dir die Beschäftigung mit den genannten Suchtobjekten wichtiger als Schlaf, Essen, deine Job-Performance oder die anderen Aspekte deines Lebens. Nun aber sind diese Elektrogeräte für dich nicht mehr als reine Tools – Instrumente, Hilfsmittel –, und du bist von dem zwanghaften Bedürfnis befreit, sie immerzu im Einsatz zu haben.

DU BRAUCHST DIR DIE WAHRHEIT NICHT LÄNGER ZURECHTZUSCHUSTERN. Und du wirst deshalb nicht mehr übertreiben, niemandem wichtige Informationen über deine Person vorenthalten oder lügen müssen. Du brauchst nichts mehr zu verheimlichen und die Zeiten, da du Grund zur Scham hattest, sind auch vorbei. Weil dich nun sehr viel weniger Probleme quälen als früher, fällt es dir jetzt auch bedeutend leichter, ehrlich zu erzählen, was in deinem Leben so los ist. Schlecht fühlst du dich nunmehr eher, wenn du *nicht* aufrichtig bist. Denn du möchtest, dass alles in deinem Leben von der Wahrheit durchdrungen wird. Und wenn da noch jemand in deinem Umfeld lungert, der mit deinem authentischen Wesen und deinen echten Gefühlen nicht zurechtkommt, kannst du getrost davon ausgehen, dass diese Person nicht in dein Leben gehört. Und obwohl der Abschied wehtut: Nach dem Fortgang dieser Person hast du reichlich Platz für Menschen, die dich lieben und akzeptieren.

IM BERUF LÄUFT ES SEHR VIEL BESSER. Du steckst jetzt in keinem unbefriedigenden Arbeitsverhältnis mehr fest, und zwar entweder, weil sich deine Einstellung dem Job gegenüber verändert hat, oder weil du einen neuen gefunden hast. Das Problem ist eher deine Arbeitslosigkeit? Keine Sorge: Die ganzen Verbesserungen in deinem Leben werden dir die Suche nach einer neuen Beschäftigung erleichtern, die auch genügend Geld einbringt, um dich und die Deinen zu ernähren. Ab sofort siehst du dich vor ausbeuterischen oder respektlosen Arbeitgeber*innen vor. Du hast keine Lust mehr auf Konflikte am Arbeitsplatz und hast inzwischen auch gelernt, pünktlich anzutreten, deine Aufgaben zu erledigen, die Kolleg*innen zu motivieren und (notfalls) für dich und deine Interessen einzutreten.

DU HAST KEIN INTERESSE MEHR DARAN, DICH ODER ANDERE FÜR BESTIMMTE PROBLEME VERANTWORTLICH ZU MACHEN; STATTDESSEN KONZENTRIERST DU DICH DARAUF, GUTE LÖSUNGEN ZU FINDEN. Du bist jetzt viel weniger aggressiv und reizbar. Ist etwas deine Schuld, kannst du mittlerweile besser dazu stehen und um Verzeihung bitten. Bleibt dir jemand anders eine Entschuldigung schuldig, bestehst du nicht mehr darauf. Du empfindest jetzt nicht mehr das Bedürfnis, deine Mitmenschen zu verbessern und sie zu »Projekten« zu machen, sondern kümmerst dich längst lieber um deine eigene Heilung und die Verbesserung *deines* Lebens. Posts und Nachrichten voller Schuldzuweisungen haben ihren Reiz für dich verloren. Und die Leute in deinem Leben wissen zwar vielleicht nicht, woran es liegt, trotzdem fühlen sie sich jetzt in deiner Gesellschaft sehr viel wohler als früher.

VON UNERREICHBAREN PARTNER*INNEN UND PROBLEMBELASTETEN FREUND*INNEN FÜHLST DU DICH JETZT NICHT MEHR ANGEZOGEN. Menschen, die voller Probleme stecken und früher großen Schaden bei dir angerichtet haben, üben heute keinerlei Faszination mehr auf dich aus. Stattdessen fühlst du dich jetzt zu Menschen hingezogen, die gefestigt sind, sich gern in deiner Nähe aufhalten und mit denen sich nicht nur gute Gespräche führen, sondern auch erfolgreich Konflikte bereinigen lassen. Nun, da der Bann des Traumas gebrochen ist, kannst du dich von Menschen und Situationen lösen, die für dich nicht länger akzeptabel sind, und musst sie nicht mehr zu kontrollieren versuchen. Sobald du jetzt beschließt, dich einem Menschen anzunähern, kannst du es langsam angehen lassen, in aller Offenheit mit ihm kommunizieren und dich wohlfühlen, auch wenn die Situation neu ist und ihr Ausgang ungewiss. Jetzt macht es dir Freude, wenn andere ganz sie selbst sind, und du musst sie nicht mehr mit der »optimierten« Version von ihnen vergleichen, die nur in deinem Kopf existiert. Single zu sein ist total in Ordnung für dich, und die Partnerschaften, die du hast, sind harmonisch. Denn du fühlst dich geliebt, ganz unabhängig von deinem jeweiligen Beziehungsstatus.

JETZT ZIEHST DU DIE WIRKLICHKEIT JEDER FANTASTEREI VOR. Viele, die noch voll unter dem Einfluss der Traumatisierung stehen, neigen dazu, sich auszuklinken, indem sie sich in eine Fantasieliebschaft oder in imaginierte Sensationserfolge hineinsteigern. Am Ende des Tages ist das aber auch nur ein Versuch, realen Problemen auszuweichen und dringend erforderliche Handlungsschritte zu vermeiden. Sobald du angefangen hast zu gesunden, empfindest du das nicht mehr als so nötig und kommst, nachdem du dich beim Tagträumen ertappt hast, schneller an den Punkt zurück, an dem du dich auf Menschen beziehen und deine Ziele verwirklichen kannst – und dieser Punkt ist nun mal das Hier und Jetzt. Du hast nun viel Zeit für echte Freude und Freundschaften, für ein Leben in zwischenmenschlicher Verbundenheit.

DU FÜHLST DICH SOWOHL IN GRUPPEN ALS AUCH ZU ZWEIT WOHL. Weil du jetzt Grenzen gesetzt hast und weißt, wie du mit ihnen umgehen musst, bist du frei, Einladungen deiner Mitmenschen anzunehmen und sie auch deinerseits zu fragen, ob sie nicht Lust hätten, Zeit mit dir zu verbringen. Du bist bereit, dich von Leuten und aus Situationen zurückzuziehen, die nicht mehr zu dir passen. Du interessierst dich ernsthaft für die Erfahrungen der anderen, hörst ihnen gern zu, erzählst aber auch genauso gern von dir. Du hältst dich jetzt im Kreis von Menschen auf, die du respektierst und denen du vertraust – und die ihrerseits dich respektieren und dir vertrauen. Die Zugehörigkeit zu Gruppen macht dir Freude und gibt deinem Leben einen Sinn. Und ganz flexibel übernimmst du auch mal eine Führungsrolle, um bei anderer Gelegenheit die Leader*innen zu unterstützen.

DEIN MATERIELLES WOHLERGEHEN STEHT AUF EINEM POSITIVEN FUNDAMENT. Auf der ganzen Welt sind die meisten – auch die meisten *glücklichen* – Menschen weder reich noch berühmt und manche sogar bitterarm. In finanzielle Schwierigkeiten können wir alle kommen. Wenn man jedoch kein Trauma erlitten hat, fällt es leichter, ein regelmäßiges Einkommen zu erwirtschaften, mit dem vorhandenen Geld auszukommen, Vom-Tellerwäscher-zum-Millionär-Fantasien oder auch Ängste aus der Vergangenheit (einer Zeit, in der du womöglich immer kurz vor der Obdachlosigkeit standst) loszulassen. Und dann hat man endlich alles, was man braucht.

Sobald dir die Instrumente zur Heilung der Symptome deiner K-PTBS zur Verfügung stehen, wird über kurz oder lang alles besser – hier ein bisschen, da ein bisschen. Dann kannst du nachts wieder ruhig schlafen und kommst auch in schweren Zeiten gut klar. Du kannst dann, auch wenn du mal Fehler machst, den Kopf hoch tragen, weil du dich nämlich nicht mehr so sabotierst, dass du dich dafür schämen musst. So fühlt sich Heilung an, jener herrliche Zustand, in dem du nicht ständig retraumatisiert wirst.

Auch wenn du nur langsame und kleine Fortschritte machst: Du allein bist dafür zuständig, die Wunden deines Traumas zu heilen. Vielleicht holst du dir Unterstützung bei vertrauten Freund*innen, einer (womöglich auf den 12 Schritten beruhenden) Selbsthilfegruppe oder meldest dich zu einer Therapie an. Auf alle Fälle würde es dir guttun, dich nach Leuten umzusehen, die etwas von Traumaheilung verstehen und den Weg selbst gehen oder bereits gegangen sind. Denn das Beste, was wir Menschen einander geben können, sind Bestätigung und Ermutigung. Und selbst wenn wir unter diesen Umständen mal eine harte, nur schwer erträgliche Zeit durchmachen müssen, finden wir doch immer noch eine Möglichkeit, unseren Weg weiterzugehen.

Dieser Weg – das wird uns im Laufe der Zeit klar – ist zwar lang, letztlich aber doch auch beglückend. Im nächsten Kapitel schließt du diesen Heilzyklus ab (von solchen Zyklen wird es noch viele geben, bis an dein Lebensende). Du hast dich intensiv darum bemüht, deinen Dysregulationen, Bindungswunden und selbstschädigenden Verhaltensweisen ins Auge zu schauen und sie zu heilen, zu beenden, abzustellen. Jetzt ist es an der Zeit, diejenigen Anteile von dir zu entdecken und zu feiern, die die ganze Zeit unter den Symptomen deiner Traumatisierung verborgen waren.

KAPITEL 9

SO WIRST DU GANZ UND VOLLKOMMEN AUTHENTISCH DU SELBST

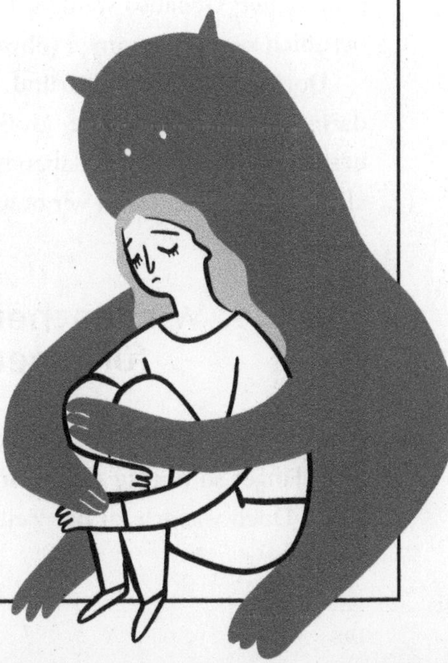

Da bist du nun also. Du hast dich mühsam durch die Kapitel 1 bis 8 gekämpft und bist jetzt beim schönsten Teil deiner Heilung angelangt.

Überall auf der Welt kämpfen immer noch Millionen von Menschen mit den Symptomen, die die Traumatisierung in ihrer Kindheit bei ihnen hinterlassen hat. Weil er zu kostspielig, unauffindbar oder oft nicht zielführend war, war uns der Weg zur Heilung allzu lang verschlossen.

Für jeden davon betroffenen Menschen ist das eine Katastrophe, weil es ihn daran hindert, sich seiner Bestimmung entsprechend entwickeln zu können: glücklich, authentisch und in der Lage, sich ein produktives Leben voller Liebe aufzubauen. Viele befinden sich heute noch, wie auch wir einst, in den Fängen ihrer Traumatisierung, sie leiden unter tiefgreifender Traurigkeit, unter Erschöpfung und Brain Fog (Gehirnnebel). Wie alle Menschen auf allen Kontinenten sehnen auch wir uns danach, unsere einzigartigen Gaben herausbilden und mit der Welt teilen zu können. Doch solange wir nicht heilen, ist das so gut wie unmöglich, weil da ja immer diese Leere in unserem Leben ist – jene Leere, die die Form unserer Traumatisierung nachbildet.

Das Ziel unserer Heilung besteht nicht allein darin, dass wir uns besser fühlen – obwohl das dringend erforderlich ist und dir auch gelingen wird, ganz sicher! Genauso wenig geht es nur darum, die Liebe zu finden oder beruflich voranzukommen (obwohl dir auch das beschieden sein dürfte).

Doch der eigentliche Grund, aus dem es sich zu genesen lohnt, besteht darin, die voll entwickelte, großartige Person zu werden, die zu sein dir bestimmt ist, und all die Gaben mit an den Tisch zu bringen, über die ganz allein *du* verfügst. Denn wir brauchen dich. Und zwar dringend.

Wir machen den Weg frei … für einen Durchbruch

Als an jenem Abend vor so langer Zeit meine Heilung begann, hoffte ich, nicht länger so traurig sein zu müssen, und so kam es auch. Sehr schnell sogar. Doch was ich zu der Zeit noch nicht wusste: Wahre Heilung und wahre Zufriedenheit können sich erst einstellen, wenn wir zu unserer Bestimmung gefunden haben.

Im ersten Jahrzehnt meiner Heilung ging alles Schlag auf Schlag. Ich machte meinen Master, gründete eine in der Immobilienbranche angesiedelte Beratungsfirma, war eine Zeit lang mit dem Vater meiner beiden wunderbaren Kinder verheiratet und ließ mich auch bald wieder von ihm scheiden. Doch bis ich gelernt hatte, mich wirklich auf Menschen und Gruppen einzulassen und meine selbstschädigenden Verhaltensweisen (insbesondere in Sachen Liebe) abzulegen, dauerte es sehr viel länger.

Es war ein wirklich langer Weg. Und stell dir vor: Zwölf Jahre nachdem ich die tägliche Übung kennengelernt hatte, ergriff Verbitterung Besitz von mir. Mein neues Leben als frisch geschiedene Alleinerziehende stellte sich als schwerer und einsamer heraus, als mir lieb war, und schien der Beweis dafür zu sein, dass die tägliche Übung doch nicht funktionierte. Also gab ich sie wieder auf.

Innerhalb der nächsten zwei Jahre verschlechterten sich meine Lebensumstände mehr und mehr; teils, weil ich Pech hatte, aber auch, weil ich es zunehmend mit Dysregulationen zu tun bekam (damals noch ohne zu wissen, worum es sich dabei eigentlich handelt). Hinzu kamen gesundheitliche Probleme, die alles in allem 14 größere Operationen erforderlich machten. In der Rezession infolge der Immobilienkrise 2008 verloren all die Leute, die mich als Beraterin engagiert hatten, ihre Jobs, sodass ich mehr als ein Jahr lang praktisch ohne Arbeit dastand. Da ich kaum Freund*innen hatte, machte ich aus lauter Einsamkeit den schrecklichen Fehler, mich auf einen Mann einzulassen, von dem sich schließlich herausstellte, dass er schwer drogensüchtig war. Nach wenigen Monaten erlag er einer Überdosis. Ich habe ihn gefunden.

Da war ich am zweittiefsten Punkt meines Lebens. Und eines Samstagabends, als die Kinder bei ihrem Vater waren, fand ich mich doch tatsächlich schluchzend auf dem Küchenfußboden wieder. Ohne jemanden, den ich hätte anrufen oder zu dem ich hätte beten können. Und wie ich da so lag, wurde mir alles klar: Die ganze Zeit über, in der ich noch zweimal am Tag meine tägliche Übung gemacht hatte, konnte etwas in mir heilen.

Und damit war genau in dem Moment Schluss gewesen, in dem ich das Schreiben und Meditieren in den Wind geschossen hatte. Seither machten sich die K-PTBS-Symptome wieder in meinem Leben breit und machten alles kaputt.

Noch am selben Abend nahm ich meine tägliche Übung wieder auf und erholte mich schnell.

Eines Morgens kam ich nach dem Meditieren auf ganz neue Gedanken, und die gingen etwa in die folgende Richtung: Eigentlich hatte ich der Welt doch durchaus einiges zu bieten – ich war intelligent und besaß eine innere Stärke, die nur aufgrund meines chaotischen Innenlebens und der ganzen verkorksten Leute, die ich offenbar immer anzog, nicht richtig zum Vorschein kommen konnte. Zu dem Zeitpunkt steckte ich voller Missgunst und fühlte mich ständig ausgenutzt. Doch an diesem Morgen nach dem Meditieren lag die Wahrheit plötzlich offen vor mir. Ich – und nur ich allein! – war es, die sich von all den Möglichkeiten abschnitt, die uns das Leben bietet. Und nur ich selbst hatte mein Leben mit einem »Fluch« belegt.

In dem Moment wurde mir auch klar, was ich jetzt brauchte: Ich musste mich der Realität stellen und alles tun, was nötig war, um meine selbstschädigenden Verhaltensweisen so schnell wie nur irgend möglich loszuwerden. Zwar hatte ich keine Ahnung, wie ich das anstellen sollte, gleichzeitig aber war ich mir zu hundert Prozent sicher, dass kein Weg daran vorbeiführte.

Was daraufhin geschah, bezeichne ich heute als die systematische Transformation meines Lebens mithilfe eines Prozesses, den ich mir via Versuch und Irrtum und unterstützt von Mentor*innen, zig Büchern sowie einer Reihe kleiner Wunder selbst auf den Leib geschneidert habe. Was meine tägliche Übung anging, wurde ich geradezu übertrieben gewissenhaft. Darüber hinaus fing ich an, regelmäßig morgens und abends zu beten. Bald kamen noch einige praktische Veränderungen hinzu: Ich achtete darauf, mich gut zu ernähren, ausreichend Schlaf zu finden und mich angemessen zu kleiden. Da ich zu der Zeit so gut wie kein Sozialleben und deshalb viel Zeit für mich hatte, war ich viel mit meinen Kindern zusammen und habe überlegt, wie ich unser Leben schnell wieder auf die Reihe kriegen konnte.

Ich fing an, mich häufiger zu bedanken und um Entschuldigung zu bitten. Ich stritt mich seltener mit dem Vater meiner Kinder, verbannte alle traurigen, aggressiven Musikstücke aus meinen Playlists und bemühte mich um eine weniger negative Sprache.

Ich sprach zwar weiterhin über mein Leben, jedoch anders. Ich versuchte mit niemandem über Probleme oder negative Gefühle zu reden beziehungsweise nur, wenn es zum Nutzen der betreffenden Person war. Außerdem brach ich den Kontakt mit Männern ab, die ich gedatet hatte, sowie mit allen, bei denen die Anziehung nicht auf Gegenseitigkeit beruhte. Ich rief sie an oder schickte ihnen eine E-Mail, erklärte ihnen meinen Sinneswandel und wünschte ihnen noch ein schönes Leben.

Danach war mir, als würde sich in einem düsteren, muffigen Zimmer ein Fenster weit öffnen und ganz viel frische Luft hereinlassen. Denn eines wusste ich jetzt mit Sicherheit: Was auch geschehen würde, mir konnte nichts mehr passieren.

Ungefähr zu dieser Zeit traf ich auch den Mann, mit dem ich heute verheiratet bin. Wir haben uns viel Zeit gelassen, haben uns *ein ganzes Jahr lang* kennengelernt, bevor ich ihn auch nur meinen Kindern vorstellte oder irgendetwas anderes geschah. Zwischen dem Sommer, in dem wir einander zum ersten Mal begegnet sind, und unserer Hochzeit lagen sage und schreibe fünf Jahre, und in etwa so lange brauchte ich auch, um ihn wirklich kennenzulernen. Vor unserer Verlobung fiel es mir mit am schwersten, darauf zu vertrauen, dass er mich und die Kids wirklich liebte. Bis es so weit war, brauchte es seine Zeit, kann ich dir sagen. Aber am 18. Januar 2014 waren wir dann schließlich und endlich doch verheiratet.

Meine Kinder blühten richtiggehend auf. Ich entwickelte mich intellektuell weiter und hatte großen Spaß mit neuen Freund*innen. Ich unterhielt und betrieb eine kleine, aber recht erfolgreiche Produktionsfirma für Videofilme. Trotzdem wachte ich fast jede Nacht morgens um drei auf – getrieben von dem Gefühl, zu mehr geboren zu sein. Nur dass ich dieses »Mehr« noch nicht greifen konnte. Allerdings schien es ganz nah zu sein.

Ich stand kurz davor, meine speziellen Gaben zu erkennen.

Was sind eigentlich diese »Gaben«?

Den Begriff hast du bestimmt schon gehört. Das Wort bezieht sich auf die einzigartigen Fähigkeiten, mit denen jeder Mensch – in erster Linie zum Wohle der Allgemeinheit und der Welt als Ganzes – ausgestattet ist. Die spirituelle Vorstellung, um die es sich hier handelt, spiegelt sich in vielen theologischen Traditionen wider, wobei statt von »Gaben« oft auch von »Berufung« die Rede ist. Und selbst viele nichtreligiöse Menschen begreifen instinktiv, dass in uns allen ein »potenzielles Selbst« wohnt, das in der Lage ist, über sich hinauszuwachsen. Vorausgesetzt, es gelingt uns, Einschränkungen und Handicaps zu überwinden und Zugang zu unserer wahren inneren Größe zu finden.

Es gibt zig mögliche Gaben, unter anderem: lehren, heilen, Musik, Führungsqualitäten und Intuition. Manche Leute besitzen eine, andere sogar mehrere Gaben.

Eine Traumatisierung kann deine Gaben unterdrücken und dich der Chance berauben, sie auszubilden. Doch die Heilung der entstandenen Wunden eröffnet uns schließlich immer noch die Möglichkeit, sie endlich hervorzulocken. Mittlerweile bin ich fest davon überzeugt, dass die tiefste Zufriedenheit, das größte Glück, daher rührt, dass wir unsere Gaben entdecken, ausbilden und sie zum Tragen kommen lassen.

Gaben sind etwas anderes als Talente. Letztgenannte sind ziemlich leicht auszumachen, dem Wohl der Welt aber dienen sie nicht unbedingt. Ein Beispiel: Ich verfüge über ein gutes Sprachgefühl sowie einen Sinn für korrekte Grammatik und Zeichensetzung – beide Talente sorgen (glücklicherweise) schon fast mein ganzes Leben lang dafür, dass ich immer genügend zu essen und ein Dach überm Kopf habe.

Etwas anders verhält es sich mit unseren Gaben. Bis diese sich manifestieren, dauert es zumeist einige Zeit, und selbst wenn sie bereits aktiviert sind, betrachten wir sie oft als nichts Besonderes. *Das wichtigste Merkmal einer Gabe besteht darin, dass andere Menschen von etwas profitieren können, was du tust.* Vielleicht sagt dir die eine oder andere Person frei heraus, dass sie von etwas, was du gesagt oder getan hast, positiv berührt wurde.

Und vielleicht geschieht dies auch häufiger, was das Ergebnis zur Folge hätte, dass du allmählich ein Gefühl für deine Gabe bekommst. Manche Leute sagen es dir auch nicht direkt ins Gesicht, trotzdem bemerkst du, dass deinetwegen in ihrem Leben etwas Gutes geschieht. Wenn du zum Beispiel Basketball-Trainer*in an einer Schule bist und mithin großen Einfluss auf die Spieler*innen hast, bewirkst du womöglich eine positive Transformation ihres Lebens. In diesem Fall dürfte deine Gabe in der Fähigkeit bestehen, andere zu ermutigen.

Dann möchte ich dir noch etwas sagen, was sich für dich wahrscheinlich total kontraintuitiv anhört; und trotzdem entspricht es den Tatsachen: Der Umstand, dass du in irgendetwas gut bist, heißt noch lange nicht, dass es sich dabei um eine Gabe handelt. Aber auch umgekehrt wird ein Schuh daraus: Allein dass es eine Gabe ist, bedeutet noch nicht, dass du auch (schon) gut darin wärst.

Wie und woran du deine persönlichen Gaben erkennst

Im nächsten Abschnitt findest du eine Liste mit 20 möglichen Gaben, damit du schon mal gucken kannst, welche dir vielleicht auch zu eigen sind. Und sobald du eine erste Ahnung hast, kannst du sie austesten und schauen, was passiert.

Handelt es sich tatsächlich um eine Gabe, wird sie über kurz oder lang anfangen, dich zum Besseren zu verändern. Dann ist dein Leben bald ausgefüllter und scheint nicht mehr so an dir vorbeizurasen. Zwar kann der Einsatz einer Gabe (wie alles andere) harte Arbeit und ziemlich stressig sein, vor allem aber bringt sie Spaß und Begeisterung in dein Leben. Außerdem gibt sie dir das Gefühl, etwas erreichen zu können.

Ist etwas keine Gabe, erkennst du es am besten daran, dass allem Anschein nach niemand etwas davon hat und die Arbeit langweilig und kräftezehrend ist – einfach etwas, was du tust, um dir deinen Lebensunterhalt zu verdienen. Daran ist absolut nichts auszusetzen: Viele Leute tun zum

Gelderwerb etwas X-Beliebiges, während sie ihre Gabe auf einem ganz anderen Gebiet ausleben.

Wir alle haben unterschiedliche Gaben, und davon gibt es glücklicherweise auch ganz viele verschiedene. Wenn wir als eine Gruppe von Freund*innen, Kolleg*innen oder als Paar zusammenkommen, ergänzen sich unsere Gaben mitunter so, dass daraus eine neue, gemeinsame Gabe entsteht. Kurz nachdem wir einander begegnet waren, haben mein Mann und ich zum Beispiel bemerkt, dass sich bei Essenseinladungen oder im Gespräch die Leute richtiggehend um uns herum versammelten, was bei uns beiden als Singles nie der Fall gewesen war. Und auch jetzt, Jahre später, sind die großen Dinner, die wir so gern geben, noch echte Höhepunkte in unserem Leben. Mein Mann kocht, und ich versuche den Leuten das Gefühl zu vermitteln, dass sie herzlichst willkommen sind. In unserem Wohnzimmer haben schon viele, die eine schwere Zeit durchmachen mussten, Trost gefunden, und auch einige dauerhafte Freundschaften sind dort entstanden. Diese gemeinsame Gabe ist übrigens keine Kombination unserer individuellen Stärken, sondern etwas ganz Neues, Eigenes. Wir sind auch sehr unterschiedlich, mein Mann und ich. Trotzdem hat sich die Tradition der Zusammenkünfte bei uns zu Hause ganz wie von selbst ergeben – als Ausdruck der kreativen Chemie, die uns auszeichnet, sobald wir zusammen sind.

Auf unserer Welt braucht es Menschen aller Art – die Mischung macht's. Denn um wirklich ganz wir selbst sein zu können, sind wir aufeinander angewiesen. Doch solange wir noch nicht von den Symptomen unserer Traumata geheilt sind, fällt uns die Kooperation mit unseren Mitmenschen oft noch schwer. So könnten also die Freuden der Zusammenarbeit zu den schönsten Überraschungen gehören, die noch vor dir liegen.

Allerlei Gaben

Die folgende Zusammenstellung von 20 Gaben entstammt meinem Coachingprogramm für Fortgeschrittene und beruht auf verschiedenen spirituellen und säkularen Quellenmaterialien. Ich habe die Liste so modifiziert, dass alle mit ihr arbeiten können, und hoffe, dass sie auch dir auf dem Weg zu deinem authentischen Selbst als Orientierungshilfe dienen kann.

Lies dir alle Gaben nebst Beispielsätzen durch und kreuze diejenigen an, von denen du glaubst, dass du sie eventuell auch haben könntest.

Lehren, Unterrichten

- Wenn ich mich in einer Gruppe von Leuten aufhalte, die einen gewissen Informationsbedarf haben, übernehme ich fast immer die Rolle des/der Lehrenden.
- Ich höre oft, dass ich sehr gut erklären kann.
- Ich liebe es, anderen Leuten etwas beizubringen.

Heilen

- Wenn eine Person krank oder verletzt war, wird mir nachher oft gesagt, meine Anwesenheit und/oder Fürsorge hätten entscheidend zu ihrer Genesung beigetragen.
- Ich finde es zutiefst erfüllend, wenn ich den Heilprozess einer Person begleiten und unterstützen kann.
- Sobald jemand, den ich kenne, krank wird oder sich verletzt, schlüpfe ich in die Rolle einer Betreuungsperson.

Großzügigkeit

- Wann immer mich eine bedürftige Person auf der Straße um Geld bittet, bleibe ich stehen und gebe der Person so viel, wie ich entbehren kann.
- Mir macht es große Freude, die Dinge, die ich habe (Geld, Zeit, Besitztümer), mit Menschen zu teilen, die sie brauchen.
- Von der Zeit, dem Geld und den Dingen, die ich in sie investiert habe, konnten schon viele Menschen profitieren.

Inspiration

- Wenn ich auf zynische Menschen und/oder auf Menschen treffe, die auf der Suche nach dem Sinn ihres Lebens sind, versuche ich ihnen zu helfen, weil ich der festen Überzeugung bin, dass Transformation und Verbesserungen immer möglich sind.
- Es begeistert mich, wenn ich mit anderen über die »Mächte des Guten« (beziehungsweise über Gott) sprechen kann.
- Viele Leute sagen, ich hätte ihnen den Sinn des Lebens oder die Existenz einer höheren Macht (Gott) nähergebracht.

Ermutigung, Ermunterung

- Ich glaube, dass jeder Mensch ein großes Potenzial hat, und unterstütze alle gern dabei, das Beste in sich zu erkennen, das Optimum aus sich herauszuholen und sich größte Mühe zu geben.
- Wann immer ich eine Person sehe, die schlecht von sich denkt, würde ich ihr am liebsten zeigen, was alles in ihr steckt und was sie noch Schönes erreichen kann.
- Viele sagen, ein Gespräch mit mir hätte ihnen geholfen, ihre Ziele höher zu stecken und mehr Gutes zu tun, als es ohne mich der Fall gewesen wäre.

Gastfreundschaft

- Ich lade häufig Gäste ein und bekomme oft Besuch.
- Ich liebe es, Leute zu bewirten und ihnen ein paar schöne Stunden zu bereiten.
- Besucher*innen und Gäste sagen mir immer, wie wohl und umsorgt sie sich bei mir fühlen.

Trost spenden

- Wann immer ich eine Person sehe, die starke Schmerzen hat, gibt es für mich nichts Wichtigeres, als ihr bestmöglich beizustehen.
- Wenn es gilt, Freund*innen und Bekannten zu helfen oder ein verletztes Tier zu retten, bin ich immer ganz vorne mit dabei.
- Von Menschen, um die ich mich gekümmert habe, als sie krank oder traurig waren, höre ich nachher oft, meine Zuwendung hätte ihnen so gutgetan, dass sie entspannen und sich sicher und umsorgt fühlen konnten.

Unterstützung

- Ich fühle mich wohler dabei, Führungspersönlichkeiten zu unterstützen, als selbst den Ton anzugeben.
- In Gegenwart kompetenter Leute und herausragender Leader*innen empfinde ich stets den Wunsch, ihnen beim Erreichen bedeutender Ziele behilflich zu sein.
- Ich werde oft dafür gelobt, dass ich anderen helfe, etwas Großes und Wichtiges zu erreichen.

Kreativität

- Meine Kreativität durchdringt so ziemlich alles, was ich tue.
- Ich liebe es, mich kreativ betätigen zu können. Dann »komme ich in einen Flow« und verliere jegliches Zeitgefühl.
- Von anderen höre ich oft, dass mein kreatives Wirken sie tief berührt.

Organisationsvermögen

- In Gruppen bin ich besonders als Organisator*in oder Administrator*in gefragt.
- Ich blühe richtiggehend auf, wenn ich meine Tage durchplanen und mich an die Pläne halten kann.
- In Projekten kümmere meistens ich mich um die Detailfragen.

Breites Allgemeinwissen

- Die Leute in meinem Leben oder bei der Arbeit verlassen sich auf meine solide Bildung. Mit ihr kann ich die Gruppen, in denen ich bin, oft unterstützen.
- Ich bin am glücklichsten und ganz bei mir, wenn ich etwas lernen kann (in Kursen sowie aus Büchern, Dokumentationen, Podcasts, Videos und so weiter).
- Wann immer ich Zeit für mich habe, lese und informiere ich mich.

Der Blick aufs große Ganze

- Ich habe große Freude daran, zwischen anscheinend grundverschiedenen Dingen Zusammenhänge zu entdecken.
- Es frustriert mich, wenn die anderen sich im Klein-Klein verlieren; ich persönlich würde nämlich sehr viel lieber über Chancen, Möglichkeiten und größere Visionen sprechen.
- Da ich in der Gesamtschau oft Dinge sehe, die anderen nicht auffallen, konnte ich für Menschen und Gruppen, in denen ich mitwirke, hilfreich sein.

Sprechen

- Mit Leuten zu sprechen fällt mir von Natur aus leicht, gerade auch mit Fremden.
- Manche Leute sagen, ich könnte Dinge so beschreiben und erklären, dass sie sie (auf eine positive, konstruktive Art und Weise) wahrnehmen und/oder empfinden können, wie es ihnen zuvor nicht möglich war.
- Ich beherrsche die verbale Kommunikation und fühle mich immer wohl, wenn ich mit Einzelnen oder auch Gruppen sprechen kann.

Schreiben

- Ich erhalte oft die Rückmeldung, dass von mir geschriebene Texte positiv aufgenommen werden.
- Ich kann gut schreiben.
- Ich schreibe auch, wenn es eigentlich gar nichts zu schreiben gibt; aber es beruhigt mich und klärt meine Gedanken.

Schönheit

- Ich sehe das Schöne selbst in ganz gewöhnlichen Dingen und kann gar nicht anders, als auch die Menschen in meinem Umfeld daran teilhaben zu lassen.
- Die Menschen in meinem Leben freuen sich über die Räume (Zimmer, Gärten), die ich verschönert habe, und suchen sie gern auf.
- Ich liebe schöne Dinge, Orte und Lebenswelten.

Einsamkeit

- Wenn ich nicht genügend Zeit für mich allein habe, werde ich unglücklich.
- Am lebendigsten fühle ich mich in der Einsamkeit.
- Am nützlichsten bin ich immer, wenn ich bei der Arbeit auf mich allein gestellt bin.

Dienstbereitschaft, Servicementalität

- Ich liebe die Projektarbeit und genieße es zu sehen, dass sich meine Arbeit positiv auf die Leistungen der anderen auswirkt.
- Ich bin gut darin zu erkennen, was getan werden muss – und tue es dann auch gern.
- Ich bin oft die Person, die hinter den Kulissen aktiv ist und sowohl für große Events als auch für komplizierteste Projekte überhaupt erst den Boden bereitet.

Leadership

- Ich habe ein gutes Händchen für Situationen, in denen ich die Richtung vorgeben kann. Auf diese Weise leiste ich den besten Beitrag, den ich leisten kann.
- Es gab schon oft Momente in meinem Leben, in denen unter meiner Führung sowohl in Projekten als auch in Organisationen entscheidende Fortschritte erreicht werden konnten.
- Am wohlsten fühle ich mich immer in Konstellationen, in denen ich den Hut aufhabe.

Intuition

- Ich weiß zwar eigentlich selbst nicht so genau, wie ich es immer hinkriege, aber ich habe (erwiesenermaßen) einen sehr guten Blick für die Nöte und Bedürfnisse der Menschen.
- Ich werde oft herangezogen, weil man mir die korrekte, sachgerechte Beurteilung von Menschen und Situationen zutraut.
- Mehr als auf alle anderen Wahrnehmungsmodalitäten verlasse ich mich auf meine Intuition.

Einfachheit

- Je weniger Optionen in einer Situation bestehen, desto lebendiger werde ich.
- Ich habe schon oft bewirken können, dass Menschen sich an den kleinen Vergnügungen des Lebens erfreuen und dadurch insgesamt glücklicher werden.
- Ich brauche nur wenig Materielles, um zufrieden zu sein.

Für dein Journal

- Was von allem, was du im Leben so tust, bereitet dir die größte Freude?
- Was von allem, was du tust, bringt dir die besten Rückmeldungen ein, weil dir die Leute einen positiven Einfluss auf ihr Leben bescheinigen?
- Lies dir die Gaben jetzt noch einmal durch und mach ein zweites Kreuz bei denjenigen, die dir Freude bereiten, sowie ein drittes bei allen, die dir ein Feedback im Sinne der vorhergehenden Frage eingebracht haben. Die Gaben mit den meisten Kreuzen darfst du mit Fug und Recht als deine »möglichen Gaben« betrachten.

Und was jetzt?

Nun, da du drei bis fünf mögliche Kandidaten ausgemacht hast, ist es an der Zeit zu prüfen, ob es sich bei ihnen tatsächlich um Gaben von dir handelt. Dies kann nur durch Ausprobieren im Sinne von Versuch und Irrtum geschehen.

Die eine oder andere der Gaben auf deiner Liste erledigt sich bei näherer Betrachtung wahrscheinlich von selbst, während eine oder auch zwei oder drei allmählich in den Vordergrund treten und du Begeisterung verspürst, während du sie austestest und weiterentwickelst.

Dieses Austesten deiner möglichen Gaben nimmt Zeit in Anspruch und verlangt mitunter auch etwas Mut. Angenommen, im Kollegenkreis giltst du als die Person, die man am besten anspricht, wenn es darum geht, eine neue Software zu installieren. Und weil deine Unterstützung diesbezüglich schon oft gelobt wurde, glaubst du vielleicht, das Lehren und Unterrichten könnte deine Gabe sein. Als Nächstes suchst du nun eine Gelegenheit, Leuten etwas jenseits deines anerkannten Kompetenzbereichs beizubringen. Du versuchst, deine Flügel etwas weiter auszubreiten, wenn du so willst, auch wenn das bedeutet, deine Komfortzone verlassen zu müssen. Du könntest zum Beispiel in der Bibliothek deines Vertrauens einen Alphabetisierungskurs für Erwachsene anbieten oder vielleicht auch einen offiziellen Workshop in deiner Firma. Und wenn du ein Kind hast, könntest du ihm beibringen, wie man ein Vogelhäuschen baut.

Sei aber bitte nicht enttäuscht, sollten deine Anstrengungen in Bezug auf eine Gabe scheinbar zu nichts führen. Deine Gabe zeigt sich vielleicht erst, wenn du sie auf eine andere Weise zu manifestieren versuchst. Es kann aber auch sein, dass du diese Gabe einfach nicht hast. Doch die einzige Möglichkeit, das mit Sicherheit herauszufinden, besteht eben darin, es auszutesten.

Sobald du eine mögliche Gabe dingfest gemacht hast und sie angemessen einsetzt, fühlt es sich richtig und inspirierend an und gibt dir einen gewissen Schwung. Zunächst merkst du davon vielleicht kaum etwas. Doch bleibe dran, gib ein bisschen mehr Gas. Je mehr du dir deine Gabe(n) zu eigen machst, desto netter und angenehmer werden sich auch andere Aspekte deines Lebens gestalten.

Deine Gaben manifestieren sich auch umso deutlicher, je mehr du dich von alten Ängsten und Verstimmungen befreien kannst. Deshalb bleibt die tägliche Übung weiterhin ein wichtiges Instrument, um stark bleiben, dich aber auch den Veränderungen öffnen zu können, die sich in deinem Leben ereignen. Dadurch, dass du immer mehr alte Gewohnheiten und toxische Beziehungen ausrangierst, beginnt dein Licht in der Welt immer heller zu leuchten. Und dieser »Lichtschein« sorgt dafür, dass sich neue Probleme nur noch schwer bei dir einnisten können.

Sobald du anfängst, deine Gaben einzusetzen, werden die auf den Seiten 191 bis 196 aufgelisteten Anzeichen deiner Heilung immer deutlicher werden. Obwohl sich Probleme natürlich nie vermeiden lassen und auch du nicht vor ihnen gefeit bist, wird sich dein Leben immer einfacher gestalten. Und dein Vertrauen darauf, dass du – was auch geschehen mag – immer einen Weg finden wirst, nimmt zu.

Wie ich meine Gaben entdeckt habe

Die Idee mit den Gaben verdanke ich einem Priester, den mein Mann und ich vor unserer Verlobung aufgesucht und um Rat gefragt haben. Kurz nach unserer Hochzeit habe ich ihn dann noch einmal bemüht, weil ich mich zu der Zeit ruhelos und gehetzt fühlte. Bei dieser Gelegenheit hat er mir von besagten Gaben erzählt und mir auch erklärt, woran man sie erkennen kann. Überdies habe ich von ihm erfahren, dass es ein relativ sicherer Hinweis auf eine Gabe ist, wenn man auf einem bestimmten Gebiet wiederholt positives Feedback bekommt, das heißt, wenn andere Menschen einem sagen, dass das, was man tut, eine positive Wirkung auf sie hat.

Der Priester fragte mich, ob auch ich für irgendetwas besonders gute Rückmeldungen bekäme. Und nach einigem Nachdenken antwortete ich, dass dies immer dann der Fall sei, wenn ich – üblicherweise in 12-Schritte-Meetings – von meiner Heilung berichtete. Die Zuhörer*innen schienen sich von meiner Geschichte jedes Mal so inspiriert zu fühlen, dass auch sie beschlossen, den nächsten Schritt auf ihrem Lebensweg in Angriff zu nehmen. Konnte meine Gabe also darin bestehen, andere zu inspirieren? Das – und vielleicht auch noch das Schreiben. Der Priester empfahl mir, es mit beidem zu versuchen.

Etwa einen Monat später veranstalteten mein Mann und ich bei uns zu Hause ein Büfett, zu dem alle Gäste ein Gericht beisteuerten. Das machten wir zu der Zeit häufig, und meistens luden wir auch Gastsprecher ein. Doch diesmal beschloss ich, selbst das Wort zu ergreifen, und kündigte den Gästen an, dass ich ihnen die Geschichte meiner Heilung erzählen würde. Der Priester, den ich auch eingeladen hatte, nahm unter den etwa 40 Personen Platz, die sich in unser Wohnzimmer gequetscht hatten. Eine ganze Stunde lang sprach ich über mein Leben und erzählte alles über mich, was du jetzt auch von mir weißt. Als ich nach etwa der Hälfte der Zeit eine Pause machte, um kurz einen Schluck Wasser zu trinken, fiel mir auf, dass man hätte eine Nadel auf den Boden fallen hören, so still war es im Raum. Ich warf einen Blick in die Runde. Alle saßen gerade aufgerichtet da, offenbar gespannt, was ich wohl als Nächstes sagen würde. Der Priester lächelte mich an und nickte. Das war meine Gabe! Jetzt musste ich mich ihrer nur noch bedienen und schauen, wo sie mich hinführen sollte. Na, und der Rest ist … Geschichte, wie man so sagt.

Von ganzem Herzen möchte ich jetzt auch *dich* ermutigen, deine Gabe(n) zu erkennen und nach Zeichen dafür zu suchen, dass du mit ihrer Hilfe Gutes bewirken kannst. Die Welt, in der wir leben, ist voller Leerstellen, die die Form von Traumata haben. Eine dieser Leerstellen ist jetzt jedoch nicht mehr da, denn nun bist du ja hier, heilst die Wunden deiner Vergangenheit und bist auf dem Weg zu deinem ganzheitlichen, authentischen Selbst. Endlich teilst du dein individuelles, einzigartiges Licht mit uns und segnest die Welt, wie nur du allein es zu tun vermagst.

ANHANG

HÄUFIG GESTELLTE FRAGEN

Warum genau hilft die tägliche Übung bei traumabedingten Symptomen eigentlich?

In nicht allzu weiter Ferne, hoffe ich, werden die enormen gesundheitlichen Nutzen, die die Techniken der täglichen Übung so vielen bieten, auch klinisch erwiesen sein. Bis dahin können wir uns die Studien vor Augen führen, die zeigen, dass das Schreiben über negative Emotionen und eine regelmäßige Meditationspraxis erfolgreich zur Reduktion traumabedingter Symptome beitragen. Und natürlich können wir die Techniken an uns selbst ausprobieren, um individuell herauszufinden, ob sie uns helfen oder nicht.

Als ich erstmals mit der täglichen Übung in Kontakt kam, lernte ich sie als spirituelle Praxis kennen und wurde angehalten, meine Ängste und Verstimmungen im Rahmen eines Gebetes zum Ausdruck zu bringen. Ganz oben auf die Seite sollte ich das Wort *Gott* schreiben und darunter die speziellen Ängste und Verstimmungen notieren, die mich umtrieben und von denen ich mir Erlösung erbat. Am Anfang glaubte ich zwar nicht an Gott, wollte mich aber unbedingt besser fühlen und war deshalb bereit, alles auszuprobieren, was der Freundin, von der ich mir die Techniken hatte beibringen lassen, geholfen hatte.

Und sie funktionierten, kann ich dir sagen: schnell, eindeutig, durchschlagend. Daraufhin schrieb ich meine Heilung viele Jahre lang einer Mischung aus göttlicher Hilfe und dem Wirken des gesunden Menschenverstands zu. Und im Grunde sehe ich es auch heute noch so. Nichtgläubige können allerdings genauso von der täglichen Übung profitieren.

Nachdem ich mehr als zehn Jahre lang täglich zweimal geschrieben und meditiert hatte, versuchte ich es eine Zeit lang (in den Jahren meiner Verbitterung, über die ich in Kapitel 9 berichtet habe) *ohne* diese Techniken. Zunächst änderte sich nicht groß was, doch nach zwei Jahren herrschte in meinem Leben ein dermaßen großes Chaos, dass ich erneut zu Stift und Papier griff und die tägliche Übung wieder aufnahm. Im Laufe der folgenden Wochen verbesserte sich meine psycho-physische Gesundheit, und ich konnte mich erneut beruhigen und fokussieren. So hatte ich also den direkten Vergleich zwischen »mit täglicher Übung« und »ohne«.

Als 2014 bahnbrechende Erkenntnisse bezüglich der neurologischen Dysregulation veröffentlicht wurden, begriff ich sofort: »Ich selbst ohne tägliche Übung« war gleichbedeutend mit einem annähernd konstanten Zustand der Dysregulation. Und die Wiederaufnahme der Übung hatte meine Neuregulation bewirkt. Als ich dann mehr über Dysregulation und die komplexe PTBS erfuhr, war mir alles klar.

Zu der Zeit entdeckte ich auch die Arbeiten von Dr. James W. Pennebaker, den bereits erwähnten Sozialpsychologen und emeritierten Professor der University of Texas in Austin, der sich mit der therapeutischen Wirkung des Schreibens befasst und eine Methode entwickelt hat, die mittlerweile als »expressives Schreiben« bekannt ist.[7] Die Arbeiten, die Pennebaker im Laufe der Jahrzehnte veröffentlichte, zeigten, dass das regelmäßige Aufschreiben von Gefühlen und Gedanken nicht nur dabei hilft, emotionale Belastungen zu verarbeiten, sondern auch einen spürbar positiven Effekt auf die psycho-physische Gesundheit ausübt.

Das Schreiben ist deshalb von therapeutischer Wirkung, glaubte Pennebaker, weil es uns hilft, Emotionen wahr- und anzunehmen, Innenschau zu betreiben, emotionale Blockaden abzubauen, traumatische Erfahrungen zu begreifen und sie in unsere Lebensgeschichte zu integrieren. Auch vertritt Pennebaker die Auffassung, dass uns die schriftliche Behandlung von Traumata (im Unterschied dazu, über sie zu sprechen) eher die Möglichkeit gibt, vollkommen ehrlich zu uns zu sein, weil dabei ja der (potenziell hinderliche) Einfluss der im Gespräch anwesenden zweiten Person entfällt.

Und was die Meditation betrifft: Online gibt es zahllose Dokumente, die die positive Wirkung regelmäßiger Meditation auf die diversen Traumasymptome belegen, die Betroffene aufweisen. Ich persönlich halte mich dabei an die Transzendentale Meditation, für die es zahlreiche Forschungsergebnisse gibt – genug, um mit Sicherheit sagen zu können, dass sie bei der Behandlung von Traumasymptomen hilfreich ist.[8]

Wenn du dich davon überzeugen willst, wie gut die tägliche Übung tatsächlich ist, probierst du sie am besten selbst aus und schaust, was passiert. Dafür empfehle ich dir, sie genauso durchzuführen, wie ich es dir in diesem Buch beigebracht habe, und dies an sieben aufeinanderfolgenden Tagen, an denen du alle anderen Techniken beziehungsweise traumabezogenen Heilmodalitäten (auch eine eventuelle Gesprächstherapie) weglässt. Derweil beobachtest du, ob du irgendwelche Unterschiede bemerkst. Danach kannst du entscheiden, ob du weitermachen möchtest oder nicht. Die tägliche Übung ist ganz einfach und (nach der »Testphase«) auch gut mit anderen Heilmethoden kompatibel, die du womöglich anwendest.

Was hat es eigentlich mit der »Schlussformel« nach dem Schreiben auf sich?

Beim Aufschreiben deiner Ängste und Verstimmungen ist die Schlussformel der wichtigste Teil, der eigentliche Grund dafür, dass wir unsere Ängste und Verstimmungen überhaupt im Einzelnen benennen. Ohne diese Schlussformel funktioniert die tägliche Übung gar nicht.

Würdest du nur alles aufschreiben, was dir auf der Seele liegt, also ohne diesen guten Schluss, wären deine Aufzeichnungen nichts anderes als eine ausführliche schriftliche Schimpftirade. Und die kann dir dieses gewisse Gefühl von Leichtigkeit nicht geben, das du doch eigentlich suchst beziehungsweise anstrebst. In der Tat gibt es viele Belege dafür, dass das ganze Schimpfen, Auf-Kissen-Einprügeln und Rauslassen von Stress und Kummer keinerlei therapeutischen Wert besitzt. Vielmehr können diese Dinge dich jederzeit neu triggern und deinen ohnehin schon negativen Gemütszustand noch verschlimmern.

Genau deshalb bedienen wir uns dieses speziellen Formats, bei dem du deine Ängste und Verstimmungen mit dem Ziel benennst, dich von ihnen zu befreien beziehungsweise – für den Fall, dass du an eine höhere Macht glaubst – von ihnen befreit zu werden. Mit anderen Worten: Wir schreiben den Schluss in Form eines Gebets. Mit der Schlussformel bringst du deine Absicht zum Ausdruck, dich von den Problemen zu verabschieden, die dir heute noch im Weg stehen.

Wie in Kapitel 3 vorgeschlagen, kannst du dir deine Ängste und Verstimmungen als feuchte Blätter auf der Windschutzscheibe deines Autos vorstellen. Ohne das Laub zu entfernen, kannst du nicht losfahren. Schließlich würdest du ja gar nicht sehen, wo du hinfährst. Doch analysieren brauchst du die Blätter nicht, während du sie wegfegst, und du musst auch nicht herausfinden, von welchem Baum sie stammen. Vielmehr entledigst du dich ihrer einfach, steigst in den Wagen und startest ihn. Entsprechend könntest du die Schlussformel der täglichen Übung auch so umschreiben: »Ich möchte das Zeug auf meiner Windschutzscheibe loswerden, damit ich endlich loskomme. Und dafür muss ich klar sehen können.«

Und was soll ich nachher mit dem beschriebenen Papier tun?

Wichtig ist, dass du die Blätter nach dem Schreiben vernichtest. Ich würde dir empfehlen, das am besten sofort zu tun. Einzige Ausnahme ist, wenn du mit einem Buddy (also einer Person, die die tägliche Übung ebenfalls macht) zusammenarbeitest, mit dem du vereinbart hast, dass ihr euch später über eure Erfahrungen mit dem Schreiben austauscht und euch gegenseitig eure Aufzeichnungen vorlest. In diesem Fall bewahrst du die Blätter so lange an einem sicheren Ort auf, bis es so weit ist, und vernichtest sie erst nach eurem Gespräch.

Das alles tun wir, weil der Akt des Schreibens dein ganz persönlicher – intimer – Moment ist, in dem du deine schmerzlichsten (und mitunter auch schamerfülltesten) Gedanken zum Ausdruck bringst, zum Beispiel die flüchtige von Zorn getragene Überlegung, deine beste Freundin könnte eine totale Knalltüte sein (obwohl du sie eigentlich doch sehr gernhast). Würde besagte Freundin jedoch lesen, was du geschrieben hast, wäre sie zutiefst verletzt, weil sie ja nicht wissen kann, dass du diese zorngetriebenen Gedanken aus dem einzigen Grund schriftlich festgehalten hast, damit du sie loswerden und deinen wahren Gefühlen für sie treu bleiben kannst.

Manchmal aber halten wir ja tatsächlich jemanden für eine Knalltüte. Auch das schreiben wir auf – und diese Notiz sollte natürlich genauso wenig irgendwo offen herumliegen.

Sieh also zu, dass du deine Aufzeichnungen schredderst, verbrennst, in Öl tauchst oder das Papier sonst wie unleserlich machst, damit deine Geheimnisse geheim bleiben.

In welcher Reihenfolge sollten wir unsere Ängste und Verstimmungen aufschreiben?

Wenn wir unsere Ängste und Verstimmungen aufschreiben, ist keine spezielle Ordnung einzuhalten. Bring sie einfach so aufs Papier, wie sie dir in den Kopf kommen, also in Form einer Art Bewusstseinsstrom. Erinnere dich in diesem Zusammenhang daran, dass sich einer aufs Papier gebannten Verstimmung eine oder mehrere Ängste anschließen sollen – ganz einfach, weil das Format so strukturiert ist. Ein Beispiel: »Ich bin sauer auf Joe, weil ich fürchte, dass er mir in der zweiten Klasse einen Schlag auf die Nase gegeben hat. Fürchte, dass mich damals auch die anderen Kids alle gemobbt haben. Fürchte, dass es mir, bis ich 30 wurde, Angst gemacht hat« (und so weiter). Und daran schließt sich womöglich eine weitere Flut von Ängsten an, die du alle aufschreibst. Und sollte da nichts anderes mehr kommen, tritt eben eine neue Angst oder Verstimmung in den Vordergrund und harrt ihrer Verschriftlichung.

Eine besondere Gründlichkeit verlangt dir dieser Prozess übrigens nicht ab. Schreib einfach auf, was dich bewegt. Ebenso unnötig ist es, alle Ängste zu notieren, die du in deinem Leben je hattest; und auch all deine Sorgen in Bezug auf ein bestimmtes Thema brauchst du nicht aufzuschreiben. Halte einfach fest, was im Moment an der Oberfläche köchelt, und vertraue darauf, dass alles andere, was noch bearbeitet werden will, an einem anderen Tag aufploppt.

Was ist, wenn ich Tag für Tag dieselben Ängste und Verstimmungen habe?

Wiederholt auftretende Ängste und Verstimmungen sind völlig normal und zu erwarten. Die Dinge, die dir in der Vergangenheit zugestoßen sind, haben sich nacheinander ereignet – quasi schichtweise –, und in ganz ähnlicher Reihenfolge kommen sie oft auch wieder an die Oberfläche. Das wirkt dann so, als würde immer und immer wieder dasselbe geschehen. In einem solchen Fall solltest du versuchen, anzuerkennen, dass es sich um verschiedene Schichten deiner ursprünglichen Traumatisierung handelt, die wegmüssen. Und du darfst darauf vertrauen, dass du sie eines Tages entweder vergisst oder das Bedürfnis bekommst, aktiv gegen das Problem vorzugehen, das dich umtreibt. Im Zweifel kannst du gern zusätzliche Seiten der Sorge widmen, du könntest etwas falsch machen oder es wäre vielleicht doch nur wieder dieselbe alte Geschichte.

Zu den Themen, über die viele von uns häufiger schreiben, gehört die Angst, inkompetent, unattraktiv, unbeliebt und am Ende allein zu sein. Diese Ängste haben wir alle, und weil wir alle Menschen sind, treten sie auch wieder und wieder auf. Darüber musst du dir also keine Gedanken machen. Und es gilt: Aufgeschrieben wird alles, was dich belastet.

Was ist, wenn das Aufschreiben der Ängste und Verstimmungen nur dazu führt, dass sie sich »manifestieren«?

Viele von uns sind mit der Auffassung aufgewachsen, düstere Gedanken sollten aus dem Kopf verbannt werden, weil sie durch ihre Verbalisierung realer würden. Die Sache ist jedoch die: Sobald du diese Gedanken und Gefühle hast, *sind* sie bereits manifestiert. Deshalb stellt gerade die Bereitschaft, einen Gedanken aufs Papier zu bringen und um Befreiung von ihm zu bitten, deine Möglichkeit dar, ihn zu »demanifestieren«. Ganz im Sinne von: Simsalabim, weg ist er.

Was aber, wenn meine Ängste und Verstimmungen real und angemessen sind?

Also gut. Nehmen wir an, du schreibst: »Ich fürchte, dass im Keller Schlangen sind«, schnappst dir eine Taschenlampe, gehst in den Keller und entdeckst dort tatsächlich Schlangen. Deine Ängste und Verstimmungen können groß oder klein, angebracht oder der reinen Einbildung entsprungen sein, darum kümmern wir uns nicht. Etwas beschäftigt dich? Dann schreib es auf. Nach dem Meditieren verschwinden manche Ängste oder Verstimmungen ganz wie von selbst ein für alle Mal. Andere kommen eine Zeit lang noch mal gelegentlich wieder, und manchmal wird dir während der Meditation klar, dass du etwas dagegen tun musst. Das alles sind gute Resultate. Denn die tägliche Übung soll dir ja helfen, deine Optionen zu erkennen und herauszufinden, ob es vielleicht besser wäre, aktiv zu werden, und wenn ja: was genau du am besten unternimmst. So kann dir die tägliche Übung unter Umständen (wenn auch leider nicht immer) zu wertvollen Erkenntnissen und Inspirationen verhelfen.

Ich weiß noch: Mit 30 Jahren realisierte ich plötzlich, dass ich nie eine *Graduate School* besucht hatte und mir im Leben deswegen bestimmte

Möglichkeiten immer verschlossen bleiben würden. Eines Tages tauchte ich dann mit einem klaren Plan aus meiner täglichen Meditation auf: Ich hole das nach, und zwar mit Schwerpunkt *Public Policy*. Also nahm ich mir bei der Arbeit einen Tag frei und *rannte* buchstäblich zur Berkeley-Universität in Kalifornien. Ich kam atemlos und durchgeschwitzt in der Zulassungsstelle an. Wie ich erfuhr, war die Bewerbungsfrist für die *Public Policy School* schon vor einiger Zeit abgelaufen; allein die Vorbereitung auf die Bewerbung nahm angeblich Wochen in Anspruch, hieß es, und die Chance, angenommen zu werden, ging wohl eh gegen null. Aber weißt du was: Ich hab die Leute im Zulassungsbüro so lange bequatscht, bis sie nachgegeben haben (was echt kein Kinderspiel war). Das war im Februar. Und noch hatte ich nicht die geringste Ahnung, wie ich das Geld für die Schule aufbringen sollte. Aber genau an dem Tag, an dem ich die Zulassungsbestätigung erhielt, erfuhr ich auch, dass ich etwas Geld geerbt hatte. Zusammen mit Geliehenem und einem Halbtagsjob sollte es reichen, um mich durchs erste Jahr zu bringen. Und im Herbst fing ich in Berkeley an.

Vielleicht hast du also Angst, etwas zu tun, was gut und richtig für dich wäre. Dann benennst du diese Angst und schaffst sie aus dem Weg, damit du dich anschließend ungetrübt von allen Befürchtungen um die Realisierung deines Wunsches kümmern kannst.

Solltest du Angst haben, etwas Unerwünschtes zu manifestieren, weil du es aufschreibst, schreibst du: »Ich fürchte, dass das Aufschreiben meiner Ängste sie manifestiert …«, ergänzt den Satz mit der Aufzählung deiner Befürchtungen, bittest darum, dich von ihnen befreien zu können – und schaust, was passiert.

Vergiss aber nie: Du musst mit der täglichen Übung nicht weitermachen, wenn sie dir nicht mehr zusagt oder mit irgendwas in Konflikt gerät, was dir im Leben sonst noch wichtig ist. Du – und nur du! – entscheidest, ob sie dir hilft oder nicht.

Aus eigener Erfahrung kann ich sagen, dass die tägliche Übung die Anzahl der unerfreulichen Dinge, die mich belasten, verringert und dafür sorgt, dass meine Ängste und Befürchtungen immer weniger werden.

Warum fokussiert man sich eigentlich allein auf Ängste und Verstimmungen? Was ist denn mit den anderen Emotionen?

Ich werde oft gefragt, warum wir zum Beispiel nicht auch über Eifersucht und Trauer schreiben. Und die Antwort lautet: Wir schreiben ja sehr wohl über diese und andere Emotionen, unterteilen sie jedoch in zwei Kategorien: *Angst* (wenn sie Ausdruck einer irgendwie gearteten Besorgnis sind) oder *Verstimmung* (wenn sie mit Zorn oder dergleichen einhergehen).

Über die gesamte Bandbreite möglicher Emotionen zu verfügen, ist dein Geburtsrecht – und sie alle zu empfinden, ist Teil deiner Heilung. Mit der täglichen Übung verfolgen wir ja auch nicht das Ziel, *alles* loszuwerden. Vielmehr geht es nur darum, dass du all die belastenden Gedanken benennst, die sich in Angst oder Verstimmung ausdrücken, und darum bittest, von ihnen befreit zu werden. Viele haben den Eindruck, dass wir mit weniger Ängsten und Verstimmungen emotional besser drauf sind. Und dass sich positive Empfindungen wie Freude, Akzeptanz oder auch Dankbarkeit dann auf ganz natürliche Weise vermehrt einstellen und wir leichter Zugang zu ihnen finden.

Leg im Zweifel einfach los. Nenn deinen Gedanken Angst, auch wenn es sich um irgendeine Vorfreude handelt, die du empfindest. Und mach dir keinen Kopf, solltest du dich getäuscht und den Gedanken der falschen Kategorie zugeordnet haben. Die Methode weiß schon, was sie tut. Du benennst einfach deine Ängste oder Verstimmungen, bittest darum, sie loszuwerden, dann meditierst du und schaust, was passiert.

Darf ich die tägliche Übung nach meinen Wünschen und Bedürfnissen abwandeln?

Ja. In deinem Heilungsprozess führst allein du die Regie. *Du* entscheidest, welcher Instrumente du dich bedienst und wie du sie einsetzt.

Trotzdem empfehle ich dir, die Techniken eine Woche lang genau so durchzuführen, wie sie gedacht sind. Schreibe und meditiere sieben Tage lang täglich zweimal. So lernst du die Regeln, bevor du sie anpasst. Nachdem ich Tausende von Menschen in die tägliche Übung eingeführt habe, kann ich aus Erfahrung sagen: Die Form spielt hier tatsächlich eine entscheidende Rolle. Deine vermeintlichen Verbesserungen könnten dich womöglich daran hindern, in den Genuss der vollen Durchschlagskraft der Übung zu gelangen, die sich nur beim strikten Befolgen der Anweisungen entfaltet.

Solltest du allerdings bereits eine Meditationsmethode haben, die sich für dich bewährt, dürfte es das Beste sein, wenn du ihr treu bleibst, einfach weil sie dir leichtfällt und sich quasi schon automatisiert hat.

Du meditierst noch nicht regelmäßig? Dann empfehle ich dir, nichts anderes zu tun, als dich einfach hinzusetzen und zur Ruhe zu kommen. Von geführten Meditationen würde ich dir abraten (dein Ruhe suchender Geist wird von dem vielen Input nur unnötig gestört). Und auch die an sich sehr angenehmen Meditationen im Gehen eignen sich nicht so gut (weil sie einen vollkommen anderen Zweck verfolgen). Viele Menschen bedienen sich auch verschiedener Achtsamkeitstechniken, und die sind auch ganz großartig; versuch aber bitte trotzdem, nicht zu viel Mühe auf die Beobachtung deines Atems oder deiner Gedanken zu verwenden. Im Rahmen unserer täglichen Übung geht es allein darum, zur Ruhe zu kommen.

Was ist, wenn die tägliche Übung dazu führt, dass ich mich noch schlechter fühle als vorher?

Manchmal höre ich, jemand halte sich genau an die Anweisungen, würde aber während der Übung richtiggehend wütend oder auch ängstlich.

Zunächst einmal: Sollte sich das Schreiben und/oder Meditieren nicht gut anfühlen, ist es völlig in Ordnung, wenn du darauf verzichtest. Vielleicht ist es tatsächlich nicht das Richtige für dich; genauso gut kann es aber auch sein, dass die Übung mit der Zeit besser wirkt.

In seltenen Fällen fühlen sich Betroffene beim Versuch zu meditieren wirklich schlecht; dies kann jedoch der Fall sein, wenn sie zum Beispiel die Tendenz zur häufigen Dissoziation haben. Dann empfinden sie den Zustand der inneren Versenkung unter Umständen als destabilisierend. Sollte das auf dich zutreffen, kannst du dich ausschließlich aufs Schreiben fokussieren. Tust du dich dagegen mit dem ersten Teil der Übung schwer, beschränkst du dich eben aufs Meditieren.

In aller Regel aber brauchen Menschen, die den Nutzen der täglichen Übung (noch) nicht spüren, nur kleinere Veränderungen der Techniken. Für diese Fälle habe ich hier einige mögliche Ursachen dafür, dass du dich schlechter fühlst, und entsprechende Gegenmaßnahmen:

Wenn du deine Verstimmungen aufschreibst, fehlt das »weil ich Angst habe/fürchte«. Angenommen, du bist böse auf deine Mutter, weil sie in deiner Kindheit getrunken hat (das ist der Gedanke oder das Gefühl, das du hast). Schreiben solltest du in diesem Fall *nicht*: »Ich bin sauer auf meine Mutter, weil sie getrunken hat«, sondern: »Ich bin sauer auf meine Mutter, WEIL ICH FÜRCHTE, dass sie getrunken hat.« Anschließend kannst du mit anderen Ängsten weitermachen, die mit der erstgenannten zusammenhängen dürfen, aber nicht müssen, etwa: »Angst, das könnte sich negativ auf mich ausgewirkt haben; Angst, nie einen guten Partner/eine gute Partnerin zu finden; Angst, meine inneren Alkoholismus-Warnsysteme könnten nicht mehr richtig funktionieren …« und so weiter. Die magische Formel, die, auf die es ankommt, lautet: »Weil ich Angst habe …« oder »Weil ich fürchte …«, und sie wird eingefügt zwischen dem Zielobjekt deiner Verstimmung und dem Grund, warum du es ihm übelnimmst.

Dieser Einschub ist der Schlüssel zum Erfolg, ohne den das Schreiben nicht funktioniert – den Anfänger*innen aber leider oft vergessen. Dass er so wichtig ist, hat zwei Gründe. Erstens kannst du dir deiner Wahrnehmung nie hundertprozentig sicher sein. »Weil ich Angst habe/fürchte« fügen wir deshalb sicherheitshalber ein.

Der zweite Grund dafür besteht darin, dass jede Verstimmung auf Angst beruht. Wäre das nicht der Fall, wärst du vielleicht kurz sauer, würdest den jeweiligen Gedanken dann jedoch sofort wieder vergessen.

Nehmen wir nun aber mal an, du wüsstest mit Sicherheit, dass deine Mutter früher getrunken hat. Doch obwohl das eine Tatsache ist, schreiben wir: »Ich bin sauer auf meine Mutter, weil ich fürchte, dass sie getrunken hat«, und zwar, a) weil wir für die Möglichkeit offen sind, dass unsere Wahrnehmungen nicht hundertprozentig genau sind, und b) in Anerkennung des Umstands, dass die Kombination von Angst und Zorn zu Verstimmung wird. Mit anderen Worten: Verstimmt sind wir, weil wir Angst haben.

Du machst die tägliche Übung nicht regelmäßig oder meditierst nach dem Schreiben nicht. Die Regelmäßigkeit ist jedoch wichtig, weil sie Nutzen bringt, der bei nur gelegentlicher Durchführung nicht zu erreichen ist. Denn vergiss nicht: Die tägliche Übung ist keine Kopfschmerztablette, sondern deine Zahnbürste.

Statt deine Ängste und Verstimmungen einfach auf dich zukommen zu lassen, versuchst du ihnen auf den Grund zu gehen. Vielleicht nimmst du dir vor, ein bestimmtes Thema zu bearbeiten, versuchst, alle Ängste und Verstimmungen, die du je hattest, aufzulisten, oder du tust alles, um das Ruder in die Hand zu bekommen und die Regie übernehmen zu können. Dabei funktioniert dieser subtile Prozess doch am besten, wenn wir ihm freien Lauf lassen.

Lass die Ängste und Verstimmungen einfach auf dich zukommen, statt verkrampft auf die Suche nach ihnen zu gehen. Anschließend findest du in der Meditation zur Ruhe. Versuche gar nicht erst, den Kopf »freizubekommen«. Strebe kein bestimmtes Ziel an außer dem, dich besser zu fühlen. Vermisch vor allem die innere Versenkung nicht mit anderen Heilansätzen, bei denen es etwa darum geht, »alles rauszulassen«. Schlicht, wie sie ist, dreht sich bei der täglichen Übung einfach alles darum, dass wir die uns belastenden Gedanken so ehrlich wie nur möglich benennen und von ganzem Herzen versuchen, uns von ihnen zu befreien.

Du machst nur einen Teil der Übung. Solltest du in Versuchung geraten, zu wenig zu schreiben oder nicht lange genug zu meditieren, reduzieren sich die Ergebnisse. Einen Monat lang kommst du zur Not ohne das Meditieren aus. Dann jedoch fängt es an zu kippen: Du wirst zunehmend grummelig und emotional. Und schließlich ist nichts mehr von der weichen Flexibilität der Gefühle zu spüren, die du zur Fortsetzung des großen Abenteuers der Traumaheilung doch brauchst. Wir schreiben, um genügend Ruhe zum Meditieren zu haben. Und wir meditieren, damit wir gelassen genug sind, um bei nächster Gelegenheit wieder schreiben zu können. Wie du siehst: Beide Techniken brauchen einander, das Schreiben und das Meditieren.

Was, wenn mich die tägliche Übung zu etwas inspiriert, was sich letztlich als suboptimal erweist?

Du fühlst dich ermutigt, etwas zu tun, was sich dann doch als keine so gute Idee herausstellt? Keine Sorge: Du machst einfach wieder deine tägliche Übung und konzentrierst dich dabei auf die Ängste und Verstimmungen, die dich diesbezüglich plagen. (Und vergiss dabei nicht, dass du auch auf dich selbst sauer sein kannst, was ja bei uns allen gar nicht so selten vorkommt.)

Wenn du die tägliche Übung zweimal täglich durchführst, kannst du deine Ideen nach Gusto austesten und das Ruder auch schnell wieder rumreißen, sollten sie sich als untauglich erweisen. Normalerweise ist die Bühne dieser auf Versuch und Irrtum beruhenden Lernprozesse die Jugend, doch stehen ihnen oft dysfunktionale Familiendynamiken und die daraus resultierenden K-PTBS-Symptome im Weg – mit der möglichen Folge eventueller »Entwicklungsverzögerungen«. Jetzt jedoch, im Erwachsenenalter, kannst du das alles nachholen und schnell hinzulernen; du kannst Dinge ausprobieren, manchmal auch Fehler machen, um Verzeihung bitten oder den Kurs wechseln. Und du kannst immer weiterlernen. Je mehr deine Aufgeschlossenheit für Neues und die sich daraus ergebende Experimentierfreudigkeit wachsen, desto entschiedener möchte ich dir die vorschriftsmäßige Durchführung der täglichen Übung (morgens und abends) ans Herz legen, und zwar einfach, weil sie sich perfekt zur Verarbeitung alles neu Erlernten eignet und dir auch die Möglichkeit gibt, eventuellen Fehlern rechtzeitig auf die Spur zu kommen.

Fehler sind trotzdem unvermeidlich, und ein Leben ohne Probleme ist undenkbar. Doch dank der täglichen Übung kannst du alldem mit klarem Kopf und handlungsbereit entgegentreten.

Funktioniert die tägliche Übung auch, wenn ich eine Gesprächstherapie mache?

Viele, die mit einem Therapeuten oder einer Therapeutin zusammenarbeiten, empfinden die tägliche Übung als hilfreich. Und zahlreiche Psycholog*innen empfehlen ihren Patient*innen deren Durchführung in den Tagen zwischen den Sitzungen, damit sie ihre Trigger einhegen und lernen können, sich besser zu regulieren.

Allerdings sind nicht alle therapeutischen Methoden hundertprozentig kompatibel mit der regelmäßigen täglichen Übung. Liegt der Schwerpunkt auf Gesprächen über leidvolle Gefühle und Erinnerungen und die Fachkraft hilft dir, sie neu zu framen, oder bringt dich dazu, möglichst tief in die Geschehnisse der Vergangenheit einzutauchen, kann das dem Geist des Schreibens und Meditierens entschieden zuwiderlaufen. Die tägliche Übung ist etwas, was du selbst managst, ganz auf dich gestellt. Und dazu gehört es auch, Gedanken und Gefühle zu- und loszulassen – Gedanken und Gefühle wohlbemerkt, nach denen du nicht suchst, in die du dich nicht vertiefst und die du auch nicht neu framst. Zwar erleben viele Menschen, die sich dieser Techniken bedienen, irgendwann einen Durchbruch, oft aber erst nachdem sie erkannt haben, wie gut es ist, nicht ständig über schmerzliche Gedanken und Gefühle zu sprechen oder sie bis in die tiefsten Tiefen auszuloten.

Doch bevor es in der täglichen Praxis (und oft auch der Therapie) zu einem derartigen Durchbruch kommen kann, regnet es häufig erst noch viel Frust und Widerstand. Beim Schreiben und Meditieren gibt es Tage, an denen sich die Ängste und Verstimmungen derart häufen, dass es sich anfühlt, als könnte der Damm gleich nachgeben; und davor fürchten wir uns sehr. Manchmal jedoch wartet gerade hinter diesem Damm der Durchbruch, wenn dir klar wird, dass du über die Ressourcen verfügst, selbst dies zuzulassen. Verschiedene Modalitäten zu vermischen dagegen eröffnet die Möglichkeit, den Weg des geringsten Widerstands zu gehen und zwischen den Methoden hin und her zu springen. Ja, du sollst immer genau das tun, was sich für dich nötig und richtig anfühlt. Frage dich jedoch, ob du durch derartiges Hin-und-her-Switchen nicht vielleicht den schwierigeren Teilen der Arbeit aus dem Weg gehst, die dich wirklich voranbringen würden.

Du kannst die Wirkung der täglichen Übung an dir selbst testen, indem du die Techniken (ohne aus der Therapie auszusteigen) exakt nach Anweisung zweimal täglich anwendest; manche tun das in den Tagen zwischen den Terminen bei der Psychologin oder beim Psychologen. Es kann auch interessant sein herauszufinden, ob nicht die tägliche Übung allein schon heilsam genug ist. Und wie befreiend ist dann die Entdeckung: Es muss niemand kommen und dein Problem für dich lösen. Ja, mehr noch: Nicht einmal *du* musst das Problem lösen.

Mitzuerleben, wie die Techniken dein Leben (beziehungsweise dich) verändern, ohne dass jemand kommt und dir Heilung »verschafft«, kann ausgesprochen guttun. Selbst *du* brauchst nichts Besonderes zu tun. Zu gegebener Zeit werden dir die richtigen Lösungen schon einfallen.

Muss ich die tägliche Übung wirklich zweimal am Tag machen?

Nein. Du musst gar nichts tun, was du nicht tun magst. Wenn du jedoch herausfinden willst, was die tägliche Übung *für dich* tun kann, würde ich tatsächlich empfehlen, dass du dich dem Schreiben und Meditieren zweimal täglich widmest. Am besten morgens gleich nach dem Aufstehen und dann wieder mindestens sechs Stunden später – vielleicht vor dem Abendessen, jedenfalls auch nicht zu spät. So kann sich die wohltuende Wirkung gut über den gesamten Tag erstrecken.

Du machst die Übung also nicht nur, wenn es dir mal nicht gut geht, sondern Tag für Tag. So wird sie dir auch schnell zur Gewohnheit. Und irgendwas in dir reagiert auf diese Regelmäßigkeit: Mit der Zeit kommen immer neue Einsichten, manchmal aber auch schmerzliche Gefühle hoch. So etwas geschieht eben, wenn du anfängst, die Dinge zu benennen, die dir wehtun, deinen Zorn erregen oder dir Angst einflößen. Dann gerät alles Festgefahrene in Bewegung, was dir die Tränen in die Augen treiben kann, aber auch deiner weiteren Heilung förderlich ist. So wirst du ohne allzu große Angst vor Überforderung frei, um mehr du selbst zu sein und dein Leben auszukosten.

Und wenn es sich dann doch einmal so anfühlt, als wäre dir alles zu viel? Dann kannst du die tägliche Übung unterbrechen oder aussetzen, bis du dich ihr wieder gewachsen fühlst.

Kann ich die tägliche Übung auch häufiger als zweimal am Tag durchführen?

Oft möchten Menschen, denen es gerade schlecht geht, aber auch Liebhaber*innen dieser Technik und ihrer Wirksamkeit mehr als zweimal täglich schreiben und meditieren. Schreiben kannst du, soviel du magst – ich persönlich bin bekannt dafür, dass ich es schon an den seltsamsten Orten getan habe, zum Beispiel in Businessmeetings, während ich den Anschein erweckte, mir Notizen zu machen, in Wirklichkeit aber innerlich so aufgewühlt war, dass ich kaum noch denken oder zuhören konnte. Nachdem ich ein bisschen geschrieben hatte, ging es dann wieder.

Schreib also, soviel du möchtest. Meditieren allerdings würde ich nicht öfter als zweimal täglich, und zwar einfach, weil es ein bisschen wie »Abschalten« ist. Eine Ausnahme gibt es jedoch: Wenn du im Krankenhaus oder bettlägerig bist, kannst du nach Belieben häufig meditieren.

Was ist, wenn ich während der Meditation beim besten Willen nicht aufhören kann zu denken?

Manche denken, sie würden etwas falsch machen, weil ihr Geist beim Meditieren ständig auf Wanderschaft ist. Und es gibt ja tatsächlich Formen der Versenkung, bei denen es auf strikte Fokussierung und totale innere Stille ankommt. Bei unserer aber ist das nicht der Fall. Beim zweiten Teil der täglichen Übung handelt es sich vielmehr um eine erholsame Meditation, die sehr tolerant ist. Und ja: Alle Köpfe denken gern, und wenn du von einer K-PTBS betroffen bist, dürfte dir beim Versuch, still dazusitzen, eine ganze Armada von Gedanken in den Sinn kommen. Darüber musst du dir keine größeren Sorgen machen. Außerdem haben wir ja zur Erinnerung auch immer noch unser einfaches Mantra (etwa »bestens« oder »dies«).

Mein Kopf macht beim Meditieren oft Bocksprünge. Da sitze ich dann, versuche zu meditieren, und plötzlich fällt mir eine E-Mail ein, die ich vergessen habe zu verschicken, oder mir kommt eine gute Idee für mein nächstes Video. In vielen Meditationsmethoden würde das Ziel jetzt darin bestehen, diese Gedanken einfach davonziehen zu lassen. Anders verhält es sich im Rahmen der täglichen Übung. Bei unserer Form des Meditierens darfst du gern einen Schreibblock in deiner Nähe liegen haben, um dir bei Bedarf kurz etwas notieren zu können, damit du es nicht vergisst, und anschließend in Ruhe weiterzumeditieren. Vielleicht wird deine innere Einkehr mal dadurch gestört, dass der Mitarbeiter eines Lieferdienstes ein Päckchen vor deiner Tür ablegt und du fürchtest, es könnte gestohlen werden, wenn es da länger liegen bleibt. Auch dann darfst du deine Meditation gern unterbrechen, das Päckchen reinholen und dich dann wieder hinsetzen, um den Rest deiner 20-minütigen Meditation zu absolvieren.

Das »verdachte« Meditieren ist oft auch Resultat von Zu-wenig-Schreiben. Solltest du also partout nicht mit Denken aufhören können, darfst du die Meditation gern abbrechen und stattdessen bis zum Ablauf der 20 Minuten schreiben.

Kann ich meine Ängste und Verstimmungen auch tippen, statt sie mit der Hand aufzuschreiben?

Wenn du körperlich nicht oder nur unter Schmerzen in der Lage bist, mit der Hand zu schreiben, kannst du deine Ängste und Verstimmungen natürlich tippen. Geht auch das nicht, darfst du sie gern laut aussprechen und aufnehmen. Kannst du aber mit der Hand schreiben, solltest du dieser »spannungsreichen« Methode, bei der du mit dem Stift übers Papier fährst, unbedingt den Vorzug geben. Denn diese manuelle Reibung des Niederschreibens vermittelt sich dem Hirn; und mit der Zeit wird dies zu einem positiven Auslöser, um die negativen Gedanken und Emotionen loszulassen.

Vielleicht gibt es auch Gelegenheiten, bei denen du keinen Stift und/oder kein Papier zur Hand hast. Ich erinnere mich noch, zu Rachel einmal gesagt zu haben, ich könne nicht schreiben, weil ich keinen Kuli oder so dahätte. Davon wollte sie aber absolut nichts wissen. Ihr Motto: »Wer frei sein will, schreibt auch mit Blut an die Wand!«

Natürlich verlangte sie das nicht von mir, trotzdem verstand ich, worauf sie hinauswollte. So lernte ich, dass ich die Bewegung des Schreibens unter allen Umständen nutzen kann, um mich von meinen Ängsten und Verstimmungen zu lösen. Als ich einmal im Krankenhausbett in den OP geschoben wurde (und, wie du dir vorstellen kannst, schreckliche Angst vor dem Eingriff hatte), schrieb ich mit den Fingern auf der Bettdecke. Seither mache ich das auch immer, wenn ich aus einem Albtraum aufwache. Wann immer ich am Steuer sitze, nervös und panisch bin, weil ich fürchte, irgendwohin zu spät zu kommen, schreibe ich mit meinen Fingern auf den Beifahrersitz. Das kannst du auch tun. Schreib einfach wie gewohnt deine Ängste und Verstimmungen auf. Und vergiss die Schlussformel nicht!

Wie gesagt: Sobald du dich daran gewöhnt hast, die Übung mit Stift und Papier durchzuführen, wird bereits der simple Akt des Schreibens zu einem positiven Trigger, um negative Gedanken und Emotionen auf der Stelle loszulassen.

Können auch Kinder die tägliche Übung machen?

Ja. Meine Kids haben schon mit ungefähr fünf Jahren gelernt, ihre Ängste und Verstimmungen aufzuschreiben, um vor dem Schlafengehen zur Ruhe kommen zu können. Für sie waren damit positive Assoziationen verbunden, weil sie es im Kleinkindalter als etwas ganz Besonderes empfunden hatten, still auf meinem Schoß sitzen zu dürfen, während ich schrieb und meditierte. (Wir hatten sogar eine spezielle rote Decke dafür, in die sie sich hüllen konnten und die sie daran erinnern sollte, bei diesen Gelegenheiten stillzusitzen und leise zu sein.) Kinder, die noch nicht schreiben können, kannst du ermuntern, dir ihre Ängste und Verstimmungen anzuvertrauen, und du schreibst sie auf. Dann formuliert ihr eine gemeinsame Schlussformel, du liest ihnen alles noch einmal vor – wobei du nicht an Lob für sie sparen solltest – und versicherst ihnen, wie gut und befreiend es ist, dass sie ihre Gefühle nicht nur benennen, sondern auch mit dir teilen.

Nach und nach wurden meine Kinder eingeladen, in Anwesenheit einer erwachsenen Person auf einem eigenen Stuhl zu schreiben und zu meditieren. Das taten sie allerdings hauptsächlich, wenn sie aufgebracht oder ängstlich waren. Einmal sind sie sich auf dem Rücksitz derart in die Haare geraten, dass ihr Vater (der die tägliche Übung ebenfalls praktiziert) rechts ranfahren musste. Dann gab er ihnen Stifte und Zettel und weigerte sich weiterzufahren, bevor sie nicht ihre Ängste und Verstimmungen (inklusive der Schlussformel) aufgeschrieben und laut vorgelesen hatten.

Die Technik zu erlernen, half den Jungs, die Ängste und Verstimmungen zu äußern, die sie in Bezug auf ihre Streitigkeiten hatten. So konnten sie alles, was sie belastete, laut vorlesen (beziehungsweise in den Jahren zuvor aussprechen), wurden gehört und dabei unterstützt, diese Gefühle zu verarbeiten. Von meinem Lehrer Paul Brown lernten sie eine Meditationsform speziell für Kinder. Als zu empfehlende Dauer der inneren Versenkung schlägt Brown eine Minute pro Lebensjahr vor. Demnach sollten beispielsweise Fünfjährige etwa fünf Minuten lang meditieren. Kleine Kinder können in der Regel am besten meditieren, indem sie sich mit geöffneten Augen hinsetzen und leise ein Mantra aufsagen.

Bei Kindern funktioniert die tägliche Übung nicht anders als bei Menschen anderer Altersgruppen. Wenn sie sehr jung sind, haben sie den wunderbaren Vorteil, dass sie dem Ganzen gegenüber völlig aufgeschlossen sind, vor allem, wenn die Erwachsenen die Techniken täglich anwenden und die Kleinen so die Gelegenheit haben, die subtilen Veränderungen beobachten zu können, zu denen es bei den Großen anschließend kommt.

Zweimal am Tag müssen Kinder die tägliche Übung nicht unbedingt durchführen. Andererseits kann man ihnen damit auf eine sehr nette Art und Weise helfen, mit heftigem Stress oder verletzten Gefühlen klarzukommen. Nachdem sich meine Kids das Schreiben und Meditieren einmal angeeignet hatten, fand ich es ganz toll, ihnen beim Aufschreiben helfen zu können, wenn es ihnen mal nicht so gut ging, wenn irgendwas Doofes in der Schule war, sie einen Streit oder einen bösen Traum hatten. Und nachher las ich ihnen dann sehr gern alles noch einmal vor, was sie mir »diktiert« hatten. Und weil sie eben Kinder waren und mir hundertprozentiges Vertrauen entgegenbrachten, stellten sie die Wirksamkeit der Übung auch nie infrage. So brauchte ich einfach immer nur zu sagen: »Schreibt eure Ängste doch am besten jetzt gleich auf. Und bittet darum, sie loswerden zu können. Fühlt ihr euch nicht jetzt schon viel besser?« Und sie fühlten sich *immer* besser. Sie wären nie auf die Idee gekommen, dem Prozess nicht zu vertrauen.

Werden die Kinder dann allmählich älter, kommt es entscheidend darauf an, vertrauenswürdig zu sein. Frage sie, ob sie dir ihre Aufzeichnungen vorlesen möchten. Sollten sie das jedoch verneinen, musst du es respektieren und darfst auf gar keinen Fall heimlich versuchen, dir Einblick in die Listen ihrer Ängste und Verstimmungen zu verschaffen. Verwende die Notizen der Kinder auch nie, um sie zu kritisieren oder zu korrigieren. Und setze das Schreiben unter keinen Umständen zur Bestrafung ein, weil die Übung sonst an Leichtigkeit verliert und es dazu führen kann, dass die Kinder der Übung ein für alle Mal abschwören.

Was ist, wenn ich überhaupt keine Ängste und Verstimmungen habe?

Am Anfang ihrer Praxis höre ich von Leuten oft, sie hätten eigentlich weder Ängste noch Verstimmungen. Manchmal handelt es sich dabei um Verleugnung, in anderen Fällen drückt sich darin das Mindset von Personen aus, die darauf konditioniert wurden, solche Gefühle von sich zu weisen. Oft ist es aber auch nur eine Frage der Definition. Denn selbst Tiere kennen Ängste und Verstimmungen, und im Rahmen der täglichen Übung fassen wir diese Begriffe ziemlich weit.

So bezieht sich etwa »Angst« (beziehungsweise die Formulierung »Ich fürchte«) keineswegs nur auf Dinge, die uns Furcht einflößen. In unserem Zusammenhang kann es sich dabei um jede Form von Beklemmung oder Sorge handeln, ja sogar um neutrale Gedanken, die uns im Kopf umherschwirren, wenn wir uns zum Schreiben hinsetzen, wie etwa »Ich fürchte, ich bin hungrig« oder »Ich fürchte, ich bin traurig«. Neben deinen Ängsten im engeren Sinn kannst du dir auch solche Dinge notieren. Einfach, um den Kopf von derartigen Gedanken frei zu bekommen und zu verhindern, dass die Technik allzu kompliziert wird.

Auch das Wort »Verstimmung« ist Teil eines breiten Begriffsfeldes, das sich auf Streitigkeiten und alles andere bezieht, was irgendeine Form von Ärger verursacht, angefangen bei leichter Irritation bis hin zu überbordendem Zorn. Verstimmt bist du, sobald du das Gefühl bekommst, etwas wäre ungerecht, falsch oder jedenfalls anders, als es sein sollte; wenn etwa die Schlange vor der Supermarktkasse zu lang, die Krankenversicherung zu teuer ist oder du dich über die »Jugend von heute« aufregst.

Wenn du also mit der Übung anfangen willst und dir ein *Ich glaube eigentlich, dass ich gar keine Ängste und Verstimmungen habe* im Kopf umherschwirrt, schreibst du: »Ich fürchte, ich habe weder Ängste noch Verstimmungen.« Und eines kann ich dir versprechen: Sowohl Ängste als auch Verstimmungen werden sich schnell genug einstellen. Ganz sicher.

Warum sollen wir eigentlich alles Mögliche mit dem Begriff Angst belegen?

Dass wir Dinge fürchten (oder schreiben, wir hätten Angst vor ihnen), die *tatsächlich* schrecklich sind, findest du albern? Mal angenommen, du hättest in diesem Monat die Miete nicht zahlen können und fürchtest jetzt, dass dir die Wohnung gekündigt wird. In der Tat: Das könnte passieren.

Nun fürchtest du vielleicht auch, dass du die Motivation (oder die Fähigkeit) verlierst, die Miete zu zahlen, wenn du diese Angst aufschreibst und sie dann loslässt beziehungsweise darum bittest, von ihr befreit zu werden. Oder du erliegst einer Form magischen Denkens und »glaubst« einfach, dass sich das mit der Miete schon irgendwie regeln wird. Aber dann wird deine Miete nicht bezahlt und dir wird die Wohnung gekündigt.

Das Loslassen deiner Ängste ist alles andere als albern: Du verfügst über die nötige Lebensklugheit und Stärke, die es dir ermöglichen, sowohl den großen als auch den kleinen Problemen des Alltags ins Auge zu schauen und Lösungen zu finden. Im Gegensatz dazu ist deine Angst weder klug noch stark. Sie ist einfach nur geistiger Müll, der es dir schwer macht, auf dein Wissen zuzugreifen, und der deine Fähigkeit blockiert, deine Probleme zu lösen.

Ganz ähnlich verhält es sich mit deinen Verstimmungen; diese stellen nämlich keineswegs gesunde Grenzen dar. Vielmehr führen sie dazu, dass du um dich schlägst oder sauer wirst, obwohl es viel klüger wäre, dich zu verweigern oder zu wehren. Menschen, die in der Kindheit nicht gelernt haben, Grenzen zu setzen, oder denen dies verwehrt wurde, bilden später oft untaugliche Schutzmechanismen aus. Statt für sich und ihre Interessen einzutreten, werden sie missgünstig, nachtragend, konfliktscheu oder wollen es ständig allen recht machen.

Deine Ängste und Verstimmungen sind der geistige Müll, der dich davon abhält, genau das zu machen, was du tun musst, weil es vernünftig ist und deinen Interessen entspricht. Stattdessen überhörst du manche Alarmglocken, schätzt deine Interessen falsch ein und dienst mit deinem Verhalten letztlich nicht dir selbst, sondern höchstens anderen. Also vertraue auf den Prozess: Deine Ängste aufzuschreiben und darum zu bitten, sie loszuwerden, gibt dir sowohl Klarheit als auch deine Handlungsfähigkeit zurück.

Was ist, wenn ich meine Verstimmung gar nicht loswerden *möchte*?

Manche Leute befinden sich in einem Stadium der Heilung, in dem sie nicht bereit sind, auf Verstimmungen zu verzichten, etwa weil die Ungerechtigkeit, die sie erfahren haben, so groß sei, wie sie sagen, dass es sich für sie falsch anfühlen würde, ihren Zorn beziehungsweise ihre Verbitterung loszulassen. Ihnen zufolge wäre das so, als würden sie die schlimmen Dinge, die ihnen zugestoßen sind, leugnen oder als würden sie etwas Unverzeihliches vergeben. Und tatsächlich: Der Gedanke, weniger verstimmt zu sein, fühlt sich mitunter riskant an. Als bedeute er, dadurch keinen Schutz mehr vor Gefahren in Menschengestalt zu haben.

Gegen keine dieser Empfindungen ist irgendwas zu sagen. Du kannst sie also gern weiter pflegen. Vielleicht ziehst du es aber auch vor, dich allmählich von ihnen zu verabschieden. Die Schreibtechnik der täglichen Übung ist für die Menschen, die bereit sind, von einigen ihrer Ängste und Verstimmungen abzulassen, und sich dafür interessieren, wie wohl ein Leben ohne sie sein könnte.

Solltest du dazu noch nicht bereit sein, kannst du immer noch meditieren, wenn du magst, und an anderen Aspekten deiner Heilung arbeiten. Kommt dann irgendwann der Tag, an dem du deine Verstimmung nicht länger als nützlich empfindest, sondern eher als Last, kannst du auch jederzeit wieder mit dem Schreiben anfangen.

Anfänglich habe ich auch noch gezögert. Irgendwie hing ich an meinem Zorn und meinen Verstimmungen, nutzte sie wie einen Elektrozaun zur Abwehr von Leuten, die sich mit mir anlegen wollten. Da ich damals noch keine gesunden Grenzen gesetzt hatte, war es das Beste, was ich tun konnte. Doch von dem Moment an, in dem meine Ängste und Verstimmungen anfingen nachzulassen, konnte ich gute, nützliche und ganz spezifische Grenzen errichten, die mir wirklich zugute kamen – und war auch in der Lage, es mit der Angst aufzunehmen, von der ich (wie viele Neulinge auf diesem Weg) prompt überfallen wurde, nachdem ich meine neu gesetzten Grenzen offengelegt hatte.

Du *musst* dich nicht von negativen Emotionen befreien. Du musst auch niemandem verzeihen. Doch sobald du die tägliche Übung eine gewisse Zeit lang praktiziert hast, wirst du immer unbeschwerter und dankbarer werden. Womöglich wird dein Herz auch von einer Versöhnlichkeit ergriffen. Aber du musst nichts Bestimmtes fühlen und brauchst dich auch nicht zu verändern. Du kannst dich aktiv darum bemühen, in angenehme Gemütszustände zu geraten – also etwa produktiv, dankbar oder empfänglich zu werden –, kannst sie aber auch einfach in dir aufsteigen lassen wie Wasser in einer Quelle und dich in deinem eigenen Tempo von den traumabedingten Gedanken und Emotionen befreien, die auf dir lasten.

Was ist, wenn mir das Meditieren zu schwerfällt?

Dysregulation und andere Symptome einer im Kindesalter erfolgten Traumatisierung können dich so mürrisch und schlecht gelaunt machen, dass sich deine ersten Meditationen nicht gerade beglückend anfühlen dürften.

Aber das macht gar nichts. Geh einfach exakt so in die innere Versenkung, wie du gerade bist, und probiere sie einfach aus. Das ist völlig in Ordnung. An dieser Stelle kann es sich übrigens als hilfreich erweisen, dass wir die Ängste und Verstimmungen, die uns gerade quälen, vor dem Meditieren aufschreiben und loslassen. Doch wenn dir auch beim geruhsamen Sitzen noch Gedanken in den Kopf kommen, ist das wirklich und wahrhaftig in Ordnung. Gib einfach dein Bestes und halte die ganzen 20 Minuten durch. Das Ergebnis wird erfreulich sein, wie auch immer es sich für dich anfühlen mag.

Ich meditiere nun schon seit fast 30 Jahren regelmäßig und muss in manchen Sitzungen auch heute noch so viel denken, dass ich plötzlich aufspringe und anfange, irgendwas anderes zu tun. Fällt mir dann (bevor der

Timer anschlägt) wieder ein, dass ich eigentlich gerade meditiere, setze ich mich einfach wieder hin und mache weiter.

Solltest du während der inneren Versenkung doch noch mit Ängsten und Verstimmungen beschäftigt sein, unterbrichst du die Meditation am besten und schreibst noch ein Weilchen. Und für den Fall, dass du anschließend keine Zeit mehr hast, ist auch das in Ordnung.

Hier noch ein wichtiger Hinweis: Wenn du zum Dissoziieren neigst und/oder das Meditieren dich in Angst versetzt oder dich anderweitig überfordert, kannst du die Sitzung unterbrechen und ein andermal weitermachen. Oder aber du schreibst diese Form der inneren Einkehr als für dich persönlich nicht hilfreich ab.

Wie lange werde ich die tägliche Übung machen müssen?

Menschen, die mir diese Frage stellen, glauben, die tägliche Übung würde die Traumatisierung aus ihrer Kindheit ein für alle Mal beseitigen und von da an könnten sie ihr Leben gänzlich unbelastet weiterführen.

Doch leider ist die K-PTBS zwar behandel-, aber nicht heilbar. Wenn wir unsere Techniken anwenden und gut auf uns aufpassen, werden wir von so vielen unserer Symptome befreit, dass es sich so anfühlen kann, als wären wir geheilt. Lassen wir die tägliche Übung dann jedoch mal schleifen oder es geschieht etwas Traumatisches, sind unsere Symptome schnell wieder da. Daran erkennen wir: Eine in der Kindheit entstandene Traumatisierung lässt sich zwar behandeln, geht aber nie richtig weg.

Deshalb ist die tägliche Übung auch keine einmalige Aktion, sondern sollte eben, na ja, *täglich* durchgeführt werden. In guten wie in schlechten Zeiten. Wir setzen sie statt wie eine Kopfschmerztablette (gelegentlich und nur bei Bedarf) ein wie unsere Zahnbürste: morgens und abends.

Müssen musst du aber gar nichts. Nie. Auch die tägliche Übung nicht, denk daran. Solltest du sie als hilfreich empfinden, wirst du sie immer wieder machen wollen, vielleicht sogar jeden Tag – und wenn du Glück hast, dein ganzes Leben lang.

Ich schreibe und meditiere nicht deshalb zweimal täglich, weil ich so besonders diszipliniert wäre, sondern weil es sich gut anfühlt und mir auch gut*tut*. Die tägliche Übung verbessert meine Lebensqualität, und genau darauf bin ich aus. Ich habe mal versucht, darauf zu verzichten, und das Resultat war erbärmlich. Aber genau diese Erfahrung musste ich machen, um mit Sicherheit wissen zu können, wie tiefgreifend mir die tägliche Übung hilft. Vielleicht brauchst du diese Erfahrung ja auch? Versuch mal, auf die Übung zu verzichten, und schau, was passiert.

Steht die tägliche Übung im Gegensatz zu den traditionellen Religionen?

Das Schreiben und Loslassen (beziehungsweise um Befreiung zu bitten) nebst anschließender beruhigender Meditation steht zu keiner Glaubensrichtung im Widerspruch.

Allerdings ist die Meditationstechnik, derer ich mich bediene (Transzendentale beziehungsweise Vedische Meditation), für Anhänger*innen bestimmter Religionen womöglich nicht geeignet, besonders, wenn diese großen Wert darauf legen, dass keine spirituellen Aktivitäten und Gebete gepflegt werden, die nicht der eigenen Tradition entstammen.

Falls du diesbezüglich Bedenken hast, solltest du dir unbedingt eine Meditationsform suchen, die zu deinem Glauben passt. Von einigen Christ*innen, die sich die tägliche Übung zu eigen gemacht haben, weiß ich zum Beispiel, dass sie als Mantra einen kurzen Abschnitt aus der Bibel oder ein kleines Gebet nehmen. Wenn du das auch tun möchtest, empfehle ich dir, dich für etwas ganz Einfaches, nicht zu Zielorientiertes mit geistig beruhigender Wirkung zu entscheiden. Denn die Meditation nach dem Schreiben dient nicht der Selbstoptimierung, sondern der erholsamen Entspannung. Es gibt Zeiten, in denen es gilt, Gottes Willen zu erforschen, und es gibt Zeiten, Gottes Willen wirken zu lassen. Lass beim Meditieren bitte Letzteres der Fall sein.

Was ist, wenn ich keine Zeit habe?

Wir alle haben viel zu tun, und ich höre oft, dass Leute sich zwar besser fühlen wollen, für die Techniken der täglichen Übung aber beim besten Willen nicht die Zeit finden. Das verstehe ich total. Nach meiner Scheidung war ich neun Jahre lang alleinerziehende Mutter von zwei kleinen Kindern. In der Zeit bestand mein Leben von morgens bis abends nur aus Hektik. Ständig war ich am Hin- und Herrennen zwischen Tagesmutter, Arbeit und unserem Zuhause. Dabei musste ich versuchen, täglich etwas Essbares auf den Tisch zu bringen, hatte die Hausarbeiten der Jungs zu beaufsichtigen und dafür zu sorgen, dass sie pünktlich in die Schule kamen.

Die Frage lautet vielleicht vielmehr: Was ist eigentlich Zeit? Und die Antwort lautet: *Zeit stellt die Möglichkeit dar, aufmerksam zu sein, zu denken, zu planen und mit Bedacht zu handeln.* Bist du allerdings so gestresst, dass du das alles nicht hinkriegst, vergeudest du unnötig kostbare Minuten und Stunden damit, wie ein aufgeschrecktes Huhn im Hamsterrad aus Sorgen und Grübeleien umherzurennen. Das Gefühl, »Zeit zu haben«, wirst du unter diesen Umständen nie bekommen.

Die tägliche Übung nimmt zweimal täglich je eine halbe Stunde in Anspruch. Und es kann gut sein, dass dir diese Zeit gar nicht fehlt, sondern dass das Gegenteil eintritt: Weil das Schreiben und Meditieren enorm stressreduzierend wirkt und dir zu geistiger Klarheit verhilft, fühlt es sich sogar so an, als hättest du mehr Muße als je zuvor. Denn statt dich zu ärgern, in alles Mögliche hineinzusteigern oder gedankenlos im Handy herumzuscrollen, genießt du inneren Frieden und verfügst sowohl über die Energie als auch über die nötige Klarheit, um im richtigen Moment zielgerichtet handeln zu können.

Solltest du momentan zu wenig Schlaf bekommen, kann die Meditation dieses Defizit womöglich ausgleichen (insbesondere, wenn du dir eine gut ausgebildete Lehrkraft suchst, die dich mit einer formalen Meditationspraxis vertraut macht). Vielleicht schläfst du sogar – was gar nicht schlimm wäre – während der Meditation ein. Die im Rahmen der täglichen Übung praktizierte Meditationsform dauert 20 Minuten, fühlt sich aber oft wie ein dreiviertelstündiges Nickerchen an.

Alle Zeit, die du auf deine Heilung verwendest, zahlt sich aus. Und die tägliche Übung hat darüber hinaus noch den Vorteil, dass sie dir zu einem ausgeruhten, gut strukturierten Geist verhilft und dir damit sogar Zeit zurückgibt.

Was mache ich mit meiner To-do-Liste im Kopf?

Beim Meditieren werden dir oft Dinge in den Kopf kommen, die du erledigen musst: *Meine Güte, ich habe vergessen, XY anzurufen.* Oder: *Ist der Herd auch abgestellt?* Du brauchst die Meditation vielleicht nicht sofort abbrechen – jedenfalls nicht bei jedem Gedanken (obwohl: der Herd ...); damit du aber nichts Wichtiges vergisst, kannst du für alle Fälle Stift und Papier bereithalten, um dir beim Schreiben beziehungsweise Meditieren oder auch anschließend deine »Absichten« zu notieren, wie ich immer gern sage.

Ein großer Segen an der täglichen Übung ist, dass sie dir zu vielen neuen Ideen und wichtigen Erkenntnissen verhilft, und das manchmal sogar schon *während* des Schreibens oder Meditierens. Das ist einfach ganz großartig. Notiere dir alles auf deinem Zettel mit den Absichten. Den kannst du, wenn du magst, auch stets bei dir behalten und ihn dir allmorgendlich durchlesen und aktualisieren.

Wie kann ich andere ermutigen, die tägliche Übung ebenfalls zu machen?

Hast du die tägliche Übung erst einmal kennengelernt, ist es ganz natürlich, dass du sie mit anderen teilen möchtest, sei es mit deinem Lieblingsmenschen, deiner Schwester, deinem Arbeitgeber oder deiner Arbeitgeberin, mit Kund*innen, einem Freund, dem es gerade nicht so gut geht, oder mit wem auch immer.

Du kannst mit allen über die tägliche Übung sprechen, von denen du meinst, sie könnten von ihr profitieren. Sei aber nicht überrascht oder enttäuscht, wenn du nur selten auf Interesse stößt.

Was die Leute anscheinend immer am meisten fasziniert, sind Menschen, die sich auf dem Wege der Besserung befinden. Je mehr du also heilst und dich zum Positiven veränderst, desto öfter wirst du auch gefragt werden, wie du das hinkriegst. Dann kannst du es verraten – oder auf dieses Buch hinweisen.

Ich habe gelernt, niemanden mehr zu bedrängen, sich der täglichen Übung zu verschreiben. Bei Menschen, die mir am Herzen liegen, habe ich das früher nämlich mal eine Zeit lang getan und konnte partout nicht verstehen, warum die sich so hartnäckig weigerten, meiner Empfehlung zu folgen. Im Laufe der Jahre habe ich es dann aber irgendwann kapiert: Dadurch, dass ich die Leute so bedrängt habe, habe ich sie ja im Grunde kritisiert. Ich habe geglaubt, ich wüsste viel besser als sie selbst, was sie brauchten (und das hieß zufällig auch, sie müssten mehr so sein wie ich). Dann aber biss eben auch mal jemand an und bat mich, ihm oder ihr die tägliche Übung zu erklären.

Leute mit Traumasymptomen zu sehen wie mich, die aus dem chaotischen Zustand der Einsamkeit und Verängstigung herausgefunden haben, die jetzt ganz da sind und sogar ihre Kontaktschwierigkeiten überwinden konnten, ist ein gutes Gefühl. Denn von diesen Männern und Frauen scheint ein Leuchten auszugehen – als wäre da ein Licht in ihnen, das zuvor immer hinter der Maske der Angst verborgen war, die sie getragen haben. Und jetzt steht da ein selbstbewusster Mensch vor uns, der jedem neuen Tag vollkommen unerschrocken entgegensieht.

Du brauchst also niemanden unter Druck zu setzen. Mach einfach du weiterhin deine tägliche Übung – ganz nach Vorschrift, zweimal täglich. Sei du selbst die Veränderung und lass dich von deinen Gaben leiten. Dann schließen sich die Leute, die dazu bereit sind, dir schon ganz von allein an und du kannst sie in deine Weisheiten einweihen.

Kann ich die tägliche Übung auch in einer Gruppe machen?

Ja, das geht. Das gemeinsame Schreiben und Meditieren stellt sogar eine gute Möglichkeit dar, deine Praxis zu vertiefen und Freund*innen zu finden, die die Techniken auch anwenden. Wenn wir eine Party geben, lade ich all diejenigen, die auch schreiben und meditieren, ein, etwas früher zu kommen, damit wir zuvor noch eine Zeit lang zusammen schreiben und meditieren können. Denn damit sorgen wir dafür, dass das spätere Fest in einer friedlichen, freundlichen Atmosphäre ablaufen kann.

Während der Pandemie stellten viele von uns fest, dass Videokonferenzen auf Plattformen wie etwa Zoom zwar kein hundertprozentiger Ersatz für persönliche Treffen sind, ihren Zweck aber doch ziemlich gut erfüllen – mit dem zusätzlichen Vorteil, dass wir dabei mit Menschen aus aller Welt kommunizieren können. Bei Zoom-Calls empfiehlt es sich, die Sitzung zeitlich genau einzugrenzen und mit einer 20-minütigen Meditation zu beenden. In manchen Meetings unterhalten wir uns hinterher noch ein wenig, in anderen nicht. Große Gruppen terminiert man am besten im Voraus, man kann aber auch jederzeit spontane Einzelsitzungen anberaumen.

Du möchtest dich den Calls anschließen, die ich zweimal im Monat anbiete? Dann kannst du dich auf **re-regulated.com** auf Englisch über die aktuellen Termine informieren. In meinem Membership-Programm findest du auch eine eigene Online-Community, in der Mitglieder fast täglich telefonische Sitzungen anbieten, mitunter sogar mehrere am Tag. Bei diesen Calls kannst du andere Teilnehmer*innen kennenlernen und findest vielleicht sogar einen Buddy. Das ist jemand, der oder die die tägliche Übung ebenfalls macht und bereit ist, sich deine Aufzeichnungen hin und wieder vorlesen zu lassen, zumeist am Telefon oder online.

Buddys sind keine Therapeut*innen, und die Person, die dir zuhört, erteilt dir keine Ratschläge. Vielmehr dient sie als aufmunternde Zeugin, die so Dinge sagt wie: »Gute Arbeit. Toll! Ich kann das total nachvollziehen.« Du musst bei dieser Gelegenheit aber wohlbemerkt auch nicht alles vorlesen, was du geschrieben hast. Generell jedoch erweist es sich oft als ausgesprochen hilfreich, jemandem von den eigenen Ängsten und Verstimmungen erzählen zu können. Danach fühlen sie sich mitunter gleich viel leichter und einfacher loszuwerden an. Buddys unterhalten entweder eine Einbahnbeziehung (bei der nur eine der beteiligten Personen aus ihren Aufzeichnungen vorliest) oder aber eine, bei der sich beide gegenseitig in ihre aktuellen Ängste und Vorstimmungen einweihen. Daraus können Freundschaften entstehen, oft aber bleibt es auch bei einem rein auf die Übung bezogenen Verhältnis.

Am stabilsten sind solche Buddy-Beziehungen und Tägliche-Übung-Gruppen, wenn der Fokus längerfristig nicht auf den erlittenen Traumatisierungen liegt und sich die Teilnehmenden gegenseitig bei der Verbesserung ihres Lebens unterstützen. Je regelmäßiger ihr die Übung macht, desto mehr Heilung wirst du und werden die Leute erfahren, die mit dir zusammen schreiben und meditieren, und mehr noch: Auch deine Liebsten und sogar Fremde, die dir auf der Straße begegnen, wirst du mit deiner Heilung beeinflussen.

Hinter allem Schlimmen, was Menschen je getan haben, standen letztlich Ängste, Groll und Verstimmungen. Bleiben derartige »Kleinigkeiten« jedoch sich selbst überlassen, neigen sie dazu, an Schwung zu gewinnen – wie der Unglückszug, der unweigerlich an Tempo zunimmt, bis es zum großen Crash kommt. Jedes Mal, wenn du von nun an deine Ängste und Verstimmungen loslässt, ist es so, als würdest du den Zug verlassen und zu einem anderen Menschen werden, der ein bisschen mehr Ruhe und Güte in die Welt bringt. Davon profitieren alle, mit denen du in Kontakt kommst, deine Ahn*innen und Nachkommen ebenso wie die Männer und Frauen überall auf der Welt.

ANMERKUNGEN

1 Bessel van der Kolk, *The Body Keeps the Score.* New York: Viking, 2014; dt.: *Das Trauma in dir. Wie der Körper den Schrecken festhält und wie wir heilen können.* Berlin 2023 (Ullstein). (Die deutsche Erstausgabe erschien 2015 unter dem Titel *Verkörperter Schrecken. Traumaspuren in Gehirn, Geist und Körper.*).

2 Maercker und andere, »Complex Post-Traumatic Stress Disorder«, in: Lancet 400, Nr. 10345 (Juli 2022), S. 60–72, https://doi.org/10.1016/SO140-6736(22)00821-2.

3 »Study Finds Psychiatric Diagnosis to Be ›Scientifically Meaningless‹«, in: NeuroscienceNews.com, 8. Juli 2019, https://neuroscencenews.com/meaningless-psychiatric-diagnosis-14434/.

4 Bessel van der Kolk, *The Body Keeps the Score*, S. 43.

5 Stone und andere, »Response to Acute Monotherapy for Major Depressive Disorder in Randomized, Placebo Controlled Trials Submitted to the Ul.S. Food and Drug Administration: Individual Participant Data Analysis«, in: *BMJ* 378 (August 2022): e067606, https://doi.org/10.1136/bmj-2021-067606.

6 Peter Simons, »Antidepressants No Better Than Placebo for About 85% of People«, in: *Mad in America*, 15. August 2022, https://www.madinamerica.com/2022/08/antidepressants-no-better-placebo-85-people/.

7 Chiara Ruini und Cristina C. Mortara, »Writing Technique across Psychotherapies – from Traditional Expressive Writing to New Positive Psychology Interventions: A Narrative Review« in: *Journal of Contemporary Psychotherapy* 52, 23–34 (2022), https://doi.org/10.1007/s10879-021-09520-9.

8 David Lynch Foundation Center for Resilience, »Selected Research on Transcendental Meditation as a Medical Intervention for Numerous Physical and Mental Health Conditions«, 7. Juni 2023, https://www.davidlynchfoundation.org/pdf/Research-on-TM.pdf.

WEITERFÜHRENDE INFORMATIONEN

Dieses Buch ist nur der Anfang all der Werkzeuge und Unterstützung, die du über meine Online-Community »Crappy Childhood Fairy« erhalten kannst. Besuche die englischsprachige Seite, die speziell für Leser*innen wie dich eingerichtet wurde. Dort findest du Neuigkeiten und Erfahrungsberichte von Menschen, die meine Heilmethode angewendet haben, sowie Downloads, Videos und Links zu all meinen Kursen, Webinaren, Daily Practice Calls, Coaching-Programmen und Live-Events.

Besuche: **re-regulated.com/resources**

Du findest meine Arbeit auch online und in den sozialen Medien:
crappychildhoodfairy.com
youtube.com/c/CrappyChildhoodFairy
@crappychildhoodfairy

DANK

Ich danke meinem Mann Rob Clayton sowie meinen Söhnen Harry und Jack Fricker. Ihr seid die Familie, die ich mir immer gewünscht habe, und dass ich dieses Buch überhaupt schreiben konnte, verdanke ich nur eurer Liebe und Unterstützung.

Mein aufrichtiger Dank geht an dich, Rachel Hope, die du mir an jenem Abend im Jahr 1994 das Leben gerettet hast.

Auch bedanke ich mich von ganzem Herzen bei meinen Eltern Barbara Azevedo und Bret Runkle, bei meinem Stiefvater Bill Azevedo, meinem Paten Per Fjeld sowie meinen Großeltern Marie Flotten, Ed Flotten und Anna Marie Runkle. Für den Moment mögen wir getrennt sein, doch ich hoffe, ihr seid stolz auf mich und könnt euch endlich frei fühlen.

Ein Dank geht auch an diejenigen meiner Angehörigen raus, die mich immer besonders unterstützt haben und es auch nach wie vor tun: Esteban Azevedo und Natalie Cardot, Tim und Ann Fricker sowie Joanna und Richard Gould.

Danke sage ich meinen besten Freunden und Freundinnen, als da wären: Zack Alexander, Maya Dorn, Mary Fjerstad, David MacLeod sowie Chris und Eva Mari Notti.

Auch bei den Mitarbeiterinnen und Mitarbeitern der *Crappy Childhood Fairy* möchte ich mich bedanken. Ihr alle seid immer voll bei der Sache – mit eurem Kopf und von ganzem Herzen: Cara Alexander, Daphne B., Carol Fay Clark, Gabe Echeverria, Frieda Engman, Monica Fulton, Jenny Geddes, Stephen Higginbotham, Gunvor Langeland, Ami Lin, Julie M., Kaki Mukhtar, S. Piza, Calista Sperry, Ashley Hannah Subramanian, Ramon Wickham und Nika Zusin.

Nicht zuletzt gilt mein Dank den Lehrern und Mentoren, die meinen Geist und mein Herz geprägt haben: Paul Brown, Brendon Burchard, Evan

Carmichael, Bill Golove, Bruder Dominic David Maichrowicz, OP, und Bruder Michael Sweeney, OP. Danke sage ich auch den Lehrern und Lehrerinnen meiner Kindheit, insbesondere Emily Booher, Gary und Gail La-Bonte und James Talmadge sowie Fred Rodgers und Laura Ingalls Wilder. Beiden bin ich zwar nie persönlich begegnet, doch als ich noch klein war, hat mir ihr Wirken viel bedeutet.

Last, but not least gilt mein Dank all denen, die mir geholfen haben, dieses Buch herauszubringen: meiner Agentin Iris Blasi von Arc Literary und dem wunderbaren Team bei Hay House, unter anderen: meiner Lektorin Anne Barthel, Bryn Starr Best, Tricia Breidenthal, Kirsten Callais, Julie Davison, Patty Gift, Allison Janice, Nusrah Javed, Lizzi Marshall, Lindsay McGinty, Monica O'Connor sowie natürlich Reid Tracy. Darüber hinaus gilt mein Dank dem Team der Medienagentur Nardi Media, die mich schon in den Anfängen unterstützt hat, sowie Jasmin Singer und Erica Nielsen, die mir zu Beginn meiner Reise halfen, die richtige Agentin zu finden.

Wie glücklich kann ich mich schätzen, euch alle in meinem Leben zu wissen!

ÜBER DIE AUTORIN

ANNA RUNKLE ist die Begründerin der *Crappy-Childhood-Fairy*-Heilmethode, eines bahnbrechenden Hilfsinstruments zur umfassenden Unterstützung traumatisierter Männer und Frauen, die ihr Leben zum Besseren verändern möchten. Mit ihrem Youtube-Channel, einem eigenen Blog, ihren Kursen und den Coachingprogrammen, die sie anbietet, erreicht sie rund um den Globus ein Millionenpublikum. Auf diesen Kanälen führt sie Betroffene in ihre Grundsätze und Techniken ein, die sie ursprünglich entwickelt hat, um selbst von den Symptomen einer in der Kindheit erlittenen posttraumatischen Belastungsstörung zu genesen. Ihre Methode – leicht durchzuführende Übungen zur Beschwichtigung emotionaler Trigger und neurologischer Dysregulationen – hilft, liebevolle Beziehungen zu knüpfen und die selbstschädigenden Verhaltensweisen abzulegen, die unter Traumatisierten so weit verbreitet sind. Anna Runkle lebt mit ihrem Mann und zwei Söhnen in der San-Francisco-Bay-Area.

Mehr über Anna Runkle und die *Crappy Childhood Fairy* erfährst du in englischer Sprache auf
CRAPPYCHILDHOODFAIRY.COM

Gratis-Tools, Erfahrungsberichte, Videos und Infos zu diesem Buch findest du (ebenfalls auf Englisch) auf
RE-REGULATED.COM/RESOURCES

Notizen

Notizen

Notizen